医用放射防护基础

YIYONG FANGSHE FANGHU JICHU

陈 琴 邬家龙 ◎ 主编

甘肃科学技术出版社

（甘肃·兰州）

图书在版编目(CIP)数据

医用放射防护基础/陈琴,邬家龙主编. -- 兰州：
甘肃科学技术出版社,2016.11（2023.12重印）
ISBN 978-7-5424-2390-0

Ⅰ. ①医… Ⅱ. ①陈… ②邬… Ⅲ. ①放射医学－辐
射防护 Ⅳ. ①R14

中国版本图书馆CIP数据核字(2016)第278574号

医用放射防护基础

陈 琴 邬家龙 主编

责任编辑 陈学祥
封面设计 麦朵设计

出 版 甘肃科学技术出版社
社 址 兰州市城关区曹家巷1号 730030
电 话 0931-2131572（编辑部） 0931-8773237（发行部）

发 行 甘肃科学技术出版社 印 刷 三河市铭诚印务有限公司
开 本 787毫米×1092毫米 1/16 印 张 20 插 页 1 字 数 530千
版 次 2016年11月第1版
印 次 2023年12月第2次印刷
印 数 1001~2050
书 号 ISBN 978-7-5424-2390-0 定 价 145.00元

编　委　会

主　编：陈　琴　邬家龙

编　委：(以姓氏笔画为序)

王　芳　王　洁　王　赟　王新华

王延俊　李　慧　李秀萍　孙　卫

邬家龙　张　飙　陈　琴　罗伟立

杨海燕

前　言

1836 年法拉第就发现了在稀薄气体中放电会产生美丽的辉光。1876 年德国物理学家哥尔德施泰因证实了这种放电是"阴极射线"。1895 年伦琴通过实验发现，阴极射线打在玻璃管的管壁上，会发出一种肉眼无法看到但是具有很强穿透力的特殊射线，这种射线能够使荧光物质发出荧光，可以使照相底片感光。1895 年 12 月 28 日，伦琴用《一种新射线——初步报告》这个标题向维尔茨堡物理学会、医学协会作了报告，宣布他发现了 X 射线。这是一个划时代的基础成就，正如《简明不列颠百科全书》所评价："宣布了现代物理学时代的到来，使医学发生了革命。"

伦琴发现 X 射线不久以后就首先在医学上开始应用，促使医学诊断与治疗方法产生突破性飞跃。一个多世纪以来，利用各类电离辐射所具备的各种特殊理化与生物学效应和自发核衰变特性，在生物医学科学研究、疾病的诊断与治疗领域得到广泛应用并迅速普及，如今已形成了 X 射线诊断学、核医学、放射肿瘤学、介入放射学等多个分支学科，成为现代医学不可或缺的重要组成部分。放射性核素与电离辐射技术还成功地渗透到生命科学各个领域并与之密切交叉融合，发挥核素示踪技术和超微量分析等特长，引发了生物化学、基础与临床医学等诸多学科的革命性变化，推进了分子生物学、分子免疫学、分子药理学、分子遗传学、分子核医学等新分支学科的崛起与发展。

越来越广泛普及的各类放射诊疗技术，不仅让接受医疗照射的受检者或患者人数不断增加，而且导致各级医疗机构中的医学放射工作人员不断增加，形成一个数量巨大的放射性职业照射群体。放射诊疗工作人员熟练掌握放射防护知识是降低自身和患者所受放射损害的关键。本书针对医疗机构放射工作人员工作中所需要掌握的放射防护基础知识进行针对性编写。

本书由陈琴、邬家龙主编，王延俊、张飙、李秀萍等参与编写。由于能力所限，书中可能会出现缺陷及错误，在此我们表示歉意，同时感谢批评指正的读者和专家。

编者

2016 年 11 月 6 日

目　录
CONTENTS

第一章　电离辐射基础知识

第一节　电离辐射与非电离辐射

辐射是以波或粒子的形式向周围介质传播能量的一种方式。狭义的辐射仅指电离辐射。在人类生活的自然环境里,辐射和阳光、空气、水等同时存在,由于它无色、无味、不可见,而且人体无法直接感应到,使得大家对于辐射存在深深的恐惧感。部分媒体有关辐射安全事故的夸张报道,更加剧了公众对于辐射的恐惧,几乎使人闻之色变。实际上在我们生活中始终伴随有辐射,例如,太阳中就有这类辐射,也就是人们常说的宇宙射线;土壤、岩石、水、空气、植物、动物中也都存在放射性,这些就构成了人类生存环境中的本底辐射。现代医学、农业和工业已经离不开核技术的应用,可以说放射性给我们现代文明做出了重要的贡献。例如,放射诊断、农产品辐照保鲜、产品结构无损检测等。随着核能、放射源和射线装置在发电、工业生产、核医学和军事领域的广泛应用,电离辐射的负面作用越来越受到国际社会的高度关注;另外,电磁技术在通讯、电力、雷达和家电行业全面普及,其所带来的电磁辐射问题也开始让老百姓忐忑不安。我们应该深入了解辐射是什么,这样才能利用它的优点,避开它的危害,而不再只是盲目的害怕。

辐射按照其发射形式进行分类,可分为粒子辐射、射线辐射、电磁波辐射、热辐射、声辐射等多种形式;按其辐射对象是否产生电离效应可分为电离辐射和非电离辐射两大类。

非电离辐射是指能量低,不足以将物质原子或分子电离化的一些辐射,即辐射对象不产生电离效应。如可见光、红外线、微波、无线电波、雷达波等都属于非电离辐射,其中,电磁辐射是非电离辐射的主要形式,它是变化的电场和变化的磁场相互作用而产生的一种能量流,如无线发射台、高压线、变电站、手机、电脑、电视机、功放机、电视塔、雷达站、卫星发射站、微波炉等设备工作时所产生的辐射均属于电磁辐射。

电离辐射是指能量高,能够通过直接或间接作用使物质电离的辐射。如核设施、放射源、射线装置等产生的 α 粒子、β 粒子、γ 射线、X 射线和中子等都属于电离辐射。α 粒子实际上是氦原子核,它的穿透力小,只要用一张纸就能挡住,但其电离作用大,一旦吸入体内,造成的危害极大,是典型的内照射粒子。β 粒子实际上是电子流,有一定的穿透力,皮肤沾上后可明显烧伤皮肤深层,但电离作用比 α 粒子小得多,即使进入人体,危害也比 α 粒子小很多。γ 射线来源于原子核本身激发跃迁或 γ 衰变,是一种光子流,其穿透力极强,能穿透人体和建筑物,可危害的距离很远。X 射线性质与 γ 射线类似。中子极不稳定,可自发地产生 β 衰变并伴有 γ 或 X 射线,其防护更难。从危害严重程度讲,X 射线、γ射线、中子等电离辐射的危害远远大于雷达、变电站、手机等产生的电磁辐射。本书中所讲的辐射都是指电离辐射。

早在1895年，德国物理学家伦琴发现一种眼睛看不见但能穿透物质的射线，称为X射线，俗称X光。随后不久便发现了X射线会使空气电离而导电。紧接着在1896年2月，法国科学家贝克勒尔发现铀的化合物会发出一种不同于X射线，但也具有穿透能力，能够使照相底片感光的射线，当时称为铀放射线。1898年7月，居里夫妇首次从沥青铀矿中提炼出一种新元素，命名为钋，以纪念居里夫人的祖国波兰。同年12月又成功地分离出另一种新元素镭。放射性这个名词就是由居里夫人所创。同年，威廉韦恩发现了带正电的质子，1899年拉瑟福德发现了带2个正电单位的α粒子，称为阿尔法射线；还证明了带一个负电单位的贝塔(β)射线就是电子。在1900年韦拉特发现另一种电磁波射线，能量比X射线还高，命名为伽马(γ)射线。不带电的中子是最后被发现的，到1932年2月才由查德威克发现。至此人类对原子核里面的构造，才有了较清楚的了解。

第二节　电离辐射来源

地球的形成环境中，辐射场是一个很重要的组成部分。可以说人类的发展进化过程就是在一个辐射场环境中进行的。电离辐射对生命的进化过程而言很重要。当人类能够改造自然以后，放射源的应用、射线装置的制造与使用等人工辐射环境随之出现。因此可以把作用于人体的电离辐射源分为两大类，即天然辐射源和人工辐射源。

一、天然辐射源

天然辐射源包括来自大气层外的宇宙辐射和来自地壳物质中存在的天然放射性核素产生的地球辐射。天然辐射源对地球上人类的辐射照射，称为天然本底照射。在天然放射性核素中，有些核素的半衰期之长可以与地球的年龄相当，如 ^{238}U，加上宇宙辐射连续不断地投向地球表面，所以人类一直在接受着天然辐射源的照射。受照水平的高低受地磁纬度、海拔高度、居室条件、膳食习惯、年龄和生理代谢等诸因素的影响。

1. 宇宙辐射

宇宙射线指的是来自于宇宙中的一种具有相当大能量的带电粒子流。1912年，德国科学家韦克多·汉斯带着电离室在乘气球升空测定空气电离度的实验中，发现电离室内的电流随海拔升高而变大，从而认定电流是来自地球以外的一种穿透性极强的射线所产生的，于是有人为之取名为宇宙射线。宇宙射线又分为初级宇宙射线和次级宇宙射线。

能够到达地球的初级宇宙射线基本上来自地球所在的银河系。今天，人类仍然不能准确说出宇宙射线是由什么地方产生的，但普遍认为它们可能来自超新星爆发、来自遥远的活动星系。宇宙射线主要是由质子、氦核、铁核等裸原子核组成的高能粒子流，也含有中性的γ射线和能穿过地球的中微子流。它们在星系际银河和太阳磁场中得到加速和调制，其中一些最终穿过大气层到达地球。虽然当宇宙射线到达地球的时候，会有大气层来阻挡住部分的辐射,但射线流的强度依然很大,很可能对空中交通产生一定程度的影响。例如,现代飞行器上所使用的控制系统和导航系统均由相当敏感的微电路组成。一旦在高空遭到带电粒子的攻击,就有可能失效,从而可能给飞行带来相当大的麻烦和威胁。

地磁场对进入地球外围的宇宙射线有抑制作用,于是高能带电粒子运动方向趋向于地球南北磁极。即宇宙射线的地磁纬度效应:在同一海拔高度,地磁赤道处的宇宙射线强度和剂量率最小,而接近地磁两极处的宇宙射线强度和剂量率最大。

建筑物对宇宙射线有阻挡作用,观测结果表明,穿透坚实建筑物屋顶的宇宙射线,往往有约 20% 的衰减,这就是建筑物对宇宙射线的屏蔽效应。建筑物对宇宙射线屏蔽因子的大小取决于建筑物设计和对建筑材料的选用。

对地球而言,初级宇宙射线进入大气层后,与大气层中的原子核相互作用发生级联效应或次级反应,产生大量的新的辐射粒子,即次级宇宙射线。几乎所有外来的高能宇宙射线,除中微子外,在穿过大气层时都要与大气中的氧、氮等原子核发生碰撞,并转化出次级宇宙射线粒子,而超高能宇宙射线的次级粒子又将有足够能量产生下一代粒子,如此下去,将会产生一个庞大的粒子群;这一现象是 1938 年由法国人奥吉尔在阿尔卑斯山观测发现的,并取名为"广延大气簇射"。

初级宇宙射线与大气层的某些原子核相互作用生成的放射性核素,称为宇生放射性核素,有 20 余种,其中具有代表性的有 ^3H、^{14}C。天然 ^3H 中有 1/4 是由宇宙射线中的中子与 ^{14}N 作用产生的,其余的是大气中原子核被宇宙射线中的高能粒子击碎后形成的。天然存在的 ^{14}C 是宇宙射线中的中子和天然存在的 ^{14}N 作用得到的核反应产物。对人类健康有意义的宇生放射性核素主要有 4 种,它们是:^3H、^7Be、^{14}C 和 ^{22}Na。

2. 陆地辐射

陆地上的各种物质中和生物体内存在着的天然放射性核素,统称为原生放射性核素。主要的原生核素是 ^{238}U 系和 ^{232}Th 系的各级子代放射性核素及 ^{40}K。它们的半衰期很长,^{238}U 为 $4.47 \times 10^{10}a$,$232Th$ 为 $1.41 \times 10^{10}a$,^{40}K 为 1.28×10^9a。原生放射性核素核衰变释放出的 β 射线和 γ 射线对人体产生外照射。在人体内存在的痕量原生核素衰变时释放出的 α 粒子、β 粒子和 γ 射线对人体产生内照射。

室外的外照射除了来自宇宙射线以外,主要来自土壤中存在的痕迹量原生核素核衰变释放的 γ 射线的外照射。人身受到的外部源照射主要是由于 ^{238}U 和 ^{232}Th 系中核素放出的 γ 辐射以及 ^{40}K 的照射。这些核素也在体内存在并通过 α 和 β 粒子以及 γ 射线照射各种器官。一些其他的陆地放射性核素,包括 ^{238}U 系的各核素,^{87}Rb、^{138}La、^{147}Sm 和 ^{176}Lu,在自然界存在,但水平很低,它们对人体的剂量贡献很小。

室内 γ 射线照射主要来自于建材,室内四周额外的装修材料的整体效应可能导致室内 γ 射线辐射剂量率增高约 20%。采用木质材料构筑的建筑物,室内外的 γ 射线辐射剂量率几乎一致。室内空气吸收剂量率调查数据大约代表了全世界人口的 45%,按人口加权平均是 $84 \text{ nGy} \cdot \text{h}^{-1}$,范围从 $20 \sim 200 \text{ nGy} \cdot \text{h}^{-1}$。

世界上有少数地区的陆地 γ 射线辐射空气吸收剂量率非常明显地高于世界大多数地区的 γ 射线本底水平,称为高本底地区。一般认为,当地的陆地 γ 射线辐射水平、空气中氡浓度和水中氡浓度高于正常本底水平的 3~5 倍以上时,这些地区称为高本底地区。世界上著名的高本底地区有中国广东阳江、埃及尼罗河三角洲、伊朗腊姆萨尔等。

通过吸入、食入途径以及皮肤进入人体的原生放射性核素产生内照射。吸入产生的剂量是由悬浮在空气中的土壤颗粒内含的 ^{40}K、铀系和钍系核素贡献的。食入产生的剂量主要是食物和水中所含的原生放射性核素引起的。

陆地物质中广泛地存在着 ^{238}U 和 ^{232}Th,^{226}Ra 和 ^{224}Ra 也伴随存在,所以人类到处都会受到氡及其衰变子体的照射。摄入氡及其子体产生的内照射剂量约占天然辐射源对人体照射总剂量的 1/2。在铀矿开采实践中人们认识到氡及其子体是致肺癌的重要病因之一。经估算,^{222}Rn 和 ^{220}Rn 对人体产生的有效剂量共计为 1.25 mSv·a^{-1}。

除上述原因外,人类实践活动也会增加天然辐射照射。某些工业活动,如磷酸盐加工、金属矿石加工、铀矿开采、锆矿砂分选、钛色素生产、石油和天然气提取、建筑石材加工和利用、钍化合物生产和利用、废金属加工和水泥生产等工业活动中涉及的原材料、产品和副产品以及废物中含有的天然放射性核素释放到环境大气、水体和土壤中,会对周围的公众产生增加的天然辐射源照射。

二、人工辐射源

根据联合国辐射效应科学委员会(UNSCEAR)2000 年报告,在人工辐射源所致的世界人口年平均剂量中,X 射线诊断为 0.4 mSv;大气层核试验为 0.005 mSv;切尔诺贝利核事故为 0.002 mSv;核能生产为 0.000 2 mSv,总计为 0.41 mSv。天然辐射源照射量(2.4 mSv)和人工辐射源照射量(0.4 mSv)比较可以看出,天然辐射是人类受照射的最大辐射源,约占人类总受照剂量的 85%。氡及其子体的剂量约占天然辐射照射剂量的 50%。而医疗辐射照射是最大的人工辐射源,其剂量贡献约占人工辐射的 98%,约占人类总受照剂量的 14%。

1. 人工辐射源对公众产生的照射剂量

人类的辐射实践活动已经涉及医药卫生、工农业生产、国防、能源等方面,在这些辐射实践过程中,都会有不同量的放射性物质向环境排放,并按照规模的不同对居民导致不同的影响。主要有以下几方面:

(1)核武器试验产生的公众剂量

人类第一次成功的核武器试验是 1945 年 7 月 16 日在美国新墨西哥州阿拉莫戈多市的沙漠里进行的。核武器的爆炸方式分为:大气层核爆、地面核爆、地下核爆、水下核爆。

大气层核试验是人工辐射源之一,是环境中人工辐射源对全球公众照射剂量的主要贡献者。从 1945 年持续到 1980 年的 35 年间,在大气层中核武器试验的总次数为 543 次,总当量为 440 Mt。大气层核试验次数最多的年份依次是 1962 年、1961 年、1958 年和 1954 年。在近地面大气中进行核试验,部分核裂变产物沉降在试验场(局部沉降)和在距试验场数千千米下风向区域(中程沉降);核裂变产物在局部的沉降量与中程沉降量的比例,因气象条件、爆炸高度、周围地面和材料类型的不同而有所差异。

大气层核武器试验落下灰在南北半球的沉积量随时间而变化。据估算 1963 年全球公众受落下灰照射的年平均有效剂量最高达 110 μSv,到 2000 年这个剂量降到 5 μSv,主要是残留在环境中的 ^{14}C、^{90}Sr 和 ^{137}Cs 所致。北半球公众的年平均有效剂量比南半球的高 10%。尽管人们对大气层核试验的后果很担心,但就以向环境中释放人工辐射源最多年份的 1963 年而言,核试验所致全球人口的年平均有效剂量最多为天然辐射本底水平的 5%。

(2)核能发电对公众所致的剂量

自 1956 年核能发电产业形成以来,核能发电量一直稳定增长。核能发电不可避免的涉及包含铀矿开采、铀矿石水冶、铀的浓集与转化、核燃料元件制造、核反应堆运行、乏燃料后处理、退役和放射性废物管理以及有关科研和开发活动的核燃料循环过程。

在核燃料循环过程的这些活动中会对局部地区的公众产生某种程度的辐射剂量,主要有:采矿和水冶对公众所致的剂量、浓缩铀和核燃料元件生产对公众所致的剂量、发电核反应堆对公众所致的剂量、乏燃料后处理等对公众所致的剂量。

(3)同位素生产和应用对公众所致的剂量

放射性同位素被广泛地应用于工业、医学和科学研究中,在放射性同位素生产过程中少量的放射性排放、同位素应用过程或含放射性核素产品的处置等过程都可能引起照射。对于寿命非常长的放射性核素,最终都会释放到环境中去。而对于短寿命的放射性核素,将其贮存起来、在排放前让放射性衰变是主要的处理方法。

现在,人们普遍认为放射性同位素在工农业、教育和临床医学等领域应用中,就公众的受照剂量而言,接受核药物治疗的患者家属受到的照射剂量可能是主要的,应当给予关注。

(4)医疗照射中 X 射线诊断对公众产生的剂量

医疗照射就是患者进行疾病诊断或治疗受到的辐射照射、扶持患者接受诊断和治疗的自愿者受到的照射,或接受医学诊断研究的自愿者受到的照射,或接受医学健康检查的人员受到的照射。人工辐射源对全球人口因疾病接受 X 射线诊断产生的年人均有效剂量在 0.04~1.0 mSv 之间,平均值为 0.4 mSv。

(5)核事故对公众产生的剂量

在核安全和放射防护范畴内,包括设备故障和操作失误在内的,凡是能导致或可能导致不可忽视的后果或潜在后果的任何意外事件,称为事故。核事故造成的放射性核素泄露、核反应射线会造成局部或大范围的公众辐射剂量升高。

2. 人工辐射源对职业人员产生的照射剂量

在核燃料循环、辐射工业应用、辐射医学应用、国防活动、教育和兽医学活动中的职业人员受到了不同程度的辐射照射。这种照射称为职业照射。

在 20 世纪 90 年代早期,人工源的职业照射集体剂量的估算值为 2 700 人·Sv,比 20 世纪 70 年代的集体剂量大约低 1/2,现在全球范围的职业人员年平均有效剂量则由 1.9 mSv 降到 0.6 mSv。

第三节 电离辐射在医学中的应用

1895 年伦琴通过实验发现,阴极射线打在玻璃管的管壁上,会发出一种肉眼无法看到,但是具有很强穿透力的特殊射线,这种射线能够使荧光物质发出荧光,可以使照相底片感光。1895 年 12 月 22 日,他把妻子带进实验室,并给她的手照了一张 X 光照片,从照片中清楚地看到了她的手指骨影像——这就是第一张人类的活体骨骼照片。12 月 28 日,伦琴用《一种新射线——初步报告》这个标题向维尔茨堡物理学会、医学协会作了报告,宣布他发现了 X 射线。这是一个划时代的基础成就,正如《简明不列颠百科全书》所评价:"宣布了现代物理学时代的到来,使医学发生了革命"。数月后就首先在医学上开始应用,促使医学诊断与治疗方法引发突破性飞跃。一个多世纪来,利用各类电离辐射所具备的各种特殊理化与生物学效应和自发核衰变特性,在生物医学科学研究、疾病的诊断与治疗领域得到广泛应用并迅速普及,如今已形成了放射诊断学、核医学、放射肿瘤学(放射治疗学)、介入放射学等多个分支学科,已经成为现代医学不可或缺的重要组成部分。

一、放射诊断学

20 世纪初,人们利用 X 射线的穿透性、能激发荧光物质产生可视影像以及能使胶片感光形成黑白影像的特性,在医用诊断 X 射线设备上实现了透视和记录人体解剖结构影像(摄影)进行疾病的检查诊断。

传统的医学放射学检查中,先后出现了许多技术革新,例如,根据人体组织器官的密度、厚度的差异研发出钡剂、碘剂等造影剂;为了解决影像重叠问题,开展了断(体)层 X 线摄影检查;为了使用方便而研发出移动式 X 线透视和摄影设备、X 线电视、车载 X 线机、C 形臂 X 线机等;在影像接收器方面研发出影像增强器以及摄影胶片的各种片屏组合增感屏等,这些技术改进的目的是方便不同类型医学 X 线检查诊断,提高影像的灵敏度。

传统的 X 线机以胶片和增感屏作为载体来获得影像学信息,它的软 X 线多,病人皮肤剂量较大,图像质量不高,防护水平低。促使医学诊断又一次革命的是 20 世纪 70 年代诞生的 X 射线计算机断层(X–CT)扫描机,以及后来不断涌现的数字化 X 线设备。CT 在短短 20 年间经历了五代更新,随后问世的多排(层)螺旋 CT 又迅猛发展;加上数字减影血管造影(DSA)、数字胃肠点片(DSI)、计算机摄影(CR)、数字摄影(DR)以及双 X 射线源 CT 等新设备、新技术和新方法接连涌现,显著地提高了临床医学中的放射诊断质量。

二、临床核医学

核医学是研究核技术在医学中应用的专门学科,分为基础医学应用和临床医学应用,即实验核医学和临床核医学,它们的发展又与核药学及核仪器等密切相关。前者主要利用核素及射线进行生物医学的理论研究,以探索生命本质中的重大问题,加深人们对正常生理生化过程和病理过程的认识。临床核医学主要是利用核素及射线来诊断和治疗疾病。1983 年美国核医学学会给核医学的定义是"核医学是应用放射性和稳定性核素的核特征对人体进行解剖学或生理学的诊断估价,也是应用开放性放射源进行治疗的一般医学专业"。由此可见,核医学与医学诊断和治疗疾病关系密切,也是临床研究的好方法。由于它的安全、有效、无痛和无创性,在临床上广泛应用。

反应堆和加速器的问世引发了人工制备放射性核素新时代的到来,随着放射性核素标记和示踪技术用于人体脏器的显像及功能测定,放射性核素与医学相结合产生了核医学学科,临床核医学既有各种核素显像与功能测定的诊断检查,又有以不断发展的放射性核素标记药物的靶向治疗。

1940 年,放射性核素制剂在临床上开始使用;20 世纪 50 年代,先后研制出扫描机和 γ 照相机;60 年代,^{99m}Tc 发生器和 ^{99m}Tc 标记显像剂相继用于临床;70 年代,电子计算机的应用把核医学推进到定量与动态核医学的新阶段,单光子发射计算机断层显像(SPECT)装置问世,使许多功能性的疾病可以通过 SPECT 得以诊断。

20 世纪 90 年代,分子核医学崛起,开创了核医学的新篇章,正电子发射计算机断层显像(PET)设备运用人工生产的正电子发射体的核素标记生理性化合物或代谢底物、氨基酸、受体的配体及水等,可以显示人体脏器或组织的代谢活性及受体的功能与分布,PET 的出现使得医学影像技术达到了一个崭新的水平,它能够无创伤、动态地、定量评价活体组织或器官,并在生理状态下及疾病过程中根据细胞代谢活动的生理、生化改变,获得分子水平的影像信息,这是目前其他任何方法所无法实现的,它为疾病的早期诊断开创了新纪元。

核医学的不断发展同样要求加强与之相适应的放射防护与安全,尤其是核医学中既有外照射又有复杂的内照射放射防护问题,需要重视和加强。

三、放射肿瘤 (放射治疗学)

由于放射线对细胞有损伤作用,人们想到了利用放射线照射来治疗疾病,放射治疗学是最先从放射学中分离出来独立形成的一门用于疾病治疗的分支学科,已经历了一个多世纪的发展历史。

在伦琴发现 X 射线和居里夫人发现镭之后,很快就分别用于治疗恶性肿瘤和其他良性疾病,比如早期用 X 射线治疗强直性脊柱炎等,后来随着良性疾病的放射治疗逐渐被淘汰,放射治疗主要用于恶性肿瘤的治疗,这门致力于肿瘤放射治疗的分支学科称为放射肿瘤学。

放射治疗是肿瘤治疗的重要手段之一,各种远距离与近距离放射治疗和辅助治疗设备应用在全世界迅速增加,从早期的镭针、^{60}Co 治疗机、深部 X 线治疗机,到现在的医用电子加速器、γ 刀、X 刀、中子刀、质子加速器、放射性粒子植入等新技术方兴未艾。

放射治疗按照治疗过程中对病人实施照射的方式和技术特点,分为远距离治疗、近距离治疗、放射性核素治疗以及其他特殊技术治疗。远距离治疗是放射治疗的主要方式,它是利用射线装置和密封核素产生的光子或电子束对病人靶区进行照射。近距离治疗是排在第二位的放射治疗照射方式,它是把密封核素置于病人自然体腔或组织间隙,对其邻近靶区进行照射。放射性核素(非密封)治疗的照射范围是人体的特殊器官或区域。立体定向治疗的病灶范围很小,一般为毫米量级。

在肿瘤的放射治疗中,一般处方吸收剂量高达几十戈瑞(Gy),由于射线在杀伤肿瘤组织的过程中不可避免地损伤了周围的健康组织,如何加强肿瘤放射治疗的防护与安全,实现放射治疗的最优化与质量保证,保护接受放射治疗患者的正常组织等,已经成为放射肿瘤学的重要研究课题,因此在肿瘤放疗中出现了立体定向放疗、三维适形放疗、调强适形放疗、图像导引放射治疗等新技术的应用,这些新技术的目的是在同一台治疗设备上做到精确计划、精确定位和精确治疗。

四、其他医学应用

1. 介入放射学

从单一的 X 射线诊断到影像医学的发展,近代医学放射学不仅在疾病诊断上显现出独特的优势,而且随着生物医学、材料科学以及导管、导丝和各种检查技术的发展,已跨越诊断范畴延伸到介入放射学诊疗的时代。

介入放射学是在影像学方法的引导下,采用经皮穿刺插管等方法对患者进行血管造影,采集病理学、生理学、细胞学、生物化学等检查资料,开展药物灌注、血管栓塞或扩张成形、体腔引流以及临床疾病等微创伤的方法进行诊断和治疗。

介入诊断与治疗的领域日益扩大,几乎涉及各个临床学科,尤其是在心血管、脑血管、外周血管以及肿瘤等方面,它的诊治优势越来越凸显。但是介入放射学是近台放射性操作,对患者和有关工作人员所致的照射剂量较大,已成为辐射防护学最难的课题之一。

2. 医学影像学的融合

影像融合技术是利用计算机将多种影像学检查的图像信息进行数字化综合处理,将多源数据进行空间配准后,产生一种全新的信息影像,以获得研究对象的一致性描述,同时融合各种检查的优势,以达到辅助诊断的目的。影像融合技术采用医学检查优势互补的方法,集成了传统放射学、数字化放射学、核医学显像、超声波成像、磁共振成像五大类医学成像方法。

21 世纪的医学影像学将成为医学和生物学中发展最快的学科之一,影像学的诊断方法将由以大体形态成像为主向生理、功能代谢成像转变,其对比增强由一般性组织向疾病特异性组织转变,图像分析由"定性"向"定量"方向发展,诊断模式也由原来的胶片采像与阅读向数字采像和电子传输的无胶片方向转变。

由于电子学、计算机等信息学科的飞速发展,医学图像的存储和传输通信系统、远程传输、介入放射学与微创伤外科学的相互融合,在临床医学诊疗中相继出现了 PET-CT、SPECT-CT、PET-MR。

第四节　原子结构与放射性核素

一、原子结构

世界是由物质组成的,物质是由分子组成,用化学方法可以分解或合成分子。构成分子的基本单位是原子,是用任何化学方法都不能分割的最小粒子。19世纪末期以前,大多数物理学家都认为原子是构成物质最小的、不能再分的微粒,直到1895年伦琴发现X射线,次年贝克勒尔又发现放射性现象以后,才打破了原来的看法,逐步揭示和认识了原子结构的微观奥妙。

1911年,英国物理学家卢瑟福用一束高速带正电荷的α粒子流,轰击金属薄膜,发现绝大多数α粒子穿过金属薄膜而不改变方向,这说明原子的内部是很"宽敞"的,有些α粒子穿过金属薄膜时方向稍有改变,个别粒子好像碰到一种极硬、不可穿过的东西一样被弹回来。这说明α粒子碰到了一种体积很小,带正电荷的物质,卢瑟福称之为"原子核"。卢瑟福α粒子散射实验奠定了现代原子模型的基础。通过对实验结果的理论分析,确定原子中存在一个带正电的核心,即原子核,其尺寸在10^{-14} m数量级,仅为原子大小的万分之一,质量却占到99.9%以上。由于原子整体上呈中性,因此,原子核的电量必定与核外的电子总电量相等,但符号相反。

核外电子以一定的轨道围绕原子核运动,每个轨道只有一个电子,而一定数目的轨道形成一个电子壳层,核外可有几个电子壳层,最靠近核的电子壳层称K层,依次向外称为L、M、N、O……层。每个电子壳层可容纳的电子数为$2n^2$个,n表示第几个壳层。每个壳层上的电子分别具有一定的能量,距核越远其位能越高。

原子核由2种质量几乎相等的基本粒子——质子(proton,P)和中子(neutron,N)组成。质子和中子统称为核子。质子带正电荷,与电子所带电荷数量相等,符号相反。中子不带电荷。原子核内质子和中子数目之和即为原子质量数,用A表示。原子核内的质子数(即核电荷数)称为原子序数,用Z表示,原子核内的中子数为A减Z。

国际上通常采用$_Z^A X$表示各种核素,也常简化为$^A X$,X为某种元素符号,如^{16}O、^{14}N等。有些核素右上角加m,表示该核素处于激发态,如$^{99}Tc^m$。

1. 原子核能级

电子在原子核库仑场中所具有的势能主要由主量子数n和轨道量子数l决定,并随n和l的增大而提高。习惯上规定当电子与原子核相距无穷远时势能为零,因此,当电子位于原子核外某一个壳层时,势能为负。n和l的变化就构成了分离的原子能级。电子填充壳层时按照从低能级到高能级的顺序以保证原子处于能量最低状态,这种状态称为基态。由于高原子序数的原子核比低原子序数的原子核对电子的吸引力大,因此对于同一个能级,当所属原子的原子序数增加时,它的能量更低。

当一个自由电子填充壳层时,会以发射一个光子的形式释放能量,能量值的大小等于壳层能级能量的绝对值,这些能量称为相应壳层的结合能。由于壳层能级能量随主量

子数 n 和轨道量子数 l 增大,并且是负值,因此轨道电子的结合能随 n 和 l 的增大而减小。同样,由于高原子序数的能级能量更低,并且是负值,因此,对于同一个能级,结合能将随原子序数增大而增加。

当电子获得能量,从低能级跃迁到高能级而使低能级出现空位时,原子处于激发态。处在激发态的原子很不稳定,高能级电子会自发跃迁到低能级空位上而使原子回到基态。两个能级能量的差值一种可能是以电磁辐射的形式发出,这种电磁辐射称为特征辐射,当特征辐射的能量足够高,进入 X 射线能量范围时又称为特征 X 射线;另一种可能是传递给外层电子,获得能量的外层电子脱离原子束缚而成为自由电子,这种电子称为俄歇电子,它的能量等于相应跃迁的 X 射线的能量减去该电子的结合能。

不同核素的原子,其轨道电子的能级不同,因而当轨道电子从高能级向低能级跃迁时所放出的辐射能量也是不同的。这就是说,每一种核素都有它自己的特征辐射。通过探测物质所发射的特征辐射,可以确定物质的成分及各成分的含量。

原子核内部也存在类似原子的壳层结构和能级。每个壳层只能容纳一定数量的质子和中子。核子填充壳层的顺序也遵循从低能级到高能级的顺序。当核获得能量,可以从基态跃迁到某个激发态。当它再跃迁回基态时,以 γ 射线形式辐射能量,能量值等于跃迁能级值之差。跃迁回基态的过程可以是一步完成,也可以首先跃迁到其他较低的能级,再经数步回到基态。

由于一个微观粒子的能量很微小,通常不是以能量的同际单位制(SI)单位焦耳(J)表示,而是采用电子伏特(eV)、千电子伏特(keV)或兆电子伏特(MeV)。1 eV 是一个电子在真空中通过 1 V 电位差所获得的动能,它与其他三个单位的关系是:$1\ eV = 1.0×10^{-3}$ $keV = 1.0×10^{-6}\ MeV = 1.602×10^{-19}\ J$。

2. 原子、原子核的质量

由于一个原子的质量很微小(10^{-24}~10^{-22} g 数量级),因此,通常不是以 g 或 kg 为单位,而是采用原子质量单位 u 表示。当原子的质量以 u 为单位进行度量时,称为相对原子质量。原子质量单位定义为:碳 12 原子质量的 1/12 为一个原子质量单位。$1u=1.66×$ 10^{-24} g $= 1.66×10^{-27}$ kg。

由于一个电子的质量只有 0.000 548 u,而质子质量为 1.007 277 u,中子质量为 1.008 665 u,因此,可认为原子核质量近似等于原子质量。

3. 质量和能量的关系

质量和能量都是物质的基本属性。根据相对论,这两个属性是相互联系的。具有一定质量的物体具有相应的能量,当它的质量发生了变化,则其能量也发生相应变化,反之亦然。两者的关系可以用质能关系式表达,即:$E=mc^2$,$\Delta E =\Delta mc^2$,式中 E 为物体的能量,ΔE 为物体能量的变化,m 为物体的质量,Δm 为物体质量的变化 c 为光速,等于 2.997 924 580×10^8 m/s。

二、核素、同位素和同质异能素

1. 核素

具有特定质量数、原子序数和核能态,而且其平均寿命长得足以被观察的一类原子统称为核素。原子核内具有相同质子数量的原子,属于同一种元素,同一种元素的原子因其中子数的不同而属于不同的核素。目前发现的元素仅 100 余种,但核素却有约 2 000 种。

2. 同位素

具有相同原子序数,但质量数(A)不同的核素称为同位素。同位素在元素周期表上处于同一位置,如:$_1^1H$、$_1^2H$、$_1^3H$ 为氢的三种同位素,它们的原子序数均为 1,但是其质量数由于原子核内中子数量的不同,分别为 1、2、3。

3. 同质异能素

具有相同质量数和原子序数,处在不同核能态的一类核素称为同质异能素。为表示某种核素的同质异能素,常在核素符号的左上角质量数后面或右上角加"m"表示。如$_{43}^{99m}Tc$ 和$_{43}^{99}Tc$ 两者的能级不同,前者是处于激发态,后者是处于基态的核素。

三、稳定性核素与放射性核素

核素分为两类,一类称为稳定性核素,它能够稳定地存在,不发生自发的变化。在已经发现的约 2 000 种核素中,仅有近 300 种为稳定性核素,其余均为不稳定的核素。不稳定的核素又称为放射性核素,它能自发地放出某种射线而转变为另一种核素,直至变为稳定核素。放射性核素具有的这种现象称为核衰变。核衰变由原子核内部的构成决定。大量资料表明,每种元素的原子核,其质子数和中子数必须在一定的比例范围内才能稳定,比例过大或过小都要发生核衰变。

核衰变的速度、方式以及释放出的射线种类和能量取决于原子核内部的特征,不受周围环境的影响。影响原子核稳定性的因素如下:

1. 中子数与质子数之间的比例关系

对于轻核,中子数和质子数相等的核素较稳定。对于重核,由于核内质子数增多,相互间的库仑斥力增大,要保证原子核稳定,就需要有更多的中子来增加相互间的核吸引力。但是中子数的增加并不是越多越好,而是需要与质子数保持合理的比例关系。

2. 核子数的奇偶性

如果将近 300 种稳定核素按质子数和中子数的奇偶性分类,就会发现大多数是偶偶核,奇偶核和偶奇核各占约 20%,剩下的不到 2% 是奇奇核,这表明质子数和中子数各自成对时,原子核较稳定。

3. 重核的不稳定性

原子序数小于 82 的元素至少存在一种稳定核素,而原子序数大于 82 的元素都不稳定,会自发的放射出 α 粒子或自发裂变而成为铅(Z=82)的稳定同位素。

第五节　原子核的衰变

原子核自发地发生变化,放出射线而转变为另一种原子的现象叫核衰变。通常的外界条件不能改变核衰变的性质及速度。核衰变发射出的射线种类可能有 α 射线、β 射线、

γ射线,还可能有正电子、质子、中子等其他粒子。发生衰变前的核称为母核,衰变后的核称为子核。衰变过程中释放的能量称为衰变能。任何放射性核素在核衰变过程中都遵守电荷守恒、质量守恒和能量守恒定律。根据能量守恒定律,衰变能等于衰变前后诸粒子静止质量之差所对应的能量,并以子核和发射粒子动能的形式释放。如果衰变后的子核处在激发态,则激发态与基态能量之差也是衰变能的一部分。由于子核的质量往往远大于发射粒子的质量,因此发射粒子的动能近似等于衰变能或衰变能与子核的激发能之差,而子核的动能一般可以忽略。

不同类型放射性核素的衰变方式虽各不相同,但按核衰变时放出射线的性质,主要有3种类型,即α衰变、β衰变、γ跃迁和内转换。

一、α衰变

放射性核素的原子核释放出α粒子的衰变称为α衰变。一个原子核经α衰变后,核的电荷数减少2,即原子序数减少2(在周期表内向前移2格),质量数减少4,α粒子的本质是氦的原子核,它由2个质子和2个中子组成,α衰变的反应式如下:

$$_Z^A X \rightarrow \ _{Z-2}^{A-4}Y + \ _2^4 He + Q$$

上式中X代表母核,Y代表子核,Q代表衰变时释放的能量。由于衰变能等于母核的静止质量减去子核及α粒子静止质量之差所对应的能量,因此,只有母核与子核静止质量之量大于α粒子静止质量时才能保证衰变能大于零,衰变才可能发生。

在α衰变时放出的粒子所具有的能量是单一、不连续的。α衰变的天然放射性核素绝大部分属于原子序数大于82的核素。

α粒子的速度为光速的1/10左右,在空气中的射程为3~8 cm,在水中和肌体内的射程为0.06~0.16 mm。因其射程短,穿透力弱,一般用一张纸就可以阻挡它的通过。

二、β衰变

原子核自发地发射出β粒子或俘获轨道电子的放射性衰变称为β衰变。原子核的β衰变使原子序数增加或减少,但其质量数不改变。β衰变包括3种类型:β⁻衰变、β⁺衰变、电子俘获。根据衰变能必须大于零的要求,可推导出发生β衰变必须满足的前提条件分别是:对于β⁻衰变,母核的原子质量应大于子核的原子质量;对于β⁺衰变,母、子核原子质量之差应大于两个电子的静止质量;对于轨道电子俘获,母、子核原子质量之差所对应的能量应大于轨道电子结合能。

1. β⁻衰变

放射性核素的原子核释放β⁻粒子转变为原子序数增加1,但质量数不变的子体核素的过程称为β⁻衰变。β⁻粒子实质上是电子,因为核内并无电子,所以这类衰变可以看成中子过多,使一个中子转变为个质子和一个β⁻粒子,并将β⁻粒子释放出来。这种衰变使子体的质子多了1个,因此原子序数增加1。

β⁻衰变的反应式如下:

$$_Z^A X \rightarrow \ _{Z+1}^A Y + \ \beta^- + \bar{\nu} + Q$$

$\bar{\nu}$称为反中微子,在β⁻衰变中伴随起释放出来,它是种静止质量近似于零的中性粒子。

在 β⁻衰变过程中,有 3 个生成物,$_Z^A Y$、β⁻ 和 $\bar{v}$,在衰变过程中的衰变能 Q 被这 3 个生成物所共同分配。由于这 3 种生成物的发射方向是任意的,因而每个生成物所分到的能量也是随机的。对于一次 β⁻衰变时所产生的 β⁻粒子能量来说,只能有从零到全部衰变能中的某一具体的能量值。但在群体发生 β⁻衰变时,在单位时间内,粒子会出现由零到全部衰变能的各种能量值,从而组成连续能谱。

2. β⁺衰变

放射性核素的原子核放出 β⁺粒子转变为原子序数减少 1,但质量数不变的子体核素的过程称为 β⁺衰变。β⁺粒子的本质就是正电子(e^+)。β⁺衰变可以看作是母体放射性核素原子核中的 1 个质子转变为中子的结果。在天然放射性核素中没有发生 β⁺衰变的原子核,故这种衰变类型的核素都是人工放射性核素。

β⁺衰变的反应式如下:

$$_Z^A X \rightarrow _{Z-1}^A Y + \beta^+ + v + Q$$

v 为中微子,β⁺粒子的能谱与 β⁻粒子能谱一样,也是连续的。

3. 电子俘获

放射性核素的原子核从核外壳层中俘获一个电子使核内的一个质子转变为中子,同时放出中微子的过程称为电子俘获。由于核内少了一个质子,子核的原子序数减少 1。

电子俘获的反应式如下:

$$_Z^A X \rightarrow _{Z-1}^A Y + v + Q$$

由上式可以看出,这类衰变过程中只释放出一个中微子,所以它的能量是单一的。由于 K 壳层最靠近原子核,K 层电子被俘获的概率比其他壳层概率大。K 层的电子被俘获称为 K 电子俘获,而 L 层的电子被俘获则称为 L 层电子俘获。

在发生电子俘获后,内层轨道上留下的电子空位,将由外层轨道上的电子以跃迁的形式填补,其多余的能量,或者以特征 X 射线发射出来,或者传给另一个电子使之获得能量而脱离轨道成为自由电子,这种现象称为俄歇效应,这种电子则被称为俄歇电子。俄歇电子是单能的。

三、γ跃迁和内转换

放射性核素的原子核发生 α 或 β 衰变后生成的子核通常处在某个激发态能级上,极不稳定,往往即刻就向较低激发态能级或基态跃迁。在此过程放出 γ 射线,但核内成分不变,这个过程称为 γ 跃迁,γ 射线的能量近似地等于产生跃迁前、后能级间的能量差。绝大多数原子核处于激发态的时间十分短暂($<10^{-11}$ s),而难以单独测定。但有些核在激发态停留时间较长,可以把 γ 跃迁的半衰期单独测量出来。这种半衰期较长的激发态可称为同质异能态。对这类可以测出半衰期的 γ 跃迁称为同质异能跃迁。处于同质异能态的原子核叫做同质异能素,它的 γ 跃迁过程可用下式表示:

$$_Z^A X^m \rightarrow _Z^A X + \gamma + Q$$

有些原子核进行 γ 跃迁时不放出 γ 射线,而是把激发态跃迁到较低激发态或基态时释放出来的能量直接交给核外壳层电子,主要是 K 层电子,使该电子释放出来成为自由电子,这个过程称为内转换。释放出来的电子称为内转换电子,它的能量是单一的,在发生内转换现象后,由于内壳层中出现空位,外层电子向内层填补,还会发出特征 X 射线或俄歇电子。

第六节　放射性核素的衰变规律及其度量

一、衰变规律

对于放射性核素而言,虽然所有的核都可能发生衰变,而且就单个核来说衰变是偶然而无规律的,但是通过对由大量原子所组成的放射性样品进行的研究表明,其衰变是遵循一种普遍的衰变规律进行的,即各种放射性核素其总放射性核的数目(N)都随时间(t)按照指数规律衰减。例如:假设某种放射性核素含有 N 个原子,由于不断衰变,母体原子的数量逐渐减少,若在时间 dt 内衰变的原子数为 dN,实验证明 dN 与当时存在的母体核素 N 和时间间隔 dt 成正比。

$$dN \propto Ndt \text{ 或 } dN = -\lambda Ndt$$

式中的负号表示母体核数量随时间的增长而减少。λ 称为衰变常数,是放射性核素的重要物理特征参数,每种放射性核素都有自己固定的衰变常数。其定义是:某种放射性核素的一个核在单位时间内进行自发衰变的概率。

二、半衰期

半衰期是在实际工作中用来表示放射性核素衰变速率的指标。在核医学中,常用的半衰期有物理半衰期、生物半衰期和有效半衰期。

1. 物理半衰期

在单一的放射性衰变过程中,放射性活度降至其原有值的一半时所需要的时间,称为物理半衰期,简称半衰期($T_{1/2}$)。

半衰期与衰变常数的关系如下:

$$T_{1/2} = \frac{0.693}{\lambda}$$

由上式可以看出,半衰期与衰变常数成反比,核素的衰变常数越大,其半衰期越短。各种放射性核素的半衰期长短不一。长的可达 10^{10} 年,短的仅有 10^{-10} 秒。

2. 生物半衰期和有效半衰期

生物半衰期是指当某生物系统中, 某种指定的化学元素的排出速率近似地指数规律减少时,由于生物过程致使该元素在此系统中的量减少一半所需的时间。有效半衰期(Te)是指当某生物系统中,某种指定的放射性核素的量,由于放射性衰变和生物排出的综合作用,而近似地按指数规律减少时,该核素的数量减少一半所需的时间。生物半衰期和有效半衰期表明放射性核素被引入人体或动物体内时, 原子核的数量一方面按衰变规律减少,另一方面还会通过生物代谢排出体外。

三、放射性活度

放射性活度是指一定量的放射性核素，在一个很短的时间间隔内发生的核衰变数除以该时间间隔，即：A=dN/dt。

式中 A 代表一定量放射性核素的活度，dN 是在时间间隔 dt 内，由该能态发生核衰变次数的期望值。dN 之所以是期望值，是由于放射性衰变具有随机性。

放射性活度反映的是放射性核素的核衰变率。

在国际单位制(SI)中放射性活度的单位是秒$^{-1}$(s^{-1})，其专用名为贝可勒尔，简称贝可，符号为 Bq。1 Bq 表示放射性核素在一秒内发生一次核衰变。

Bq 的实际含义是表示放射性核素每秒衰变次数。放射性活度的旧有单位为居里(Ci)，派生单位为毫居里(mCi，1 mCi=0.001 Ci)、微居里(μCi，1 μCi=0.001 mCi)。1 Ci 等于每秒 3.7×10^{10} 次衰变。Bq 与 Ci 的换算关系是：1 Bq=2.7×10^{-11} Ci，1 Ci=3.7×10^{10} Bq。

为了衡量放射性物质纯度，引入了放射性比活度这个量，它是指单位质量放射源的放射性活度。任何核素的放射源不可能全部由该种核素组成，而是被浓度大得多的相同元素的稳定同位素所稀释，还可能含有与放射性元素相化合的其他元素的一些稳定同位素，还会有衰变子核。含其他核素少的，放射性比活度就高，反之则低。

第七节　X 射 线

一、X 射线的产生

高速运动的电子入射到任何致密物质中时，受到该物质原子核外电场的阻滞就会产生 X 射线。诊断用 X 射线机的本质就是根据这个原理制造的将电能转变为 X 射线能量的一种装置。X 射线谱具有连续分布的特点，其能量范围从零一直到入射电子的能量。

不同 X 射线机的结构形式由于其使用范围的不同，在电路结构和机械装置上存在很大的差异，但是其基本构成可以分为 X 射线产生装置和外围装置这两个部分。

X 射线产生装置也被称为主机装置，其任务就是产生出 X 射线，并控制发出 X 射线的质和量。X 射线产生装置主要由 X 射线管、高压发生装置、控制系统这三个部分组成。X 射线管也常被称作 X 射线管头或 X 射线管组件，简称管头。它是 X 射线机产生射线的关键组件，主要由 X 射线管和防电击防散射的管套组成。高压发生装置也称为高压发生器或高压变压器组件，它是为 X 射线管产生射线提供直流高压和灯丝加热电压的装置。X 射线机大部分高压部件集中放置在高压发生装置中，以防止高压电击，保障操作者和患者的人身安全。控制系统也称为主机或控制台，其主要任务是控制 X 射线的产生时间，调节 X 射线的质与量，并对其进行指示。控制装置的大部分元件和电路集中在控制台内，各种调节旋钮、控制按钮或开关、指示仪表等集中布置在控制台面板上，以方便操作者进行操作和观察。

产生 X 射线必须具备三个基本条件：第一，有一个能根据需要随时提供足够数量电子的电子产生源。第二,要有高电压产生的强电场,使电子在其中获得很大的动能,形成高速电子流。电子加速过程需要在一个高真空度的封闭空间内完成,以保护灯丝不因氧化而被烧毁,并使电子在高速运动中不会受到气体分子的阻挡而损失能量。第三,要有一个能够经受高速电子撞击以产生 X 射线的靶。

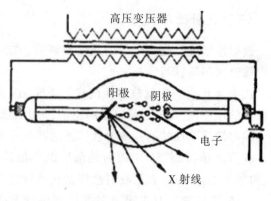

图 1-1 X 射线管原理图

现在生产的 X 射线管一般是热阴极式,即把硬质玻璃管内部抽成真空,在管内封有两个电极,一个是阴极,也称为灯丝;另一个是阳极,安装有被高速电子轰击的靶。阳极由阳极头、阳极帽、玻璃圈和阳极柄构成。阳极的主要作用是由阳极头的靶面(一般选用钨材料制作靶)阻挡经高压电场加速后高速运动的电子流,从而产生 X 射线,并将此过程中产生的热量辐射或者通过阳极柄传导出去,同时也吸收二次电子和散乱射线。阴极主要由灯丝、聚焦罩也称为阴极头、阴极套和玻璃芯柱等组成。阴极由低压电源单独提供电流,使其炽热而发射出电子。X 射线管的阴极和阳极之间接入由高压电源提供的几万伏到几十万伏的直流高压。当阴极有电流流过时,灯丝温度升高,电子因受热而从阴极发射出来。阴极电流越大,温度就越高,单位时间从阴极表面发射出来的电子也越多。阴极持续发射出来的电子受到 X 射线管两极间高压电场的加速作用,以很大的速度飞向阳极,并连续不断地轰击阳极靶。当这些高速运动的电子突然受到靶的阻止时,其动能的一部分转化为光能向外辐射,辐射出来的射线就是 X 射线,同时产生大量的热。

X 射线管的阴极采用高熔点的钨丝制成,为了增加电子发射率并延长灯丝的使用寿命,灯丝中掺入了微量元素钍。灯丝的电流由专门的灯丝电路来控制,形成的电流变化范围从几安培到几十安培不等。X 射线管阴极电子发射率取决于它发射电子时的温度和灯丝电流,因此,灯丝电流是射线管的一个主要技术指标。从灯丝发射的电子经高压加速后撞击在靶上,此时加在 X 射线管两极间的加速电压称为管电压,加速后的电子束形成的阴极与阳极之间的电流称为管电流。管电流的变化范围从几毫安到几百毫安。

X 射线管的阳极有三个功能:①阳极是一个导电体,它接收从阴极发射出的电子并将它们传导至与射线管相连的电缆,使其能返回高压发生器,形成一个完整的电流回路。②阳极为 X 射线靶提供机械支撑。③阳极是一个良好的热辐射体,当从阴极发射出的电子经高压电场加速后与阳极发生作用时,它们的绝大部分动能都转换成热能而耗散在阳极上,使阳极温度迅速升高,这对于阳极的损伤很大,必须很快地将热能传导出去,这是大部分 X 射线机在工作中都需要解决的问题。X 射线管的阳极分为固定式和旋转式两种类型。在固定阳极 X 射线管中,由于热量集中在焦点上,阳极极易因局部过热而熔化;但是在旋转阳极 X 射线管中,由于阳极不断地旋转,使热量分布在一个环形的面上,大大增加了散热面积,显著降低了阳极温度,提高了 X 射线管的功率。固定阳极 X

射线管常用于牙科 X 射线成像系统、某些移动式的成像系统以及其他不需要大管电流和大功率的特殊用途的系统。一般的 X 射线管通常使用旋转阳极,因为这类射线管必须具备在很短的时间里产生高强度 X 射线束的能力。

　　靶是 X 射线管阳极中受电子轰击的区域。在固定阳极 X 射线管中,靶是一块镶嵌在铜阳极上的钨合金,而在旋转阳极 X 射线管中,整个旋转的圆盘都是靶。在制作靶的钨中加入其他金属(通常为铼)能够增加靶的机械强度,从而可以承受高速旋转产生的应力。在普通 X 射线摄影中,使用钨作为靶材料的原因主要有以下几点:①钨原子序数较高(Z=74),产生 X 射线的效率高并能产生高能 X 射线;②钨能够有效散热,它具有和铜几乎完全相同的热传导能力;③钨和铜相比较,具有更高的熔点(钨的熔点为 3 410℃,铜的熔点为 1 100℃),使钨靶能够承受大的管电流而不会出现伤痕或起泡。用于乳腺摄影设备专用的 X 射线管的阳极靶由金属钼或铑制成,这主要是因为它们原子数较低,能够产生低能量的 X 射线,同时具有良好的散热能力和较高的熔点(钼的熔点为 2 600℃,铑的熔点为 3 200℃)。

　　X 射线管阴极灯丝发射的电子,经聚焦和加速后撞击在阳极靶上的区域称为实际焦点。焦点就是一个实际的 X 射线源。X 射线管的实际焦点在垂直于 X 射线管轴(阴极–阳极轴)线平面上的投影称为有效焦点。有效焦点的大小与灯丝尺寸、管电流和管电压、靶倾角、沿阴极–阳极轴线的位置等因素有关。有效焦点大小的一般规律是越靠近阴极有效焦点越大,越靠近阳极有效焦点越小,这种现象称之为焦点的方位特性。我们测量到的有效焦点仅指实际焦点沿垂直于 X 射线管轴(阴极–阳极轴)线方向上投影的面积,通常所谓的 X 射线管的焦点标称值就是指此时的有效焦点,而不是其他方向的有效焦点,更不是实际焦点。两个焦点及其关系见图 1–2。

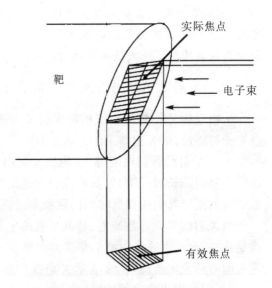

图 1–2　X 射线管实际焦点和有效焦点

　　实际焦点的大小直接影响 X 射线管的散热和所成影像的清晰度。实际焦点面积越大,对散热越有利,但是有效焦点的面积也会相应增大,必然影响胶片上所形成影像的清晰度。当焦点极小时, 相当于点光源投照物体成像,这时所成影像的质量最高,模糊度为零。如果用缩短灯丝长度或减小靶倾角来缩小有效焦点, 会使单位面积上的电子密度增加, 实际焦点的温度快速上升,阳极将不能承受较大的功率,因此,在制作靶时,这两方面的情况都要考虑。

　　有效焦点的理想外形是圆形,但是,通过对有效焦点的测量发现,其实际形状并不一样,这是由有效焦点面上的 X 射线量分布不均匀造成的。实验表明,有效焦点 X 射线量的分布与实际焦点上轰击电子的数目有关;而轰击电子到达靶上的位置,取决于阴极射出电子所经历的电场。阴极与阴极体可构成一个聚焦电场,此电场对从阴极不同部位上出射的电子所产生的聚焦作用不同,这可在实际焦点上形成撞击电子分布不均匀。对大多数 X 射线管而言,焦点大小不是一个常数,而是呈现出正比于管电流,反比于管电压的变化。焦点上 X 线强度的差别主要是由灯丝、聚焦杯和加在聚焦杯上的电压来决定。

X 射线管发射出的 X 射线中包括两种成分,呈连续能谱的韧致辐射和具有特定能量的特征 X 射线。

韧致辐射的产生是由于高速运动的电子在靶原子核电场中突然受到阻滞或改变运动方向,这时电子动能的一部分或全部转变为 X 射线光子释放出来。在加速撞击阳极靶的电子束中,各电子获得的能量并不完全相同,同时电子与靶原子相互作用损失的能量也各不相同, 因此韧致辐射具有连续的能量分布。韧致辐射就如同可见光中的白光一样,它是由多种能量的光子组成的混合射线。

特征 X 射线的产生是由于高速运动的电子把靶原子的内壳层电子击出形成空位,当外层的电子跃入填充空位时,就会将自身多余的能量以光子的形式释放出来。由于外层电子跃迁时放出的能量是固定的,所以光子的波长也集中在某些部分,形成了 X 光谱中的特征线,就是特征 X 射线。特征 X 射线的能量是由靶材料的原子结构特性决定的,与 X 射线管的电压无关。

从 X 射线管的窗口射出的 X 射线就是有用射线束, 可以用于透视或摄影等X 射线检查,而向其他方向发射的 X 射线则被 X 射线管套内的铅制防护层所吸收。在医用诊断 X 射线设备中,X 射线管的杂散 X 射线应尽可能被 X 射线产生装置的屏蔽层所吸收,以避免泄漏射线对工作人员和受检者造成不必要的辐射伤害。

二、X 射线的质与量及其在医学诊断中的应用

从物理意义来说,X 射线的量表示 X 射线束的强度,即光子数目;X 射线的质表示这些光子的能量,即 X 射线束的穿透能力。

由于 X 射线管的电流越大,阴极发射出的电子数目越多,X 射线束的强度就越大。而曝光时间越长时,其照射量也成正比地增加,因此在 X 射线诊断方面,通常用 X 射线管的管电流与 X 射线照射时间的乘积来反映 X 射线的量,以毫安秒(mAs)作为单位。

当 X 射线管电压越高时,被其加速的电子运动的速度越大,撞击阳极靶表面时的能量越强,由此产生的 X 射线的穿透力也越强,因而在 X 射线诊断中通常以加在 X 射线管两级间的峰值电压(kVp)来表示 X 射线的质。但是,由于整流装置的效能(决定电压波形)和 X 射线射出窗口滤过板的吸收效应,以及 X 射线能量的分布等不同,因此,管电压只能粗略反映 X 射线的质,而不能精确代表 X 射线的平均穿透力。

在医学临床应用中,通常采用表示 X 射线穿透力的半值层来表示 X 射线的质。半值层的含义是使一束 X 射线的强度减弱到其初始值一半时所需的标准吸收物质的厚度。X 射线束对不同物质的穿透能力是不一样的,也就是说,不同物质吸收X 射线的能力不同。因此,对于一束 X 射线,描述其质的半值层可以使用不同标准物质的不同厚度来表示。诊断用 X 射线通常用铝作为表示半值层的标准物质,例如一窄束 X 射线穿过 2 mm 厚的标准铝板之后,其强度减弱了一半,则可称这束 X 射线的半值层为 2 mm 铝。由于 X 射线的质主要取决于管电压、总滤过及电压波形,因此半值层将随管电压的升高、总滤

过的增加而增大。

在进行 X 射线摄影时,需要适当地选择 X 射线的量和质,使胶片受到一定的感光量才能照出满意的照片。这通常是通过适当搭配管电流、照射时间、管电压以及焦点与胶片的距离(焦片距)来实现,因此,需要了解这些影响 X 射线胶片感光量的主要因素之间的关系。其主要因素之间的关系如下:

1. 管电流与照射时间的关系。在要求一定的感光量而管电压、焦片距不变的情况下,管电流与照射时间成反比。

2. 毫安秒与焦片距的关系。在某一感光量下,毫安秒与焦片距的平方成正比。

3. 管电流与管电压的关系。在无空间电荷补偿装置的 X 射线机中,一般管电流将随管电压的增加而略增。在电源条件较差的情况下,管电流越大,管电压也越大,所以它们的关系很难用数学方式固定下来。但是一般在增高管电压使用时,应略微降低毫安秒的数值。

三、X 射线的性质

(一) X 射线的本质

X 射线通常也被称作 X 光,这是有一定道理的,因为 X 射线与可见光、红外线、紫外线以及 γ 射线都属于电磁波,只是频率高,波长短而已。X 射线的频率在 10^{16}~10^{20}Hz,波长在 10~10^{-3}nm。由于 X 射线和 γ 射线的光子能量大,能够使物质产生电离,因此被称为电离辐射。

(二)X 射线的特性

X 射线与其他电磁波一样,同样具有波动和粒子的双重特性。

1912 年德国物理学家劳厄等利用晶体作衍射光栅,观察到了 X 射线的衍射现象,从而证实了 X 线的本质是一种电磁波,具有波动性。

X 射线同可见光一样,具有干涉、衍射、偏振、反射、折射等现象,说明 X 射线具有波的特性。它的波动性主要表现在以一定的波长和频率在空间传播。X 射线是一种横波,其传播速度在真空中与光速相同,可以用波长、频率来描述。

X 射线的波动性虽然可以成功地解释 X 线的干涉和衍射现象,但却不能解释 X 射线的荧光作用、光电效应、电离作用等。X 射线在以光子形式辐射和吸收时具有一定的质量、能量和动量,说明 X 射线在与物质相互作用时交换能量,这些只能用 X 射线的粒子性才能做出圆满的解释。

X 射线在传播时,它的波动性占主导地位,具有频率和波长,并且有干涉、衍射等现象发生。X 射线在与物质相互作用时,它的粒子特性占主导地位,具有质量、能量和动量。

X 射线的基本特性可概括为以下几方面。

1. X 射线的物理效应

(1)穿透作用。X 射线因其波长短,能量大,照在物质上时,仅有一部分被物质所吸收,大部分经过物质原子之间的间隙而透过,表现出很强的穿透能力。X 射线穿透物质的能力与 X 射线光子的能量有关,X 射线的波长越短,光子的能量越大,穿透力越强。X 射线的穿透性不仅与 X 射线波长有关,还与被穿透物质的性质、结构有关。一般高原子序数的物质密度大,吸收 X 射线多,X 射线对其穿透性就差。比如人体组织中骨骼的密度最大,并且含有原子序数较高的钙盐,其次是软组织和体液,密度最小的是含有气体的器官(如肺、胃肠道、鼻窦和乳突等)和脂肪组织。X 射线对于这些人体组织的透过性能与其密度成反比。X 射线穿过人体时,受到不同程度的吸收,那么通过人体后的 X 射线量就不一样,这样便携带了人体各部位密度分布的信息,在荧光屏、摄影胶片、成像板或感光元件上引起的荧光作用或感光作用的强弱就有较大差别,因而在荧光屏上、摄影胶片上(经过显影、定影)或成像装置上将显示出不同密度的阴影,这就是 X 射线透视和摄影中对人体组织、器官形成可见影像的基本原理。

(2)荧光作用。某些物质受到 X 射线照射后会发出可见的荧光,如磷、铂氰化钡、钨酸钙、硫化锌、银激活的硫化锌镉等。这些荧光物质受到 X 射线照射后,其原子被激发或电离,当原子恢复到基态时就要释放出多余的能量,便会发射出可见的荧光,荧光的强弱与 X 射线的量成正比。这种作用是 X 射线应用于透视的基础,利用这种荧光作用可以将荧光物质制成荧光屏,用作透视时观察 X 射线通过人体组织后形成的影像,也可以制成增感屏,用于 X 射线摄影时增强胶片的感光量。在 X 射线诊断工作中利用这种荧光作用制成的物品有:

①荧光屏。是在一块特制的纸板上涂上一层荧光物质制作的纸屏。在 X 射线透视时,射线穿透人体后照射纸屏上的荧光物质,荧光物质受到激发发射出可见光。X 射线穿透不同厚度和密度的人体组织后射线的量不同,激发的荧光亮度就不同,从而使被透视的部位、组织清楚地呈现在纸屏上。为了防止 X 射线对设备操作者的损害,荧光屏上遮有一层铅玻璃,用来吸收投射在其上的大部分 X 射线。荧光屏的颜色有两种,一种是黄绿色,多采用硫化锌镉或其他荧光物质加极微量的镍制成,人眼对这种颜色较敏感,适于透视诊断用;另一种为蓝紫色,多采用硫化锌镉或其他荧光物质加极微量的银制成,所产生的荧光亮度较高,适用于 X 射线荧光缩影。

荧光屏长期受可见光线的照射或使用时间较长以后容易出现疲劳现象,会导致荧光作用衰退,因此在使用时应尽量用较低的 X 射线量照射,以延长荧光屏的使用寿命。对于已经老化的荧光屏要及时进行更换,避免接受检查的患者受到过量的照射。

目前荧光屏透视设备因其技术落后,受检者和设备操作者受到的 X 射线照射量较大,已经被淘汰。

②增感屏。是在一块特制的纸板上,涂上一层钨酸钙等荧光物质,本身为白色,受 X 射线照射时产生强烈的荧光。在 X 射线摄影时,将增感屏置于暗盒的前后壁上,X 射线拍片胶片夹在其中间。当 X 射线照射时,X 射线对胶片所起的直接感光作用不到 10%,而增感屏的荧光所起的胶片感光作用超过 90%,因此用增感屏进行 X 射线摄影时使用的 X 射线照射量大大减少,有利于保护受检者免受过量的 X 射线照射。

增感屏分为高速、中速和低速三种,使用时按照不同的用途选择。高速增感屏增感作用强,但影像清晰度差;低速增感屏的影像清晰度高,但增感作用却较低;中速增感屏则兼顾增感作用和影像清晰度。

③影像增强器中的输入屏和输出屏。影像增强器的输入屏面上涂敷有银激活的硫化锌镉或碘化铯荧光粉,它吸收带有影像信息的 X 射线光子而发光,产生可见的荧光影

像,它与普通透视荧光屏的作用一样。影像增强器输入屏所产生的荧光影像通过光阴极形成电子影像,电子束经过聚焦电极的聚焦和阳极电场的加速打在阳极后面的输出屏上。涂有硫化锌镉荧光物质的输出屏可以把电子影像转化为荧光影像,但这个影像的亮度比输入屏的影像亮度增强了 1 000~10 000 倍。

影像增强器与电视配套使用后,提高了影像的分辨率,降低了 X 射线照射量。使用荧光屏透视管电流 1/10 的毫安值,就能清晰地观察 X 射线影像,大大降低了受检者接收到的 X 射线剂量。

(3)电离作用。具有足够高能量的 X 射线光子不仅能将物质原子核外的轨道电子击脱产生一次电离,而且脱离原子的电子又可与其他原子撞击,使被击的原子逸出电子产生二次电离。测定 X 射线照射量仪器的探头如电离室等就是利用电离作用制成的。同时,电离作用也是 X 射线治疗肿瘤和 X 射线损伤的物理基础。

(4)热作用。X 射线被物体吸收后其能量会转变为热能进而产生温度升高,我们利用这一特性就可以测定 X 射线的吸收剂量。

(5)反射、折射、干涉和衍射作用。X 射线与可见光一样,都具有这些重要的光学特性。这些作用在 X 射线显微镜、波长测定及物质结构分析中得到应用。

2. X 射线的化学效应

(1)感光作用。X 射线与可见光一样可以使摄影用的胶片感光。X 射线胶片乳剂中的溴化银受 X 射线照射后感光,经过化学显影,还原出黑色的金属银颗粒。胶片的黑度取决于感光程度,而胶片感光的强弱与 X 射线量成正比,当 X 射线通过人体时,因人体各组织的密度不同,对 X 射线量的吸收不同,胶片上所获得的感光度不同,从而获得人体内部的影像。因此利用 X 射线的穿透性和感光作用,可进行 X 射线摄影和 X 射线剂量的监测(胶片剂量计)。

(2)着色作用(脱水作用)。X 射线长期照射某些物质如铂氰化钡、铅玻璃、水晶等,可使其结晶体脱水而改变颜色,如荧光屏、增感屏、铅玻璃等经 X 射线长期照射后,会因结晶体脱水而改变颜色。

3. X 射线的生物效应

X 射线作用于机体而被吸收时,由于产生电离作用,而在组织细胞核体液内产生一系列的物理、化学和生物方面的变化。可使生物细胞受到抑制、破坏甚至坏死,致使机体发生不同程度的生理、病理和生化等方面的改变,其损伤程度取决于机体吸收 X 射线量的大小和细胞的种类等。不同的生物细胞,对 X 射线有不同的敏感度,可用于治疗人体的某些疾病,特别是肿瘤的治疗。在利用 X 射线的同时,人们发现了射线所导致的病人脱发、皮肤烧伤、工作人员视力障碍、白血病等伤害问题,因此在应用 X 射线的同时,也应重视其对正常机体的伤害,注意采取防护措施。

第二章 电离辐射与物质的相互作用

原子的核外电子与外界相互作用获得足够的能量,挣脱原子核对其的束缚,造成原子的电离。电离是由具有足够动能的带电粒子,如电子、质子、α 粒子等,与原子中的电子的碰撞引起的。原子核外壳层电子受原子核束缚的程度不同,带电粒子必须具有不小于原子核外壳层电子的束缚能量,才能使物质的原子电离。不带电粒子,如光子、中子等,本身不能使物质电离但能借助它们与原子的壳层电子或原子核作用产生的次级粒子,如电子、反冲核等,与物质中的原子作用,引起原子的电离。由带电粒子通过碰撞直接引起的物质原子或分子的电离称为直接电离,这些带电粒子称为直接电离粒子。不带电粒子通过它们与物质相互作用产生的带电粒子引起的原子的电离,称为间接电离。这些不带电粒子称为间接电离粒子。由直接电离粒子或间接电离粒子,或者两者混合组成的辐射称为电离辐射。电离辐射与物质的相互作用是 X 射线成像的物理基础和电离辐射剂量学的基础。

第一节 带电粒子与物质的相互作用

一、带电粒子与物质相互作用的主要方式

具有一定能量的带电粒子入射到靶物质中,与物质原子发生作用,由于电子带负电荷,在物质中它主要与原子核的正电场及轨道电子的负电场发生作用。所谓相互作用实际上是带电粒子间静电库仑力的相互作用。

带电粒子与物质相互作用的主要方式有:①与核外电子发生非弹性碰撞,②与原子核发生非弹性碰撞,③与原子核发生弹性碰撞,④与原子核发生核反应。

电子在与物质原子碰撞过程中的能量损失分为碰撞损失和辐射损失两种。当电子能量低时,碰撞损失占优势;当能量变高时,辐射损失变得重要。

碰撞损失只涉及原子的外层电子。高速电子与原子的外层电子发生作用时,可以使原子激发或电离。当入射电子的能量大于外层电子的结合能,则靶原子被电离,其外层电子脱离靶原子并具有一定的动能,此时电离出的电子叫 δ 电子,它与入射电子一样可以使原子激发或电离,将损失的能量变为热量。当入射电子并不能将足够的能量传递给外层电子,就无法将它们电离。相反地,外层电子只不过上升到一个激态或更高能级。然后,伴随着红外辐射的发射,外层电子会立即返回到它们正常的能级。正是外层电子的不断受激发与再复原,使得在 X 射线管阳极产生了大量的热。

辐射损失只涉及原子的内层电子和原子核。高速电子除与原子的外层电子发生碰撞而损失能量外，也可能电离原子的内层电子，将能量转化为特征辐射；另外，高速电子还可能与靶原子核发生相互作用，将能量转化为韧致辐射。

(一)带电粒子与核外电子的非弹性碰撞

当带电粒子从靶物质原子近旁经过时，入射粒子和轨道电子之间的库仑力使电子受到吸引或排斥，从而获得一部分能量。如果轨道电子获得足够的能量，就会引起原子电离，则原子成为正离子，轨道电子成为自由电子。如果轨道电子获得的能量不足以电离，则可以引起原子激发，使电子从低能级跃迁到高能级。处于激发态的原子很不稳定，跃迁到高能级的电子会自发跃迁到低能级而使原子回到基态，同时释放出特征 X 射线或俄歇电子，X 射线能量或俄歇电子动能等于高低能级能量的差值。如果电离出来的电子具有足够的动能，能进一步引起物质电离，则称它们为次级电子或 δ 电子。由次级电子引起的电离称为次级电离。

带电粒子因与核外电子的非弹性碰撞，导致物质原子电离和激发而损失的能量称为碰撞损失或电离损失。线性碰撞阻止本领和质量碰撞阻止本领是描述电离(碰撞)损失的两个物理量。线性碰撞阻止本领是指入射带电粒子在靶物质中穿行单位长度路程时电离损失的平均能量，其 SI 单位是 $J \cdot m^{-1}$，还常用到 $MeV \cdot cm^{-1}$ 这一单位。质量碰撞阻止本领等于线性碰撞阻止本领除以靶物质的密度，其 SI 单位是 $J \cdot m^2 \cdot kg^{-1}$，还常用到 $MeV \cdot cm^{-1} \cdot g^{-1}$。

重带电粒子质量碰撞阻止本领的特点有以下三点：

1. 电离损失近似与重带电粒子的能量成反比。这是因为带电粒子速度越慢，与轨道电子相互作用的时间越长，轨道电子获得的能量就越大。

2. 电离损失与物质的每克电子数成正比。

3. 电离损失与重带电粒子的电荷数平方成正比。

与重带电粒子不同，电子由于质量小，一方面发生碰撞后入射电子能量损失比重带电粒子大、方向也会有较大的改变；另一方面，即使在能量很低时也需要考虑相对论效应。因此，电子的电离损失也和物质的每克电子数成正比；但是它与能量的关系较复杂。低能时电离损失近似与电子的能量成反比；高能时电离损失随能量缓慢增加；当电子能量约 1 MeV 时，电离损失最小。

(二)带电粒子与原子核的非弹性碰撞

当带电粒子从原子核附近掠过时，在原子核库仑场的作用下，运动方向和速度发生变化，此时带电粒子的一部分动能就变成具有连续能谱的 X 射线辐射出来，这种辐射称为韧致辐射。与线性碰撞阻止本领、质量碰撞阻止本领相似，用线性辐射阻止本领和质量辐射阻止本领来描述单位路程长度和单位质量厚度的辐射能量损失。

质量辐射阻止本领有以下三个特点：

1. 辐射损失与入射带电粒子质量的平方(m^2)成反比，轻带电粒子的辐射损失比重带电粒子的辐射损失大得多(如：相同能量的电子的辐射损失要比质子大 100 万倍)，重带电粒子的韧致辐射引起的能量损失可以忽略。

2. 辐射损失与原子序数的平方(Z^2)成正比，说明重元素物质中的韧致辐射损失比轻元素物质大。

3.辐射损失与粒子能量成正比,这与电离损失的情况不同。

(三)带电粒子与原子核的弹性碰撞

当带电粒子与靶物质原子核库仑场发生相互作用时,尽管带电粒子的运动方向和速度发生了变化,但不辐射光子,也不激发原子核,则这种相互作用满足动能和动量守恒定律,属于弹性碰撞,也称为弹性散射。碰撞发生后,绝大部分能量由散射粒带走,重带电粒子由于质量大,与原子核发生弹性碰撞时运动方向改变小,散射现象不明显,因此它在物质中的径迹比较直。与之相反,电子质量很小,与原子核发生弹性碰撞时运动方向改变可以很大,而且还会与轨道电子发生弹性碰撞,经多次散射后,电子的运动方向偏离原来的方向,最后的散射角可以大于90°,甚至可能是180°,因此它在物质中的径迹很曲折。散射角小于90°、接近90°、大于90°时的多次散射分别称为前向散射、侧向散射和反向散射。

弹性碰撞发生的概率与带电粒子的种类和能量有关。只有当带电粒子的能量很低,其速度比玻尔轨道的电子速度小很多时,才会有明显的弹性碰撞过程。

通常情况 α 粒子和质子的能量比玻尔轨道的电子速度对应的能量高得多,因此,对于重带电粒子,发生弹性碰撞的概率很小。对于能量在 $10^4 \sim 10^6$ eV 范围的电子,发生弹性碰撞的概率也仅占 5%。当电子能量高出这个范围时,弹性碰撞发生的概率进一步减小。

(四)带电粒子与原子核发生核反应

当一个重带电粒子具有足够高的能量(约 100 MeV),并且与原子核的碰撞距离小于原子核的半径时,如果有一个或数个核子被入射粒子击中,它们将会在一个内部级联过程中离开原子核,其飞行方向主要倾向于粒子入射方向。失去核子的原子核处于高能量的激发态,将通过发射所谓的"蒸发粒子"(主要是一些较低能量的核子)和 γ 射线而退激。当核反应发生时,入射粒子的一部分动能被中子和 γ 射线带走,而不是以原子激发核电离的形式被局部吸收,因此这将影响吸收剂量的空间分布。对于质子来说,如果在计算剂量时未考虑核反应,计算值将会偏离 1%~2%。以 100 MeV 的质子束照射厚度为 2.5 cm 的石墨为例,石墨实际的吸收剂量将会比不考虑核反应时平均偏低 2.5%。因为 2.5% 是通过假设转移给中子和 γ 射线的能量均被带离了石墨,因此这个数值是最大可能的剂量差别。对于电子束,核反应的贡献相对于轫致辐射完全可以忽略。

除上面介绍的作用方式以外,当一个粒子与其反粒子发生碰撞时,它们的质量可能转化为 γ 辐射的能量,这种辐射称为湮没辐射。例如,当一个正电子与一个负电子碰撞时,产生两个能量为 0.511 MeV 的 γ 光子,当高速带电粒子在透明介质中以高于光在该介质的传播速度运动时,还能产生契伦科夫辐射,即带电粒子的部分能量以蓝色光的形式辐射出来。

二、总质量阻止本领

总质量阻止本领的定义是:带电粒子在密度为 ρ 的介质中穿过路程 dl 时,一切形式的能量损失 dE 除以 $\rho \, dl$ 而得的商。用符号 $\frac{1}{\rho}\left(\frac{dE}{dl}\right)$ 或 $\frac{S}{\rho}$ 表示。

对于电子,在常规的能量范围内,总的能量损失可认为就是电离损失和辐射损失之和,其他作用过程的能量损失可以忽略不计。当电子能量低时,电离损失占优势;当能量变高时,辐射损失变得重要。电离损失与辐射损失相等时的电子能量称为临界能量。电子的临界能量随物质的原子序数或有效原子序数增加而减少。

对于重带电粒子,辐射损失可以忽略。

三、质量角散射本领

当一平行电子束垂直入射到一吸收块时,通过上述四种作用形式,一部分会被吸收,余下的部分会经多次散射后从吸收块的另一侧飞出。这些散射电子的飞行方向可能各不相同,从而形成一个散射角的概率分布。这种分布的基本特征可用国际辐射单位与测量委员会(ICRU)定义的质量角散射本领来描述。质量角散射本领的定义是:均方散射角 $\overline{\theta^2}$ 除以吸收块密度 ρ 和厚度 l 之积所得的商,即 $\dfrac{\overline{\theta^2}}{\rho l}$。

质量角散射本领与吸收块原子序数的平方成正比,因此,当相同能量的电子入射到高原子序数材料的吸收块时要比入射到低原子序数材料的吸收块时被散射得更厉害;质量角散射本领与入射电子的动量平方近似成反比,因此,随电子能量增加,质量角散射本领减小。

四、射程

带电粒子在与物质的相互作用过程中,不断地损失其动能,最终将损失所有的动能而停止运动(不包括热运动)。粒子从入射位置至完全停止位置,沿运动轨迹所经过的距离称为路径长度;沿入射方向从入射位置至完全停止位置所经过的距离称为射程。由于粒子的运动轨迹是曲折的,因此,射程总是小于路径长度。粒子与物质的相互作用是一个随机过程,每个相同能量的入射粒子的路径长度和射程都可能不一样,整个粒子束的路径长度和射程将构成统计分布。平均路径长度用来描述路径长度的分布特点,而平均射程和外推射程等概念用来描述射程分布特点。

路径长度测量很困难,一般用连续慢化近似射程来近似得到平均路径长度。

射程可用实验来测量,测量条件为一束单能平行粒子束垂直入射到不同厚度的吸收块上,用探测器测量穿过吸收块的粒子数。

重带电粒子因其质量大,与核外电子的一次碰撞只损失很小一部分能量,运动方向也改变很小,并且与原子核发生弹性散射的概率小,其运动路径比较直,因此粒子数随吸收块厚度变化曲线表现为开始时的平坦部分和尾部的快速下降部分。电子因其质量小,每次碰撞的电离损失和辐射损失比重带电粒子大得多,同时运动方向改变大,并且与原子核发生弹性碰撞的概率大,其运动路径曲折,粒子的射程分布在一个很宽的范围,也就是说电子的射程发生了较严重的歧离,因此,粒子数随厚度变化曲线呈逐渐下降趋势。

外推射程的定义是:粒子数随吸收块厚度变化曲线最陡部分做切线外推与横坐再相交,相交位置对应的吸收块厚度。

五、比电离

带电粒子穿过靶物质时使物质原子电离产生电子–离子对,单位路程上产生的电子–离子对数目称为比电离。它与带电粒子在靶物质中的碰撞阻止本领成正比。从理论上分析,由于碰撞阻止本领近似与带电粒子速度平方成反比,因此当粒子接近其路径的末端时,碰撞阻止本领和比电离达到最大值,越过峰值以后,由于粒子能量几乎耗尽,碰撞阻止本领和比电离很快下降到零。从实验测量结果看,重带电粒子束的比电离曲线和百分深度剂量曲线尾部均可以观察到明显的峰值,此峰值称为布喇格峰,而在电子束的比电离曲线和百分深度剂量曲线尾部均观察不到峰值,这是由于电子束的能量歧离和射程歧离现象严重。所谓能量歧离和射程歧离是指一束相同能量的入射粒子,穿过相同厚度的靶物质后它们的能量和射程并不完全相同的现象。利用重带电粒子束(主要是原子和负 π 介子)实施放疗,可以通过调整布喇格峰的位置和宽度使其正好包括靶区,从而达到提高靶区剂量和减少正常组织受照剂量的目的,这正是重带电粒子束相对光子、电子和中子束等所具有的剂量学优点。

六、传能线密度

传能线密度(LET)是描述辐射品质的物理量,其定义 dE 除以 dl 而得的商,即 $L_\Delta = (\dfrac{dE}{dl})_\Delta$。

式中 L_Δ 是传能线密度,dE 是特定能量的带电粒子在物质中穿行 dl 距离时,由能量转移小于某一特定值 Δ 的历次碰撞所造成的能量损失。Δ 是能量截止值,即凡由能量转移值小于 Δ 值的碰撞所造成的能量传递均认为是在局部授予物质的,Δ 值常以“电子伏特”为单位。至于 Δ 值的大小,很大程度上取决于有关授予能量微观分布的那个质量元的大小。通常传递给次级电子的能量超过 100 eV 时就认为构成一条独立的 δ 径迹。

第二节　X(γ)射线与物质的相互作用

X(γ)射线与无线电波、红外线、可见光、紫外线一样都是电磁辐射,但其波长比紫外线更短,在干涉、衍射、偏振现盘上表现出波动性;同时,X(γ)射线也是一种粒子,即 X(γ)光子,它在与物质相互作用过程中的大多数情况又表现出其粒子性。如果电磁波的频率为 ν,波长为 λ,则一个光子的能量 $E=h\nu=hc/\lambda$,其中 h 是普朗克常数,c 是光在真空中的速度。与带电粒子相比,射线与物质的相互作用表现出不同的特点:①X(γ)光子不能直接引起物质原子电离或激发,而是首先把能量传递给带电粒子;②X(γ)光子与物质的一次相互作用可以损失其能量的全部或很大一部分,而带电粒子则是通过许多次相互作用逐渐损失其能量;③光子束入射到物体时,其强度随穿透物质厚度近似呈指数衰减,而带电粒子有确定的射程,在射程之外观察不到带电粒子。

X(γ)射线作为一种电离辐射,当它照射到物质时发生能量转移,产生带电粒子,间接地导致物质电离。X(γ)射线与物质相互作用的过程是X(γ)射线探测、X(γ)射线放射损伤及X(γ)射线技术应用的基础。X(γ)射线与物质相互作用的主要过程有光电效应、康普顿效应和电子对效应;其他次要的作用过程有相干散射、光致核反应等。

一、X(γ)射线与物质的相互作用

(一)光电效应

X(γ)射线照射物质时,如果X(γ)射线的能量大于物质原子对其内层电子的束缚力时,入射X(γ)射线光子的能量就会被吸收,从而导致其内层电子(如K层电子)被激发,挣脱原子束缚,原子的电子轨道出现一个空位而处于激发态,它通过发射新的特征X射线或者俄歇电子的形式很快回到基态。X(γ)射线激发所产生的特征X射线称为二次特征X射线或荧光X射线。获得能量的电子摆脱原子核的束缚成为自由电子,这个电子称为光电子,这个作用过程叫光电效应,它是X(γ)射线与物质相互作用的主要形式之一。

光电子的动能等于入射光子的能量与该电子在原子中的结合能之差。发生光电效应的必要条件是光子能量大于电子结合能。遵照能量守恒定律,光子部分能量消耗于光电子脱离原子束缚所需的电离能(电子在原子中的结合能),其余能量作为光电子的动能。自由电子不能吸收光子能量成为光电子,这是因为在光电过程中,除光子和光电子外,还必须有原子核参加,才能满足动量守恒,所以光电效应只能发生在原子的内层轨道电子上,电子在原子中束缚越紧,发生光电效应概率越大,大约80%的光电子吸收发生在紧靠核的K层电子上。

光电效应发生的概率与被照射物质原子序数的4次方成正比,与X(γ)射线光子能量的3次方成反比;随原子序数的增大,光电效应发生的概率迅速增加;随着光子能量的增大,光电效应的发生概率迅速减小。入射X(γ)光子的能量最终转化为两部分,一部分为次级电子(光电子和俄歇电子)的动能,另一部分为特征X射线能量。当光子能量等于或稍大于靶原子轨道电子结合能时,最容易发生光电效应。低能量射线在高原子序数物质中,光电效应的发生概率最大,所以高原子序数物质(如铅、锡、铁、钡等),具有很强的阻挡射线能力。

相对于X(γ)光子的入射方向,光电子沿不同角度方向运动概率不同,形成所谓的角分布。在0°和180°方向没有光电子,而在某一角度光电子出现概率最大,当入射X(γ)光子能量很低时,垂直入射方向出现概率最大;随入射X(γ)光子能量增加,角分布逐渐倾向沿光子入射方向。

在诊断放射学中,可从两个方面评价、光电效应的利弊。利是能产生质量好的影像,其原因是:①光电效应不产生散射线,大大减少了照片的灰雾;②可扩大人体不同组织和造影剂对射线的吸收差别,使反差增大,产生高对比度的X射线照片。钼靶乳腺X射线摄影,就是利用低能X射线在软组织中因光电吸收的明显差别,而获得高对比度照片的。弊是入射X射线通过光电效应可全部被人体吸收,增加了受检者的剂量。

在放射防护方面值得注意的是,用低能X射线拍片或透视时,在受检者体内大量发生光电效应的那部分X射线能量将全部被人体组织吸收,致使受检者的吸收剂量增加、电离辐射危害增大,为此应设法减少光电效应的发生。由于光电效应发生概率与光子能量 3 次方成反比,利用这个特性在实际工作中采用高千伏摄影和高千伏摄影技术,即可达到降低剂量的目的。不过,在乳腺 X 射线摄影中要注意平衡对比度和剂量之间的矛盾。铅铁铝、铅铝等复合防护材料,就是利用增加光电效应的发生率来提高其对 X 射线的防护性能。

(二)康普顿效应

较高能量的 X(γ)射线光子与原子的外壳层电子作用,电子吸收入射光子的一部分能量而脱离原子成为反冲电子,入射光子能量减少并改变传播方向成为散射光子,这个作用过程叫康普顿效应,它是在 1923 年,由美国物理学家康普顿在研究 X 射线通过物质发生散射的实验时所发现的。

康普顿效应总是发生在自由电子或受原子束缚最松的外层电子上,由于它的结合能很小,因此在推导有关的康普顿效应公式时,可忽略结合能的作用,将康普顿效应看做是光子与近似静止的"自由"电子之间的弹性碰撞。康普顿效应中入射光子的能量和动量由反冲电子和散射光子两者之间分配,电子反冲角在 0°~90°之间变化,光子散射角在 0°~180°之间变化,散射角越大,光子的能量损失也就越大。康普顿效应是 X(γ)射线与物质相互作用的另一种主要形式,是 X(γ)射线工作场所散射线的主要来源。

如前面所述,康普顿效应可看做是光子和"自由"电子之间的相互作用。它意味着入射光子能量比电子的结合能必须大很多,这与光电效应形成一个对比,当入射 X(γ)光子能量等于或大于电子的结合能时,光电效应最可能发生。随着入射光子的能量的增加,光电效应发生率很快降低,这时康普顿效应变得越来越重要。

康普顿效应中产生的散射线是辐射防护中必须引起注意的问题。在 X 射线诊断中,用高千伏产生的硬质 X 射线进行检查时,康普顿效应是主要作用形式。从受检者身上产生的散射线能量与原射线相差很少,并且散射线比较对称地分布在整个空间,这个事实必须引起重视,并采取相应的防护措施。另外,散射线增加照片的灰雾,降低了影像的对比度,但与光电效应比受检者的剂量较低。从辐射防护角度出发,国际辐射防护委员会(ICRP)推广使用高千伏检查技术。高千伏产生的硬质 X 射线穿透力强,摄影所用 X 射线的量相对于低能 X 射线要少,可使受检者的吸收剂量降低,减少 X 射线对人体的危害。

(三)电子对效应

能量大于 1.02 MeV 的光子在接近被照射物质的原子核时,在原子核的库仑场作用下,其能量转化为一个正电子和一个负电子,而其自身消失,这一作用过程叫电子对效应。电子对效应是光子与原子核相互作用的一种方式。与光电效应类似,电子对效应除涉及入射 X(γ)光子和轨道电子以外,还需要有原子核参加,才能满足动量守恒定律。

入射光子的一部分能量转化为两个电子的静止质量,剩余部分则变为正、负电子的动能。

获得动能的正负电子在物质中通过电离或辐射的形式损失能量。当正电子停止下来时,它和一个自由电子结合而转变为两个光子,此过程称电子对湮没。湮没时放出的光子属湮没辐射。根据能量和动量守恒定量,两个光子的能量均为 0.511 MeV,飞行方向正好相反。经电子对湮没后,入射 X(γ)光子的能量最终将转化为两部分,一部分是正负电子的动能,另一部分是次级电子的能量。

(四)相干散射

X(γ)光子具有波粒二象性,既是粒子也是电磁波。当入射电磁波从原子附近经过时,引起轨道电子共振,震荡电子将发射波长相同但方向不同的电磁波,不同轨道电子发射的电磁波具有相干性,故称此过程为相干散射,又称瑞利散射。在相干散射过程中,X(γ)光子仅改变运动方向而没有能量转移。

(五)光核反应

高能光子从原子核内击出中子、质子或 α 粒子造成核反应的现象称为光核反应。常见的反应类型(γ,P)、(γ,n)。

由于光核反应截面很小,在剂量学考虑中往往忽略光核反应的贡献,但是在机房防护设计时,如果加速器的 X 射线能量大于 10 MV,则需要考虑(γ,n)反应,这是因为,一方面中子比光子更容易从迷路中逸出,另一方面反应后的核素具有短寿命的 β⁺衰变(半衰期约 10 min)。

光电效应、康普顿效应和电子对效应等效应发生的概率主要取决于入射光子的能量和吸收物质的原子序数。对于低能光子和原子序数较高的吸收物质,光电效应占优势;对于中能光子和原子序数较低的吸收物质,康普顿效应占优势;而对于高能光子和原子序数较高的吸收物质,电子对效应占主要地位。

二、X(γ)射线在物质中的衰减

X(γ)射线在其传播过程中的强度减弱,包括距离所致的衰减(扩散衰减)和物质所致的衰减(吸收衰减)两种形式。

对于均匀物质中的 X(γ)射线点源在向空间各方向辐射时,若不考虑物质的吸收,则与普通点光源一样,在半径不同球面上的 X(γ)射线强度与距离(即半径)的平方成反比,这一规律称为 X(γ)射线强度衰减的平方反比定律。该定律只在真空中成立,但在空气中由于衰减很少可忽略不计,因此,在 X 线摄影中可通过改变 X 射线管焦点到胶片的距离来调节 X 射线的强度。

当 X(γ)射线通过物质时,X(γ)射线光子与物质中的原子发生光电效应、康普顿效应和电子对效应等, 在此过程中由于散射和吸收也可导致入射方向上的 X 射线强度衰减。这是 X 射线摄影、透视及 X-CT 检查的基本依据,同时也是屏蔽防护设计的理论根据。

第三章　辐射量和单位

　　无论做什么样事情，开展什么样的工作，都需要有定量的概念，比如时间用小时、分钟、秒来计算，温度用摄氏度来测量，距离用米来度量等。要合理地应用辐射，评价辐射对人体的危害，就必须了解辐射研究中常用的量和单位。

　　辐射效应的研究和应用，是一个交叉广泛、综合性强的领域。它涉及物理学、医学、化学、生物学和电子学等多方面的知识。在电离辐射与物质相互作用的过程中，射线将施予物质一定能量，并引起物质内部能量等特征的变化。辐射量及单位就是为描述辐射源和辐射场以及辐射作用于物质时的能量传递和受照物质内部的特征变化程度及演变规律而建立的计量体系。

　　辐射防护工作中常用的量和单位是根据实际工作应用中的需要而产生并不断发展的。国际上选择和定义辐射特征量及单位的权威组织是国际辐射单位和测量委员会(ICRU)和国际辐射防护委员会(ICRP)。ICRU 和 ICRP 的职能主要是为临床放射学、放射生物学和放射防护学等领域归纳和给定电离辐射量及其电位的定义，并对这些量的测量和应用方法提出建议；同时推荐这一领域内最新的数据和知识。

　　自从 1895 年伦琴公布 X 射线的发现后，第二年 X 射线就被尝试用来诊治某些疾病。与使用药品相类似，随即提出了应用 X 射线的"剂量"问题。剂量的单位和名称长期以来曾经过多次改革。

　　1945 年以前，电离辐射防护监测还是基于测量粒子数，剂量单位为伦琴。1945 年，Parker 提出生物剂量的概念。20 世纪 50~60 年代，出版了一系列有关辐射生物效应的报道，相应的提出了剂量当量的概念。1971 年 ICRU 的 19 号报告中，修正了剂量当量的定义。1972 年以后，ICRU 陆续地提出了比较严格的定义和单位；1975 年，国际计量委员会在其所召开的第 15 届国际计量大会上，对有关于辐射的量决定采用国际单位制(SI)单位。

　　1991 年，为了制定剂量限值标准，ICRP 60 号报告中介绍了两个新的量，(器官)当量剂量和有效剂量。近些年来辐射剂量学的量和单位也还在不断的探讨和改进，1999 年，ICRP 主席 Roger Clarke 提议讨论一个新的概念——可控剂量，并且细化不同职业的人涉及风险的剂量限值。在 2001 年 ICRP 发表的一个作为发展报告的备忘录上，建议用加权平均吸收剂量来代替当量剂量以避免和剂量当量混淆。

　　辐射剂量学量和单位的发展到此时就已经有了一定的系统性及可应用性，但是目前使用的量和单位还有一定的局限性，随着各种技术手段的发展以及对辐射防护认识的不断提高，必将会提出新的量与之相适应。

第一节　描述辐射场性质的辐射量

电离辐射存在的空间称为辐射场,它是由辐射源产生的。按辐射的种类,辐射源可分为 X 射线源、γ 射线源、中子射线源、β 射线源等,与它们相应的辐射场称为 X 射线场、γ 射线场、中子射线场、β 射线场。在对放射线的应用过程中我们需要定量了解、分析射线在辐射场中的分布。这种分布可以用粒子注量、能量注量等描述辐射场性质的量来直接表征。

一、粒子注量

图 3-1 表示的是一个非平行辐射场的情况。假若以辐射场中某点 P 为中心画出一个小的球形区域,这样粒子可以从各个方向进入截面积为 da 的球体。如果从各个方向进入该球体的粒子的总数为 dN,则 dN 除以 da 的商,即定义为辐射场中 P 点处的粒子注量 ϕ(单位为 m^{-2}):$\phi=\dfrac{dN}{da}$。

由于小球内的截面积可以任意选取,对无论从任何方向入射到小球上的粒子, 都可选取出相应的截面积。故 ICRU 定义的粒子注量不仅适应平行辐射场,也适应非平行辐射场。也就是说,粒子注量与粒子的入射方向无关。在一般情况下,通过单位截面的粒子数不等于粒子注量,只有在粒子单向平行垂直入射的特殊情况下才等于粒子注量。

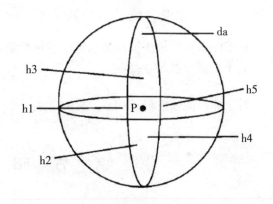

图 3-1　非平衡辐射场的粒子注量

在实际中遇到的辐射场是一种非常复杂的能量演变空间,其中每个粒子不可能都具有相同的能量。即使从辐射源发出时其初始能量相同(单能),进入物质后,由于相互作用,其能量沿着各自的轨迹和趋势逐渐减少,最后为零。因此辐射场任何一点(任何一小球体范围),其射线粒子具有从 E_{max} 到 0 的各种可能的能量,此时粒子注量计算公式为:

$$\phi=\int_0^{E_{max}} \phi_E \, dE$$

式中,ϕ_E 表示每单位能量间隔内的粒子注量, 它定义为进入小球内能量介于 E 到 $E+dE$ 之间的粒子数与该球体的截面积的比值。

在辐射防护实践中,辐射特征量随时间变化的规律具有重要的研究意义。这里常用粒子注量率表征粒子注量在辐射场中随时间变化的速率。因此粒子注量率 φ 定义为:

$$\varphi=\frac{d\phi}{dt}$$

它表示每单位时间进入单位截面积球体内的粒子数。在辐射防护中,它表示单位时间内粒子注量的增加,粒子注量率的 SI 单位为 $m^{-2}\cdot s^{-1}$。

二、能量注量

除了用粒子数目,还可以通过辐射场中某点的粒子携带的能量来表征辐射场的性质。能量注量就是为此目的而引入的一个量,它是用于计算间接致电离辐射在物质中发生的能量传递,以及物质对辐射能量的吸收的物理量。

能量注量定义为进入辐射场内某点处截面积为 da 的小球体内所有粒子的能量(不包括静止能量)之和 dE_{fl} 除以 da 所得的商,即:

$$\psi=\frac{dE_{fl}}{da}$$

ψ 的 SI 单位是 $J\cdot m^{-2}$。

对于单能光子束,dE_{fl} 就是光子数 dN 与光子能量 $h\nu$ 之积,即:

$$dE_{fl}=dN\cdot h\nu$$

三、粒子注量与能量注量的关系

粒子注量和能量注量都是描述辐射场性质的物理量,二者之间的关系是:

对于单能辐射场 $\psi=\phi\cdot E$

对于非单能辐射场 $\psi=\int_0^{E_{max}}\phi_E\,dE$

第二节 照 射 量

X(γ)射线穿过空气时,与空气中的原子相互作用从而产生高能量的次级电子,然后再由这些次级电子导致空气电离。次级电子在使空气产生离子对的过程中,最终将全部损失本身的能量。X(γ)射线的能量越高、数量越多,对空气的电离本领越强,被电离的总电荷量越多。因此,次级电子在空气中产生的任何一种离子(电子或正离子)的总电荷量,反映着 X(γ)射线对空气的电离本领。照射量就是根据对空气的电离本领的大小来度量 X(γ)射线的一个物理量。

一、照射量及其单位

照射量是 X(γ)射线沿用最久的一个量。在早期辐射剂量测量中,测定空气中生成离子的电量是比较方便的。在充气电离室中使两极板保持饱和电位即可准确测量离子的电量或产生的电流,因此广泛使用照射量(当时称伦琴值)来表征辐射剂量。不同密度或组分的物质放在同一点的空气中,即使照射量相同,吸收剂量也并不相同。必须注意的是,照射量只用于 X 射线或 γ 射线在空气中引起电离的情况,是用来度量 X 射线或 γ 射线在空气中电离能力的物理量,只能作为 X 射线或 γ 射线在空气中的辐射场的量度,其他类型辐射虽然也可以在空气中引起电离,却不允许使用照射量来进行度量。

照射量的实质是指 X(γ)射线的光子在单位质量空气中释放出来的全部电子完全被空气阻止时(这意味着 100% 的能量转换,没有剩余能量),在空气中产生同一种符号离子的总电荷的绝对值。由于现有技术还不能对能量很低和很高的 X(γ)射线的照射量做精确的测量,因此,照射量实际仅适用于光子能量介于几千电子伏至几兆电子伏范围内的 X(γ)射线。

照射量用符号 X 表示,照射量 X 的 SI 单位是库仑每千克(C·kg^{-1}),没有专用名称。沿用的旧单位是伦琴(R),1 R=2.58×10^{-4} C·kg^{-1}。

1 伦琴相当于在 1 cm^3 标准状况的空气(质量为 0.001 293 g)中产生的正、负离子电荷各为 1 静电单位。

为了确定辐射场中的某点照射量的伦琴数,必须知道 X(γ)射线在该点某个空气体积 dV 中产生的次级电子在空气中所造成的总电离的情况。X(γ)射线在 dV 空气中产生次级电子,由于这些次级电子具有一定的射程,它们在空气中所形成的离子对不仅分布在空气体积 dV 内,且有一部分离子还分布在 dV 之外,在确定照射量时,所有这些离子的电荷都应计算在内。而空气体积 dV 外产生的次级电子所形成的离子即使分布在空气体积 dV 之内,在确定照射量时,也不应计算在内。

二、照射量率

单位时间内的照射量称为照射量率,即照射量随时间的变化率。用符号 $\dot{X}$ 表示。
照射量率的 SI 单位为库仑每千克秒(C·kg^{-1}·s^{-1})

第三节 吸 收 剂 量

一、吸收剂量

电离辐射作用于机体而引起的生物效应主要取决于机体吸收辐射能量的多少。在辐射场中,次级带电粒子获取的能量一部分用于电离、激发,另一部分则转化为韧致辐射。韧致辐射是带电粒子与场物质作用时,能量直接转换成电磁辐射散发出去,因此在考虑吸收问题时不包括这部分能量。射线所引起的各种效应只与其在介质中用于电离和激发的能量有关,这些能量是射线真正在介质中所"沉积"的能量。射线在介质中沉积的能量越多,即介质吸收的辐射能量越多,则由辐射引起的效应就越明显。辐射剂量学以"吸收剂量"来衡量物质吸收辐射能量的多少,并以此研究能量吸收与辐射效应的关系。

剂量本来是在医疗中使用的词,指一次或一定时间内服用的药物量,当 X 射线最初用于治疗时,医生很自然地就采用了这个词。辐射作用于物质引起的物理、化学或生物变化首先取决于物质单位质量吸收的辐射能量,因此吸收剂量是一个重要的物理量。

吸收剂量的严格定义是电离辐射给予质量为 dm 的物质的平均授予能量 dE 被 dm

除所得的商。

吸收剂量用符号 D 表示,吸收剂量的 SI 单位是焦耳每千克($J \cdot kg^{-1}$),称为戈瑞(Gy),1 Gy=1 $J \cdot kg^{-1}$。由于戈瑞是一个比较大的量,在实际使用中也常使用戈瑞的分数,如毫戈瑞(mGy)、微戈瑞(μGy),1 Gy= 1×10^3 mGy= $1 \times 10^6 \mu Gy$。

吸收剂量使用的旧单位是拉德(rad),1 rad=0.01 Gy。

二、吸收剂量率

吸收剂量率表示单位时间内的吸收剂量,用符号 $\dot{D}$ 表示。

吸收剂量率的 SI 单位为戈瑞每秒($Gy \cdot s^{-1}$)。在实际使用中也常使用戈瑞的分数除以适当时间而得到的商来表示,如戈瑞每小时($Gy \cdot h^{-1}$)、毫戈瑞每小时($mGy \cdot h^{-1}$)、微戈瑞每小时($\mu Gy \cdot h^{-1}$),1 $Gy \cdot h^{-1}$= 1×10^3 $mGy \cdot h^{-1}$= $1 \times 10^6 \mu Gy \cdot h^{-1}$。

三、照射量与吸收剂量的关系

照射量与吸收剂量是两个意义完全不同的辐射量,照射量只能作为 X 或 γ 射线辐射场的度量,描述电离辐射在空气中的电离本领;而吸收剂量则可以用于任何类型的电离辐射,反映被照介质吸收辐射能量的程度。在使用时应注意它们的区别,如平常所说"X 射线剂量"是指以戈瑞为单位的吸收剂量。

照射量与吸收剂量的意义虽然不同,但是在这两个不同量之间,在一定条件下相互可以换算。对于同种类、同能量的射线和同一种被照物质来说,吸收剂量是与照射量成正比的,通过测量或计算照射量可以进一步估算吸收剂量。通常以照射量乘以转换系数来估算吸收剂量。不同能量的 X 射线或 γ 射线光子与不同物质相互作用时,照射量与吸收剂量之间的转换系数是不同的。

第四节　比释动能

一、比释动能

照射量是以电离电量的形式间接反映 X 射线或 γ 射线在空气中的辐射强度大小的物理量,它不能反映出射线在吸收介质中能量的转移过程。射线的吸收及其引起的效应直接取决于射线在介质中的能量转移。当间接致电离辐射在辐射场中与物质相互作用时,首先是间接致电离粒子将能量传给直接致电离粒子,然后直接致电离粒子再在物质中引起电离、激发,导致粒子的能量最后被物质所吸收。辐射剂量学中以比释动能描述间接致电离粒子与物质相互作用时,传递给直接致电离粒子能量的大小。

比释动能 K 是不带电电离粒子(如 X 射线、γ 射线和中子)与物质相互作用时,在单位质量物质中产生的带电电离粒子的初始动能的总和。比释动能用符号"K"或"Kerma"来表示。"Kerma"是"Kinetic Energy Released per unit Mass"(在每单位质量物质内释放的动能)字头的缩写。

比释动能的单位与吸收剂量相同，SI 单位为焦耳每千克$(J\cdot kg^{-1})$，其专用名为戈瑞(Gy)，过去的旧单位为拉德。1 Gy 的空气比释动能表示 X 射线束在空气中的能量转移为每千克空气 1 焦耳。

比释动能与被照射质量元的几何条件复杂性无关，并且可以用于描述在自由空间或吸收介质中的光子或中子，由于这些原因，比释动能比照射量更具有广泛的适用性。

二、比释动能率

在单位时间内单位质量的特定物质中，由不带电电离粒子释放出来的所有带电粒子初始动能的总和称为比释动能率，用符号$\dot{K}$表示。

比释动能率的 SI 单位是用戈瑞或戈瑞的分数除以适当时间而得到的商来表示，如戈瑞每小时$(Gy\cdot h^{-1})$、毫戈瑞每小时$(mGy\cdot h^{-1})$、微戈瑞每小时$(\mu Gy\cdot h^{-1})$，1 $Gy\cdot h^{-1}$= 1×10^{3} $mGy\cdot h^{-1}$= $1\times10^{6}\mu Gy\cdot h^{-1}$。

三、比释动能与照射量和吸收剂量之间的关系

通过适当的换算因子，可以把照射量与比释动能联系起来。除空气外的任何介质中比释动能的大小取决于 X(γ)射线的能量和这种介质的原子组成。

当比释动能是由能造成电子平衡条件的辐射测量仪器测定的时候，如果表示单位一样的话，比释动能的值与吸收剂量的值相当。对诊断用 X 射线来说，空气比释动能可用于表示空气中的吸收剂量，因为它们的数值接近，而且可用于描述无论有无病人存在情况下的辐射场。

在很宽的 X(γ)射线光子能量范围内，空气比释动能和组织比释动能相差不到10%，这对于辐射防护而言，可以认为它们的大小相等，因此，空气比释动能的数值可以与软组织中的吸收剂量互换，如同照射量与吸收剂量可以互相转换那样。

第五节　剂量当量与剂量当量率

一、剂量当量

研究表明，辐射类型不同时，即使同一物质吸收相同剂量，引起的变化也不相同，特别表现在对生物损伤的程度方面。例如 0.01 戈瑞快中子的剂量引起的损伤和 0.1 戈瑞 γ辐射的剂量引起的损伤相当，即快中子的损伤因子为 γ 辐射的 10 倍。也就是说一定吸收剂量的生物效应取决于辐射的品质和照射条件；故不同类型辐射所致吸收剂量相同，而所产生的生物效应的严重程度或发生概率可能不同。

在辐射防护领域，采用辐射品质因数来表示传能线密度(用 LET 表示，即直接电离粒子在其单位长度径迹上消耗的平均能量，单位通常用千电子伏/微米)对效应的影响，对吸收剂量进行修正，使得修正后的吸收剂量能够较好地表达发生生物效应的概率或生物效应的严重程度。这种修正后的吸收剂量就称为剂量当量 H。

组织中某一点的剂量当量由后面的方程给出:$H=DQN$。

式中,D 是在该点的吸收剂量,Q 是品质因数,用以衡量不同类型的电离辐射在产生有害效应的效果方面的差异。N 是所有其他修正因数的乘积,这些因数可以照顾到诸如吸收剂量率和剂量的分次给予等。目前 ICRP 指定 $N=1$,对 X 射线来说,其品质因数 Q 也等于 1。因为品质因数 Q 和修正因数 N 都是无量纲量,所以剂量当量的 SI 单位与吸收剂量的单位相同,即焦耳每千克($J \cdot kg^{-1}$),但是为了避免与吸收剂量混淆,特给予它一个专用名希沃特(Sv)。曾使用的专用单位是雷姆(rem)。1 Sv=1 $J \cdot kg^{-1}$ =100 rem。

对 X 射线来说,由于 $Q=1$,$N=1$,所以在数值上 $H=D$,即在 X 射线照射下组织中某一点的剂量当量与该点的吸收剂量数值相等,但其概念和意义不同。

由于品质因数 Q 值的选定是为了表示在低剂量下不同类型的电离辐射产生有害效应的后果,因此,剂量当量只供辐射防护用,不能用来评价高水平照射(如放射治疗)和严重事故(较大剂量)照射所引起的人体急性效应。

二、剂量当量率

单位时间内的剂量当量称为剂量当量率。它的 SI 单位为焦耳每千克秒($J \cdot kg^{-1} \cdot s^{-1}$),单位的专用名为西沃特·秒$^{-1}$(Sv·s^{-1})。

第六节　有效剂量当量

在辐射防护标准中所规定的剂量当量限值是以全身均匀照射为依据的,而实际情况是,无论职业性照射还是医疗照射,几乎总是不止涉及一个组织的非均匀性照射。为了计算在非均匀照射情况下,所有受到照射的组织带来的总危险度,并与辐射防护标准相比较,对辐射随机性效应(辐射遗传效应与致癌效应)引进了有效剂量当量 H_E。

有效剂量当量的定义为加权平均器官剂量当量的和,其公式为:$H_E=\sum_T H_T \cdot W_T$;式中 H_T 为组织 T 受到的剂量当量;W_T 为组织 T 的权重因子,是为了辐射防护目的,组织或器官的剂量当量乘以的因数。乘以该因数是为了考虑不同器官或组织对发生辐射效应的不同敏感性,其值是受照组织 T 产生的随机性效应的危险度与全身受到均匀照射时的总随机效应危险度之比。

由于 W_T 没有量纲,所以有效剂量当量的单位和剂量当量的单位一样。

第四章 电离辐射的基本测量

为确定电离辐射的存在,需要专门的测量仪器。另一方面,通过计算得到的辐射剂量值是否正确,采用的辐射防护措施能否满足防护安全的要求,也必须通过实际的测量来验证。电离辐射与物质相互作用产生的各种效应,是电离辐射剂量探测的物理基础。目前有许多方法用于吸收剂量的测量,如在实验室中主要应用的量热法和化学剂量计法,以及在现场应用的电离室、热释光、半导体和胶片法等。其中有两种方法被广泛应用:一种是电离室法,目前已被国际权威性学术组织和国家技术监督部门确定为用于放射诊断及治疗的吸收剂量校准及日常检测的主要方法之一;另一种是热释光法,因其在计数过程中可以不用人在现场,而备受以放射防护为目的的临床实时监测的青睐,同时又根据它稳定、安全、精确、便捷的记录数据方式而广泛应用于个人外照射剂量的长期监测。

第一节 电离室工作的基本原理

电离室是最早应用的电离辐射探测器,已有 100 多年的历史,至今仍被广泛应用。电离室测量吸收剂量的基本过程是,由测量电离辐射在与物质相互作用过程中产生的次级粒子的电离电荷量,通过计算得出吸收剂量。

一、自由空气电离室

自由空气电离室是根据照射量的定义设计的一种仪器。它主要由两个相互平行的平板型电极构成,极间相互绝缘并分别连接到电源高压的正负端,电极间充有空气。电离室的一个极板与高压源的正端或负端相连;另一极板与静电计输入端相连,构成收集极。以收集极确定边界的两个电极间(存在电场)的区域即为电离室的灵敏体积。在灵敏体积外的电极称为保护极,它使灵敏体积边缘处的电场保持均匀,并同时使绝缘子的漏电流不流经测量回路,减少对被测信号的影响。当电离辐射如 $X(\gamma)$ 射线射入电离室时,通过与其中的空气介质相互作用,产生次级电子,这些电子在其运动径迹上使空气的原子电离,产生一系列正负离子对。灵敏体积内是电子平衡区,在那里的电场作用下,电子、正离子分别向两极漂移,引起相应极板的感应电荷量发生变化,从而在外接电路中形成电离电流。在电子平衡条件下,测量到的电荷理论上应为次级电子所产生的全部电离电荷量。

二、指形电离室

标准型电离室的体积庞大,应用技术复杂。当 X 、γ 光子能量较高时,建立电子平衡的空气厚度较大,因此不能用作现场测量仪器。指形电离室就是根据自由空气电离室的原理,为现场使用而设计的,又称实用型电离室。

将收集电极外的空气进行压缩,如图 4-1A,假定空气外壳的半径等于电离辐射在空气中产生的次级电子的最大射程,满足进入气腔中的电子数与离开的相等,则既能满足电子平衡条件,同时又可以大幅度缩小电离室的体积。此条件下的电离室可认为与自由空气电离室具有相同的功能。将图 4-1A 中的空气外壳压缩,可形成 4-1B 所示的固态的空气等效外壳。所谓空气等效就是该种物质的有效原子序数与空气有效原子序数相等。由于固体空气等效材料的密度远大于自由空气密度,该种材料中达到电子平衡的厚度可远小于自由空气厚度。例如,对 100~250 kV 的 X 射线,其空气等效壁的厚度约为 1 mm,就可达到电子平衡。

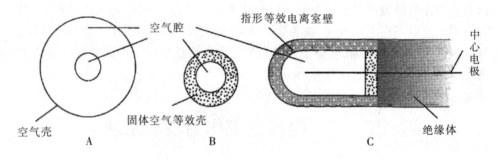

图 4-1　指形电离室结构示意图

根据上述设想而制成的指形电离室如图 4-1C 所示。在电离室的内壁涂有一层导电材料,形成一个电极;另一个电极位于中心作收集极,用较低原子序数材料(如石墨或铝)制成。空气腔产生的电离电荷,是由室壁中的次级电子所产生的。为使指形电离室与自由空气电离室具有相同的效应,它的室壁应与空气外壳等效,即在指形电离室壁中产生的次级电子数和能谱与在空气中产生的一样。指形电离室壁的制作材料一般选用石墨、酚醛树脂和塑料等,它们的有效原子序数略小于空气的有效原子序数。比如空气的有效原子序数是 $\overline{Z}$=7.78,而石墨是 $\overline{Z}$=7.67。所以用作室壁的材料(如石墨这种室壁材料)在空气腔中产生的电离电荷也会略小于自由空气电离室。为此,选用有效原子序数略大的材料制成中心收集极,并注意其几何尺寸和在空腔中的位置,可以部分补偿室壁材料的不完全空气等效。

三、电离室的工作特性

为了保证电离室测量的精度,除定期(每年一次)将其和静电计送国家标准实验室校准外,在实际使用中, 还应了解电离室本身具有的特性并按照测量要求给予必要的修正。

1. 电离室的方向性

电离室结构决定其具有角度依赖性。电离室灵敏度会受到电离辐射入射方向的影响。电离室的角度依赖性直接影响电离室的灵敏体积,同时指形电离室的灵敏度还与中心电极和室壁厚度和均匀性等因素有关。正确的使用方法是,平行板电离室应使其前表面垂直于射线束的中心轴,指形电离室应使其主轴线与射线束入射方向垂直。

2. 电离室的饱和效应

X(γ)射线进入电离室并电离空气产生正、负离子。如果在室壁和收集极之间加上电压形成电场会使离子定向移动,并被收集电极收集形成电流。如果电压较低,室内离子会因热运动由密度大处向密度小处产生扩散运动;同时,正、负离子在达到收集极前可能相遇复合成原子或分子而损失一部分由电离辐射产生的离子对数,从而表现为较小电流值。工作电压越低,正、负离子的复合与扩散作用显得越突出。当加大电压时,电流值逐渐增大,最后达到某一饱和值。这种状态是产生的离子被全部收集的状态。此时的电离电流称为饱和电离电流,它与电极电压无关。因此,应用电离室测量时要在饱和状态下进行。

但是在实际应用过程中,饱和状态的电离室收集极电流并非恒值,而是随工作电压增加而有一定的增加,这主要是由于边缘效应的影响。当工作电压改变时,电离室灵敏体积会有微小改变,正、负离子的复合并不能完全消除,以及绝缘材料的漏电流等,都是造成饱和区电流变化的重要原因。饱和区的电离室工作电压宽度及其电流变化是衡量电离室饱和特性的主要技术指标。

3. 电离室的杆效应

在辐射场中,因为电离室的金属杆、绝缘体和电缆会在电场中产生微弱的电流,叠加在电离室的信号电流中,形成电离室杆的泄漏,这一效应称为杆效应。

影响杆效应的主要因素是杆效应与X(γ)射线能量的依赖性。X(γ)射线能量越大,杆效应越明显。而对电子束,杆效应的影响不甚明确。另一特点是,电离室受照范围较小时,杆效应影响较大,而当受照长度增大到超过 10 cm 时,杆效应对系统影响不明显。

杆效应主要影响电离室的灵敏度。一般情况下其影响较小(<1.0%),但也有的电离室会高达 10%,因此,在实际应用中应尽力避免并给予校正。

4. 电离室的复合效应

如上所述,电离室即使工作在饱和区,也存在正、负离子复合效应的影响,并随辐射类型和辐射强度(注量率)变化,这种影响可用收集效应表示。收集效应为电离室收集的离子对数与由电离辐射产生的离子对数之比。显然,收集效应值越大,电离室的复合效应越小。复合效应的校正,通常采用称为双电压的实验方法。

具体做法是,对相同的辐射场,电离室分别加两种不同的工作电压 V_1 和 V_2,其中 V_1 为常规工作电压,并且 V_1 与 V_2 的比值要大于或等于 3,得到不同工作电压时的收集电荷数 Q_1 和 Q_2,然后利用国际原子能机构(IAEA)技术报告丛书第 277 号中所推荐的二次多项式计算得出复合较正因子 P_s。

$$P_s = a_0 + a_1(Q_1/Q_2) + a_2(Q_2/Q_1)^2$$

式中 a_i 为实验拟合系数。

实验证实电离室的复合效应依赖于电离室的几何尺寸、工作电压的选择和正负离子产生的速率。对医用加速器的脉冲式辐射,特别是脉冲扫描式辐射,复合效应的校正尤为重要;但对连续式电离辐射,如放射性核素产生的 γ 射线,复合效应非常小。

5. 电离室的极化效应

对给定的电离辐射,电离室收集的电离电荷会因收集极工作电压极性的改变而变化,这种变化现象称为极化效应。当电离室正常工作在饱和区时,引起极化效应的主要原因是:①对于指形电离室,由于电离室的电极结构的形式,造成空间电荷的分布依赖于电离室收集极的极性。因为正、负离子的迁移率不同,造成收集效率的差异。这一差异可以通过提高收集极电压而减少,但并不能最终消除。②由高能光子产生的高能次级电子,如康普顿电子可形成康普顿电流,这也会因收集极不同的极性增加或减少信号电流。可通过变换电离室工作电压的极性,将不同极性电压测量结果的平均值,视为真实电离电流的方法来消除这一误差。③电离室灵敏体积以外收集到的电流,也会引起极化效应。电离室的极化效应对电子束测量的影响要高于对光子测量的影响,并随电子束能量的减小而增加。与杆效应一样,可以通过电离室的设计和辅助电路削弱电离室的极化效应。

6. 环境因素对工作特性的影响

非密封型电离室在现场使用时,室腔中的空气质量随环境温度和气压变化而改变,直接影响电离室的测量灵敏度,校正系数与温度和气压的关系为:

$$K_{PT} = \frac{273.2+t}{273.2+T} \cdot \frac{1013}{P}$$

式中 T 为电离室在国家实验室校准时的温度,一般为 20℃; t 为现场测量时温度; P 为现场测量时的气压,以毫巴为单位。

电离室工作环境中空气相对湿度的影响一般比较小。如电离室校准时的相对湿度为 50%,若现场测量时的相对湿度在 20%~70% 范围内,不需要对电离室的灵敏度作相对湿度的校正。

综上所述,电离室有其固有的一些特性,为保证吸收剂量测量的精度,除对其正确使用外,在选择时也应该注意其相关的技术指标。

四、特殊电离室

指形电离室不适合测量表面剂量,对于高能光子束,为了测量在建成区内的剂量,探测器必须很薄并保证穿过灵敏体积时没有剂量梯度;另外,电离室受照射野的影响不明显。一些特殊电离室,如外推电离室和平行板电离室可达到上述要求。

外推电离室实际上是一个空腔体积可以改变的平行板电离室,早先是为测量 X(γ) 射线吸收剂量设计的,现在更多地用来测定电子束的吸收剂量。通过测量以电极间距离作为函数的单位体积内的电流,然后利用外推空腔体积无限小时(电极间距离为零)来估计表面剂量。

平行板电离室除电极间距离不能变化外,类似于外推电离室。平行板电离室电极间的距离很小(约 2 mm),壁或窗非常薄(0.01~0.03 mm)。许多国家和国际学术组织都推荐使用平行板电离室来校准放射治疗中的电子束。

指形电离室可以测定空气中的照射量,利用照射量和吸收剂量的关系可以间接获得任意物质中的吸收剂量。

第二节 吸收剂量的其他测量方法

除了用电离室方法测量电离辐射的吸收剂量以外,实践中还使用其他一些方法进行测量,如量热法、化学剂量计法等。而对于各种治疗机的剂量测量和定期校准,特定照射技术剂量分布的研究,治疗过程中患者剂量的监测等场合,热释光、半导体、胶片等剂量测量方法更为常用,具有许多电离室型剂量仪无法比拟的优点。

一、量热法

量热法是一种测量介质中的吸收剂量最直接、最基本的方法。基本原理源于介质受到电离辐射照射所吸收的辐射能量,除少部分可能引起化学反应外,主要会转换成热能,从而导致该介质温度的升高。温度的变化直接反映了介质吸收辐射能量的程度,由此可确定介质的吸收剂量。根据这一原理制成的吸收剂量测量装置称为量热计。作为量热计热敏材料的吸收体,过去常用石墨和聚苯乙烯等,近十几年来,以水为吸收体的水量热计也有所发展。

应用量热法测量吸收剂量,不像电离室法那样换算烦琐和校正复杂,而是较为直接的通过实验测试得到吸收剂量。量热法具有良好的能响特性和极高的精度,一般在国家标准实验室里作为吸收剂量的测量基准。近些年来,在国外一些先进的医院实验室里,利用自行设计的水量热计进行吸收剂量校准, 达到很高的精度。美国物理学家 Schulz 用氮气-水饱和溶液作吸收体的水量热计测量高能 X(γ)射线吸收剂量,并与电离室方法(依据 AAPM 测量规程)的测量结果相比较,在能量为 Co-60γ 射线及 4 MV、6 MV 和 25 MV X 射线范围内,达到很好的一致性,为 1.001 ± 0.001。

二、化学剂量计法

物质吸收电离辐射的能量而引起化学变化,利用这一变化可以使用化学剂量计法来测量吸收剂量。目前使用最普遍、测量精度最高的是硫酸亚铁化学剂量计,或称弗瑞克剂量计。其基本原理是,硫酸亚铁水溶液经电离辐射照射,溶液中的二价铁离子(Fe^{2+})会被氧化成三价铁离子(Fe^{3+})。Fe^{3+}的浓度正比于硫酸亚铁水溶液所吸收的辐射能量,用紫外分光光度计,在波长为 244 nm 和 304 nm 处测量三价铁离子的浓度,即可确定吸收剂量。

化学剂量计所用的溶液主要成分为水,而且辐射化学产额的能响较好(仅有微小变化),所以这种测量方法有较高的准确性。

三、热释光剂量计法

热释光剂量计由热释光测量元件——热释光剂量片及其读取装置构成。其中热释光剂量片是具有晶格结构的固体。根据固体能带理论，具有晶体结构的固体因含有杂质，或组成晶格的原子(离子)缺位、错位，造成晶格缺陷，称为"陷阱"。当价带上的电子获得电离辐射的能量，跃迁到导带，不稳定而落入"陷阱"。剂量片吸收的辐射能量越多，落入"陷阱"的电子数目亦越多。如对该物质加热，会使电子重新回到价带上，并将电离辐射给予的能量以可见光的形式辐射出去。发光强度与"陷阱"所释放的电子数成正比，而电子数又与物质吸收辐射能量有关。经过标定，可以测量吸收剂量。常用的热释光剂量片为氟化锂(LiF，TLD-100)，其有效原子序数为8.2，与软组织(Z=7.4)比较接近，适合临床应用。

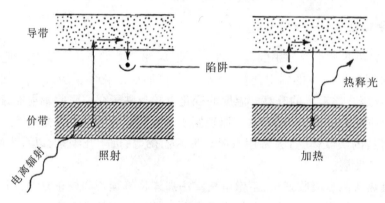

图 4-2　热释光原理图

热释光剂量片的剂量响应与其受辐照、加热时间过程和初始状态有关，在使用前必须退火。如 LiF 在照射前要经过 1 小时 400℃高温和 24 小时 80℃低温退火。它的剂量响应，一般在 10 Gy 以前呈线性变化，大于 10 Gy 则出现超线性现象。其灵敏度基本不依赖于 X(γ)射线光子的能量，但对于低于 10 MeV 的电子束，灵敏度下降 5%~10%。

用热释光剂量片进行测量的装置叫热释光仪，是用来读出剂量片所存储的辐射能量的装置。将被照射过的热释光剂量片，放入热释光测读仪的加热单元中加热，剂量片受热发光，经滤光后照射到光电倍增管上，并将其转化为电流信号，经电流/频率转换后，以脉冲频率形式输送给计数系统，再进行记录或存储打印。

热释光剂量片经加热后，其存储的能量信息会全部释放，因此它不能重复读数，但是热释光剂量元件可以重复使

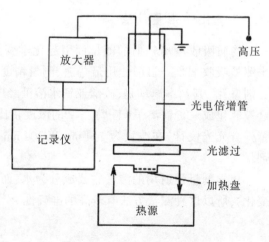

图 4-3　热释光测量仪示意图

用。用高温退火炉对元件加温后,元件中由于受到射线照射而进入带电中心陷阱中的电子全部逸出,元件恢复到辐射之前的状态。

选择具有发光效率高,曲线简单和易于成型,物理和化学性能稳定的热释光剂量片,制成不同形状及大小,非常方便于作剂量建成区、近距离治疗放射源周围的剂量分布,以及患者剂量监测和剂量比对等特别需要场合之用。热释光剂量计由于其灵敏度高、量程范围宽、体积小、重量轻、携带方便、材料来源丰富并且实用性强,因此被广泛应用于 X 射线、γ 射线的个人剂量监测以及辐射场所和环境监测。

四、胶片剂量测定法

射线通过人体在胶片上成像是临床影像诊断不可缺少的方法,同时也可以利用其原理进行放射治疗的剂量测定。当射线穿过感光胶片时,胶片中的灵敏物质如溴化银便形成潜影,经过化学处理(显影、定影)后,其光学密度发生改变,变化程度与胶片吸收辐射能量的多少有关,这种关系在一定的剂量范围内呈线性。在实际应用中,选择特定胶片,控制剂量水平在感光曲线的线性范围内,即可用光学密度曲线来分析相对的剂量曲线。在临床放射治疗中,主要用胶片剂量仪来获得一组完整的剂量曲线或复杂照射技术的等剂量曲线。这种方法比较方便和快捷,它已广泛地应用于高能光子和电子束的测量中。

由于胶片剂量测定法的光度学特征,胶片在受到辐射照射后形成潜影的过程,以及在显影、定影中处理信息的过程,均受环境因素影响较大。比如高温、高湿环境都会使潜影有很大的衰退,而且这种冲洗变化还会影响密度值所对应的剂量值。因此要注意胶片冲洗温度及方法,最好采用自动控制系统控制药液温度。对于不同的辐射,感光胶片密度与剂量值的响应也不同。另外,胶片使用前应该用不透光的黑纸妥善密封。

胶片在剂量学中的应用主要有三个方面:①检查射野的平坦度和对称性;②获取临床常用剂量学数据,如高能 X(γ)射线的离轴比、电子束的百分深度剂量和离轴比;③验证剂量分布,如相邻照射野间剂量分布的均匀性、治疗计划系统剂量计算的精确度。测量时应保持胶片与模体紧密贴合,以免空气间隙造成不规则的花斑和条纹;如果胶片放置于照射野中心轴平面内,应保证胶片边缘与模体边缘齐,以保证图像质量。

五、半导体剂量计法

半导体剂量计使用的探测器实际上是一种特殊的 PN 型二极管。根据半导体理论,在两种导电类型半导体材料结合在一起时,在结合部会形成一个空间电荷区,它的作用犹如两个电极之间绝缘层,当这种探测器受到电离辐射照射时,会产生电离,从而形成新的载流子——电子和空穴对,如图 4-4。在电场作用下,它们很快分离并分别被"拉"到正极和负极,形成脉冲信号,在外电路形成电离电流。电离电流的大小与入射辐射的强度成正比,因此,半导体探测器与空气电离室工作原理类似,因而,有人称半导体探测器为"固体电离室"。

半导体剂量仪有很多优点。用硅晶体制成的半导体探测器与空气电离室相比较,具有极高的灵敏度。因为硅的密度为 $2.3\ \mathrm{g\cdot cm^{-3}}$,远远高于空气密度 $0.001\ 29\ \mathrm{g\cdot cm^{-3}}$,同时在硅晶体中产生一个离子对（电子-空穴对），只需辐射能量 3.5 eV,而在空气中需要 33.97 eV,所以相同体积的半导体探测器,要比空气电离室的灵敏度高 18 000 倍左右。这样半导体探头可以做得非常小(0.3~0.7 mm³),除常规用于测量剂量梯度比较大的区域,如剂量建成区、半影区的剂量分布和用于小野剂量分布的测量外,近十年来,半导体探测器越来越被广泛用于患者治疗过程中的剂量监测。

像其他电离辐射剂量仪一样,半导体探测器在实际使用中,也受到一些限制。应特别注意以下三点：①由于硅的原子序数(Z=14)比水的有效

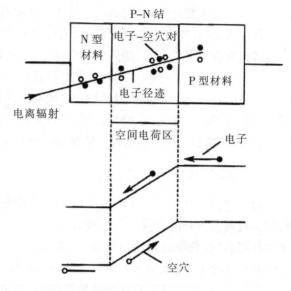

图 4-4　半导体探测器原理图

值高,对中低能 X 射线(200 keV 以下)的反应截面大,这样在大照射野的边缘或深处测量时,会影响剂量分布。为克服这一缺陷,往往在探头的侧面及底部增加一层屏蔽材料,起滤过低能光子的作用。不过这样做会导致半导体探头的方向性效应的变化。②由于热效应的影响,半导体探测器即使工作在无偏压状态,也会产生暗电流,这一现象在低剂量率辐射场中较为明显。且对 N 型半导体探测器的影响比对 P 型的影响要大,因此在治疗中常选用 P 型半导体探测器作患者治疗中的剂量测量。③高能辐射轰击硅晶体,会使其晶格发生畸变,导致探头受损,灵敏度下降。如 20 MeV 电子束对探头的损伤要比 8 MV X 射线的损伤大 20 倍左右。因此在实际使用中,对每一个半导体探头,都应做上述等诸多因素的修正,并定期校验。

第三节　放射性计数测量

一、放射性探测器

我们在前面围绕着表述电离辐射的基本特征量即照射量和吸收剂量,介绍了主要的测量方法。其实,还可以从另一个角度概括电离辐射的检测类别,了解放射性作用特征和分布规律,即应用放射性探测器体系。

放射性探测器可分为两个体系。一个体系是收集电离电荷的射线探测器,即收集电离作用产生的电子或离子,记录由这些电荷或次级电荷产生的电流(电压)信号。在这一体系中,从被测物质性质的角度又可以分出气体和固体探测器两种类型：气体探测器中包括电离室正比计数管和盖革·缪勒(GM)计数管;而固体探测器是近年来快速发展的半导体探测器,它利用光电倍增管来收集射线通过某些发光材料所激发的荧光,经过放大

转变成电信号进行测量。闪烁计数器又分固体、液体和气体三种。

　　为了进一步加以说明，我们从放射性探测器两个体系中各选出一种具有代表性的探测器，即 GM 计数管和闪烁计数器做一基本介绍。因为无论是 GM 计数管还是闪烁计数器，都是以计数的形式来测量辐射场的剂量大小的，这就是放射性计数测量。这类测量也是被广泛应用于医学放射防护的基本方法。

二、GM 计数管

　　盖革计数管的全称是"盖革·弥勒计数管"，简称 GM 计数管，是一种具有两个电极的气体放电管。它的形状很多，如圆筒形、钟罩形、针形等，但其阳极均为细金属丝，阴极为外圆筒。它由盖革（Geiger）和缪勒（Müller）两位科学家联合发明。

　　1. GM 计数管的结构

　　GM 计数管有各种各样的结构。较为常用的是棒状和钟罩形计数管。它由三部分组成，即外壳、阳极、阴极。计数管的内部充有工作气体，其构造如图 4-5 所示。A 为钟罩形计数管，B 为棒状计数管；图中标号各表示为：1—外壳，2—阴极，3—阳极，4—端窗。

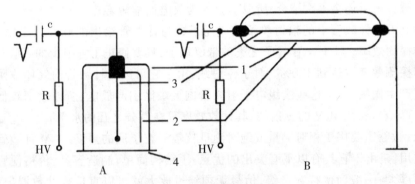

图 4-5　GM 计数管示意图

　　GM 计数管的阴极用铜或不锈钢制作；阳极用钨丝制作，位于计数管中心。阴极环绕阳极。钟罩形计数管还设有端窗。为减少对 α、β 粒子的吸收，端窗用薄云母片制作。GM 计数管的外壳用玻璃或金属制作。这种计数管的外壳也是阴极。

　　2. 工作原理

　　GM 计数管的原理是利用气体的自持放电现象，在 GM 计数管的阴极和阳极之间加上电压（几百伏至上千伏），当辐射入射到管内时，管内的气体将产生电离，且正、负离子分别向阴极、阳极运动。这些离子在运动过程中又与其他气体分子碰撞，产生新的电离。由新的电离产生出来的离子又能使其他气体分子继续电离。由此一次接一次的电离形成电子雪崩，称之为放电。这个过程实质是一个由于气体放大使离子成倍数增加的过程。每产生一次放电，在外线路上就形成一个脉冲。脉冲信号的强弱主要取决于两个因素：一是 GM 计数管的端电压；另一个因素就是辐射场的剂量大小。因此，我们在确定了 GM 计数管的工作电压后，即可以由此测量辐射量的大小。

　　GM 计数管的种类很多，按自持放电的猝熄机构可分为非自熄 GM 计数管和自熄 GM 计数管两大类。现在常用的是自熄 GM 计数管。

GM 计数管的工作气体是在氩、氖等惰性气体中加入乙醇、甲酸乙酯等有机气体或微量卤素气体。这种添加的有机气体和卤素气体是用来起淬灭作用的,相应的此类 GM 计数管,又称作有机管和卤素管。

3. GM 计数管的特性

将一给定辐射照射在 GM 计数管上,改变加在计数管上的电压并记录对应的计数率,可得到 GM 计数管特性曲线,其形状与电离室的饱和特性曲线相似。实验以计数率为纵坐标,开始计数的电压称为起始工作电压,当计数率达到基本恒定的坪区,则是放射计数的有效测试段。因此,实际工作时 GM 计数管工作电压应选择在坪中央或稍低一些。质量好的 GM 计数管不仅坪长,而且坪的斜率也要尽量小。

GM 计数管每发生一次放电后,就有正离子残存在阳极周围,由于这种空间电荷的作用,即使下一个辐射粒子进来,GM 计数管也不能立即响应。这个 GM 计数管不能工作的时间,叫作死时间,一般为几百微秒。

充入有机气体的 GM 计数管有一定寿命,一般为 $10^8 \sim 10^9$ 个计数。这是由于每次放电都有少量淬灭气体被分解。但是以卤素气体为淬灭气体的 GM 计数管,由于管内卤素气体在放电被分解后还会再次结合,所以不会因为放电而缩短寿命。

入射到 GM 计数管上的辐射粒子数或光子数与计数管给出的脉冲数之比称为 GM 计数管的探测效率。对于 α、β 粒子之类的带电粒子,只要修正了入射窗的吸收损失,GM 计数管的探测效率可达到 100%。对于 γ 射线,由于它可以与计数管内气体或阴极物质相互作用产生次级电子,这些次级电子射入管内灵敏区引起放电,所以效率较低。对于能量从几百 keV 到几 MeV 的 γ 射线,其计数效率只在百分之几的水平。

GM 计数管主要用于相对测量或绝对测量核辐射粒子流的强度。GM 计数管之所以被广泛应用,是由于它具有以下有突出的优点:①结构简单,制造容易,价格便宜。②输出脉冲幅度大,一般为伏特数量级,信号无须经过放大就可以直接被计数器记录,所以仪器设备简单。③灵敏度高。④可以制成各种形状的计数管,如圆柱形、半球形和钟罩形等。

GM 计数管的使用应注意下列几点:按要求接好电子学线路,不论采用正高压电源或负高压电源,计数管的中心丝极必须永远是正极,否则计数管无法使用;根据计数管的坪特性,工作电压应选在坪的前半部,以便延长计数管的使用寿命;使用过程中严禁连续放电出现,在测量坪特性曲线时,工作电压的改变不能太大,一旦发现连续放电应立即关掉高压电源;计数管应避光使用,注意清洁。

三、闪烁计数器

1. 闪烁计数器原理和特性

闪烁计数器又称闪烁探测器或闪烁探头,其探测原理是:利用辐射能使某些物质产生荧光的特性,当射线进入闪烁体时,使闪烁体中的原子、分子受激,在闪烁体内将产生荧光。这种荧光很微弱,而且持续时间也很短。利用光电倍增管可以使荧光放大并转换成脉冲或电流信号,再由电子学线路进行测量,从而达到测量辐射的目的。闪烁计数器不仅能探测各种类型的带电粒子,而且也可用于测量 γ 射线和中子。它既可用于射线强度的测量,又可用来测定粒子的能量。因此,它在核辐射探测中,已得到相当广泛的应用。

闪烁体有固体、液体和气体,种类和形状可任意选择,可以做成适合探测各种辐射的探测器。其特点是:①对于 γ 射线和中子的辐射有较高探测灵敏度;②时间分辨好;③可以根据其输出信号进行脉冲幅度分析,达到能量测量目的。

2. 闪烁计数器的构造

闪烁计数器由闪烁体、光电倍增管、电子学线路三部分组成。所有器件均装在一个密封避光的外壳里。计数原理如图 4-6 所示。图中标号分别表示:1—闪烁体,2—光电倍增管,3—分压器,4—前置放大器。

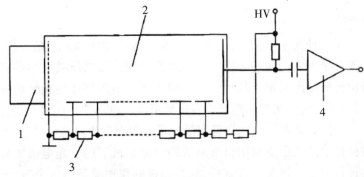

图 4-6　闪烁计数器原理图

闪烁体、光电倍增管(有时还有光导和射极输出器)装在一密封的暗盒中。通常把这个部分叫做探头, 它是闪烁计数器的一个重要部件, 直接决定着闪烁计数器的各种性能。

闪烁计数器记录粒子的过程:①射线进入闪烁体时,闪烁体吸收入射粒子的能量并使其原子、分子电离和激发;②闪烁体内受激发的原子、分子退激而发射光子;③由闪烁体产生的光子打在光阴极上发射出光电子;④经过光电倍增管打拿极时,使光电子得到多次倍增,最后在光电倍增管阳极上形成放大的电流脉冲;⑤电流脉冲流过输出电路的负载电阻变为电压脉冲;⑥电压脉冲传输至电子仪器进行计数和分析。

3. 闪烁体

虽然有不少物质在射线作用下可以发光, 但是用作闪烁探测元件的闪烁体必须具备良好的发光特性并能满足一些特点的要求, 因此用于探测射线的闪烁体是有一定限制的。一般来说,反映闪烁体性能的主要参量有三个,即发光效率、发光时间和发光光谱。

发光效率是指闪烁体吸收的射线能量中转化为光能的部分与所吸收的射线能量之比,常以百分数表示。发光时间是指闪烁体中受激分子、原子退激发光过程所耗时间。同一种闪烁体发射的光并非单色的,而且各种波长的光子数也不一样。然而,对每种闪烁体而言, 总有一两种波长的光占优势, 这种占优势的光称为闪烁体发射光谱的主要成分。在闪烁体特性表中,往往只给出主要成分的波长,故又叫最强波长。此外用于测量射线的闪烁体还有其他一些要求。例如,闪烁体对本身所发射的光透明度要好;对入射粒子的阻止本领要大;光学均匀性要好等。然而,要求一种闪烁体满足上述全部要求是不现实的,只能根据具体测量要求对某几个特性加以特别选择。

用于放射性测量的闪烁体种类很多,原则上可分为有机闪烁体和无机闪烁体两大类。无机闪烁体是由自无机晶体掺入少量激活剂而制成。有机闪烁体大多数属于芳香族的碳氢化合物,有固体、液体和气体三种状态。

常用的有碘化钠(铊激活)[NaI(Tl)]、硫化锌(银激活)[ZnS(Ag)]以及塑料闪烁体等。荧光物质有单晶也有粉末,根据不同测量任务进行选择。当辐射入射到闪烁体上面时,闪烁体原子中的电子因受激而脱离原来的轨道,成为自由电子。当这些电子由激发态返回基态时,把受激能量转化成光子释放出来,产生闪光。这种闪光持续时间很短,约10 ns,而且很微弱。

4. 光电倍增管

光电倍增管是一种光电转换器件,属于电真空器件,由玻璃壳、光阴极、多个打拿极和阳极构成。光电倍增管阴极与阳极之间加以高电压,该电压被管中的打拿极分割串联,各打拿极由分压电阻给出一级比一级高的电压。由闪烁体转换来的光子射到阴极上,在阴极打出电子。电子在光电倍增管高压所形成的电场中由阴极经各打拿极跑向阳极,这就形成了电流,电流在光电倍增管阳极负载电阻上产生输出电压。

仅由光阴极打出的电子跑向阳极所形成的电流是极弱的。光电倍增管中电子从阴极跑向阳极的过程需要经过多个打拿极,而打拿极的作用就是当每个电子打在上面,又会产生许多新的电子。每一个打拿极都有这种作用,因此光电倍增管中光阴极打出的电子跑向阳极的过程是电子倍增的过程,最后被阳极收集起来就形成较强的电流,在阳极负载电阻上产生较大的脉冲信号。

光电倍增管根据电极结构分为不同的类型。常用的有无聚焦的百叶型、匣子型和聚焦的直线型、环状型,后面两种管子的时间特性好,而前两种管子的输出电流脉冲大小比较一致。

光电倍增管的主要参量包括:光阴极的灵敏度和光谱响应、放大系数、总灵敏度和阳极电流特性、时间特性、暗电流。

光电倍增管在使用中需要注意的是,因其对光很敏感,使用时一定要避光,在通有高压的情况下不能打开密封外壳,否则会损坏元件。为减小暗电流还要保持光电倍增管清洁干燥。

综上所述,无论是 GM 计数管还是闪烁计数器,都是以计数的形式来测量辐射场的剂量大小的,这就是放射性计数测量。这类测量也是被广泛应用于医学放射防护的基本方法。

第五章　电离辐射生物学作用原理

第一节　电离辐射与物质的作用

辐射按其本质分为电磁辐射和粒子辐射。电磁辐射实质是电磁波,只有能量而无静止质量,根据频率与波长可分为无线电波、微波、激光、红外线、可见光、紫外线、X射线和γ射线等,其中X射线和γ射线属于电离辐射,而无线电波、微波、激光、红外线、可见光和紫外线均属于非电离辐射。粒子辐射是一些高速运动的粒子流,既有能量又有静止质量,包括电子、质子、中子、α粒子、π介子和带电重离子等。

一、辐射的种类与物质作用的特点

(一)X射线和γ射线的作用特点

X射线和γ射线均由光子组成,它们在电磁辐射能谱中所占的范围基本相同,但来源不同。X射线由两种原子核外的物理过程产生:①高速电子在物质中受阻减速,其能量以电磁波形式释放,其实质是轫致辐射,能量连续分布,最大能量等于轰击电子的动能,如医用X射线是阴极射线管释放的电子在高压电场作用下高速撞击钨、钼金属靶而产生;②高速电子与原子核外内层轨道电子碰撞,使其被击出,外层能量较高的轨道电子填充该内层电子留下的空位时,两电子轨道的能级差值以光子形式释放,产生特征X射线。

γ射线是原子核从激发态回到基态时以电磁波形式释放的能量,伴随着α、β粒子,中子或电子俘获衰变而产生。

X射线和γ射线的特点是具有较强的穿透性,波长越短,频率越高的X射线穿透性越强;γ射线的穿透力取决于射线自身具有的能量和是否容易丢失能量,自身能量高而又不容易在被照射的靶物质中丢失能量的X射线和γ射线,其穿透力就强。由于X射线和γ射线穿透力强而丢失能量少,所以在穿行的路径中造成的电离密度低。

(二)粒子辐射的作用特点

1. α粒子

α粒子为氦原子核,含2个质子和2个中子,带2个单位正电荷。铀(^{234}U、^{235}U)、镭(^{224}Ra、^{226}Ra)、氡及其子体(^{222}Rn、^{218}Po、^{214}Bi)、钚(^{238}Pu、^{239}Pu)、钋(^{210}Po)等放射性核素衰变可产生α粒子。α粒子质量大,运动较慢,有足够时间在短距离内引起较多电离。当α粒子入射介质时,随着深度增加和更多电离事件的发生,能量逐渐被消耗,粒子运动变慢,慢速粒子又引起更多电离事件,在其径迹末端,电离密度明显增大,形成布喇格峰。

布喇格峰过后 α 粒子的能量减为零，丧失电离能力。此时 α 粒子变为中性氦原子核。生物组织比空气密度大，α 粒子在其中的射程远小于空气中射程。1 MeV 的 α 粒子在生物组织中只能移动几十微米，在短距离内释放全部能量，产生很高电离密度，引发严重的损伤，因此 α 粒子的辐射效应以内照射效应为主，其外照射效应可忽略。放射治疗时使用>20 MeV 的特快中子和负 π 介子照射组织，在组织中产生 α 粒子，对杀伤肿瘤细胞起重要作用。

2. β 粒子或电子

β 粒子的成分实际就是电子，由于电子分为负电子和正电子，所以 β 粒子又分为 β+ 粒子和 β- 粒子。电子带有一个最小单位电荷，质量为 $9.109\ 389\ 7\times10^{-31}$ kg，容易被介质原子的核外电子所偏转，因此电子在被照射物质中形成曲折的径迹，实际射程小于径迹长度，在其径迹末端，由于能量逐渐消失，速度减慢，与介质原子作用机会增多，因而电离密度增高。

3. 质子

质子是原子核的成分，带正电，质量为 $1.672\ 623\ 1\times10^{-27}$ kg，是电子的 1 836 倍，质子是稳定粒子，平均寿命大于 1 032 年，宇宙射线中质子成分占 83%~89%，质子加速器获得的高能质子速度快，穿透力强，其能量释放有一布喇格峰，在穿透径迹上只释放少量能量，到达肿瘤病灶时才会释放大量能量，对人体组织影响小，同时可用自动化技术来控制其能量释放的方向、部位和射程，是目前疗效较好、副作用小的放射疗法。适用于肺癌、肝癌、前列腺癌、脊索瘤、鼻咽癌、子宫癌、食管癌、淋巴瘤、眼癌等常见癌症的治疗。

4. 中子

中子也是原子核内的核子成分之一，但中子不带电，质量为 $1.674\ 928\ 6\times10^{-27}$ kg，比质子的质量稍大，与带电粒子相比，在质量与能量相同条件下，中子穿透力较大。在自然界中能发生自发裂变产生中子的只有锎（^{252}Cf）一种核素。如果用中子激发 ^{235}U 或 ^{239}Pu 等核素使其发生裂变也能放出中子。人们也常常把发射 α 粒子的 ^{226}Ra 粉末与 Be 粉末按一定比例混合，紧密地封装在容器内，α 粒子轰击 Be 原子核也能产生中子。

中子通过与受照物质的原子核作用传递能量，通常根据能量不同将中子分为如下几类：①热中子，能量在 0.5 eV 以下的中子，它能与周围介质达到热平衡，也称慢中子。②中能中子，能量为 0.5~10 eV 的中子。③快中子，能量为 10 keV 到 15 MeV 的中子。④特快中子，能量在 15 MeV 以上的中子。

中子通过次级带电粒子引起受照射的物质发生电离。医学研究用的中子主要来源于反应堆、加速器产生的放射性核素。反应堆裂变中子能谱宽，平均能量约 1 MeV，穿透力差，不能用于放射治疗。用加速器将氘束加速到 300 keV，然后轰击氚靶，可产生 14 MeV 的单能快中子；回旋加速器可将到核加速到兆伏能量水平，与氘核作用将产生能量更高的中子。

5. 负 π 介子

介子是近代核物理学提出的一种基本粒子，由于它的质量介于电子和质子之间，故称为介子。介子包括 π 介子(π⁰,π⁺,π⁻)、K 介子(K⁰,K⁺,K⁻) 及 ρ 介子、ω 介子等，它们的电性可为正、负或中性，负 π 介子的辐射生物效应显著，其质量为质子质量的 1/6，一般由加速器加速的高能质子与重金属原子核内中子碰撞而产生。负 π 介子通过组织时,靠电离和激发损失其能量,并在组织或介质中穿行一定距离后停止,它的射程长短取决于初始动能。负 π 介子快到射程末端时,可被组织中一个碳(氮或氧)原子俘获,导致核衰变或碎裂成射程短、具有强电离能力的碎片,如碳原子核俘获负 π 介子后衰变成 2 个 α 粒子、1 个质子和 3 中子;氧与氮原子核吸收负 π 介子也产生一些碎片,因此,负 π 介子与其他带电粒子一样,可在其射程末端形成布喇格峰。

根据负 π 介子的损伤特点,放射治疗中可将肿瘤组织置于射程末端电离密度较高的峰值区,而将正常组织置于电离密度小的前区,取得对肿瘤的最大杀伤效应,同时尽可能减小对正常组织的损伤。

6. 重离子

由于原子核外的电子很轻,所以原子的质量主要集中在原子核上,某些原子核如碳、氮、硼、氖和氩原子被剥去或部分剥去外层电子后形成的带正电荷的原子核称为重离子。重离子均为直接电离粒子,在重离子穿行的深度-剂量曲线上,入射坪区吸收剂量相对保持恒定,坪区长度取决于入射离子的能量,接近射程末端,吸收剂量迅速增大,形成布喇格峰。随着重离子原子序数增加,布喇格峰变得越来越窄,同时峰的高度也增加,这种剂量分布使得重离子在放射损伤和放疗的特点类似于负 π 介子。表 5-1 列出了几种主要粒子辐射的能量水平,它们可产生不同的放射生物效应。

表 5-1　几种粒子的辐射能量水平

辐射类型	静止质量(g)	电荷(C)	大致能力范围(J)
α 粒子	$6.7×10^{-27}$	$+3.2×10^{-19}$	$1.6×10^{-13}～3.2×10^{-12}$
β 粒子或电子	$9.1×10^{-31}$	$-1.6×10^{-19}$	$1.6×10^{-15}～2.4×10^{-12}$
中子	$1.7×10^{-27}$	0	
慢中子			$4.0×10^{-21}～1.6×10^{-17}$
中能中子			$1.6×10^{-17}～3.2×10^{-15}$
快中子			$>3.2×10^{-15}$
质子	$1.7×10^{-27}$	$+1.6×10^{-19}$	$1.6×10^{-13}～4.8×10^{-9}$
氘核	$3.3×10^{-27}$	$+1.6×10^{-19}$	$1.6×10^{-13}～3.2×10^{-11}$
重离子			
^{7}Li	$1.2×10^{-26}$	$+4.8×10^{-19}$	
^{11}B	$1.8×10^{-26}$	$+8.0×10^{-19}$	
^{12}C	$2.0×10^{-26}$	$+9.6×10^{-19}$	
^{14}N	$2.3×10^{-26}$	$+1.1×10^{-18}$	$1.6×10^{-13}～3.2×10^{-11}$
^{16}O	$2.7×10^{-26}$	$+1.3×10^{-18}$	
^{20}Na	$3.3×10^{-26}$	$+1.6×10^{-18}$	
^{40}Ar	$6.7×10^{-26}$	$+2.7×10^{-18}$	
正 π 介子	$2.5×10^{-29}$	$+1.6×10^{-19}$	$1.6×10^{-11}$
负 π 介子	$2.5×10^{-29}$	$-1.6×10^{-19}$	$1.6×10^{-11}$

二、辐射与物质作用的物理机制

(一)带电粒子与物质作用机制

带电粒子包括 α 粒子、正负电子、π 介子、质子与重离子等,它们与受照物质的原子作用,带电粒子能量较高时会发生将原子核外电子击出,形成产生自由电子和正离子的电离作用;能量较低时不能将核外电子击出,只能使电子跃迁到高能级轨道,产生激发作用,被激发的原子不稳定,容易向邻近分子或原子释放能量,但由此引发的效应较小,一般认为可忽略不计。

电子与受照物质相互作用除导致电离和激发外,还会产生轫致辐射,即高速正负电子与介质原子核发生非弹性碰撞,速率减小,运行方向改变,损失能量以 X 射线形式释放。轫致辐射发生率与带电粒子的能量及介质原子序数平方成正比,与带电粒子质量平方成反比。

带电粒子在介质内的穿行过程中,靠电离和激发损失能量,最终停止于介质内,其穿行的直线距离称为粒子的射程;穿行的路径称为电离径迹,带电粒子在单位径迹上产生的离子对数目称为电离密度。质量小的带电粒子运动方向会发生偏转,如 β 粒子,它的径迹是扭曲的;α 粒子、π 介子、质子与重离子常在接近电离径迹末端电离密度迅速增大,造成集中的放射损伤,这使它们在放疗应用方面相对于电子具有对肿瘤组织杀伤力大而对正常组织损伤小的优点。

(二)中子与物质作用机制

能量为 100 keV 到 6 MeV 的中子与物质作用时主要发生弹性散射,入射中子将部分能量传递给原子核形成反冲核,此时中子保留部分动能,偏离入射方向;碰撞前后中子与靶核的总能量不变,靶核越轻,获得的动能越多,氢原子核质量与中子相当,因此氢反冲核获得的能量最大,几乎等于中子能量,由于氢是生物组织中含量最多的原子,所以它的损伤最明显。

当中子能量大于 6 MeV 时,发生非弹性碰撞,这时中子被原子核俘获形成复合核,接着释放一个动能较低的中子,最后原子核由激发态回到基态,产生 γ 射线,破坏靶组织,而锂、硼等俘获慢中子(0.025~100 eV)的截面很大,俘获中子后发出带正电荷的粒子。

当中子能量大于 20 MeV 时,可使某些原子核碎裂,释放出几个粒子或碎片,该中子与碳原子核作用可生成 3 个 α 粒子,与氧原子核作用可生成 4 个 α 粒子,这些散裂产物对生物体的中子吸收剂量具有较大贡献,造成机体的放射损伤较重,应重点防护。

(三)X 射线和 γ 射线与物质作用机制

X 射线和 γ 射线照射生物组织时,主要通过次级电子使组织电离和激发,产生的效应因光子的能量不同而不同。能量小于 50 keV 时主要产生光电效应,光子将全部能量传递给核外内层轨道电子,使其脱离原子变成自由电子,这种能量吸收过程称为光电效应,所产生的电子称光电子。

光子能量为 60~90 keV 时,产生光电效应与康普顿效应的概率相等。能量在 0.2~2 MeV 时,以康普顿效应为主,此时光子与介质原子核外层轨道电子碰撞,使其获得能量成为自由电子,而光子保留部分能量,改变方向继续运行,这一过程称为康普顿效应,产生的电子称为康普顿电子。

能量大于 5~10 MeV 的 X 射线和 γ 射线照射生物组织时开始产生成对的电子,能量在 50~100 MeV 时电子对形成成为主要方式,此时高能光子转变为一对正负电子,正电子与受照介质原子核外电子碰撞转变为各约 0.511 MeV 的两个光子,这个过程称为湮灭辐射。X 射线和 γ 射线通过电离和激发作用破坏机体和组织,上述效应可用于放射诊断与治疗,一般诊断 X 射线选择在光电效应占优势的能量范围内,放射治疗则选择康普顿效应占绝对优势的能量范围。

第二节　电离辐射对生物体作用的生物化学基础

一、辐射与自由基等活性基因

(一)自由基与活性氧

自由基是指能够独立存在,具有一个或多个未配对电子的原子、分子、离子或原子团。自由基一般为电中性,如巯基自由基($RS^·$)与烷氧基自由基($RO^·$),但有些自由基带有正负电荷,称自由基离子,如 NH_3^+、O_2^-。有些分子或原子团含有两个不成对电子,称双自由基,如基态氧分子处于三线态($^3O_2$),其自旋方向平行的两个电子处于不同能级,可分别与两个自旋方向相反的电子配对。

当用高能射线照射液态水时,电离出来的高能电子经频繁碰撞后,被水分子以氢键方式捕获形成水合电子,水合电子是被六个水分子包围着的电子,它不完全符合自由基定义,但它的电子配对能力较强,所以在放射防护损伤因素分类中将其归入自由基一类。

有机化合物受到电离辐射照射共价键会发生断裂,两个原子或基团均匀断裂称为均裂,热能和电磁辐射均能使共价键断裂。H_2O 可均裂产生氢自由基(H^+)与羟自由基(HO^-)。

自由基具有高反应性、寿命短和顺磁性等特点,容易发生自由基与自由基反应、自由基与生物分子抽氢、加成、取代、过氧化和歧化等反应。自由基不稳定,寿命很短,如 HO^- 的半寿期仅为 10^{-10}~10^{-9} s,水合电子在中性水及碱性溶液中的半寿期分别为 $2.3×10^{-4}$ s 和 $7.8×10^{-4}$ s。

带负电荷的核外电子围绕原子核作自旋运动时会产生磁场和对应的磁矩,正常原子中成对电子在同一轨道上沿相反方向自旋,形成磁矩互相抵消,对外不显示磁性。而自由基则不然,它只有一个电子,电子自旋运动产生自旋磁矩,若外加磁场,单电子的磁矩取向只能与外加磁场方向相反或平行,这就是自由基的顺磁性,根据顺磁性可对辐射诱发的自由基含量进行测定或分析。

活性氧(ROS)指某些氧代谢或反应的产物,也可称为氧化中间产物(ROIs),主要包括以下几类:

(1)氧的单电子还原物,如 O_2^- 和 O^-,及 $HO_2^{\cdot}$ 和 $HO^{\cdot}$。

(2)氧的双电子还原物 H_2O_2。

(3)烷烃过氧化物 ROOH 及其均裂产物 $RO^{\cdot}$ 和 $ROO^{\cdot}$。

(4)处于激发态的氧、单线态氧和羟基化合物。

活性氧的化学性质较基态氧活泼,有些活性氧的不成对电子位于氧原子上,称氧自由基;另一些活性氧不属于自由基,但它可以引发自由基反应。但化学活性低的基态氧自由基,不属于活性氧。相反,激发态的分子氧和单线态氧虽然不是自由基,但其活性高,仍然属于生物学意义的活性氧范畴。常见的具有生物活性的活性氧有:①单电子还原状态的超氧阴离子(O_2^-);②氢过氧基($HO_2^{\cdot}$),为 O_2^- 质子化形式,脂溶性高;③过氧化氢(H_2O_2),双电子还原态,由 O_2^-($HO_2^{\cdot}$)歧化而成,或者由 O_2 直接形成;④羟自由基($HO^{\cdot}$),为三电子还原态,如 $2H_2O_2 \rightarrow HO^{\cdot} + HO^- + HO_2^- + H^+$;⑤烷氧基($RO^{\cdot}$)自由基,如烷过氧基 $ROO^{\cdot}$ 等。

(二)NO 与活性氮

NO 在生物体内极不稳定,很容易被氧化成硝酸盐或亚硝酸盐,NO 及氮的其他氧化物或含氧的自由基(如亚硝酸根 NO_2^-、氧亚硝酸根 $ONOO^-$ 等)统称活性氮,其中 NO 是研究最多的活性氮。机体以 L-精氨酸和活性氧为底物在一氧化氮合成酶(NOS)作用下产生 NO。

NO 生物合成的调节可通过对底物、辅助因子、产物、催化反应的酶进行选择性干预。一般认为 NOS 是生成内源性 NO 的最主要限速物质,生物体内产生的 NO 是一种无色、微溶于水、脂溶性较强的气体分子,在生物体内可以自由地通过生物膜,NO 参与体内一系列生理和病理条件下的生物过程,调节循环、神经、免疫等生理活动,如血管扩张、血管通透性、血小板黏附和聚集、神经信号传递、宿主防御反应等,同时也参与包括肿瘤在内的病理过程。

近年研究表明,电离辐射可通过增加 NOS 的活性而诱导 NO 的产生,NO 可提高细胞的辐射敏感性,而 NO 的清除剂和 NOS 的抑制剂则可以中和 NO 的这种作用。

(三)辐射与水分子的作用

水分子占人体总重量的 70%左右,人体水主要分布于细胞内液和各种体液中,以结合水(与其他分子紧密结合)和游离水两种形式存在,对维持细胞和组织渗透压,溶解运输营养物与代谢废物、调节体温起着重要作用。关节液和眼液作为润滑剂,使关节和眼球自由活动;血液中的水可随血液循环到达全身各处,故水分子受辐照必然影响其结合能力,影响溶解于其中的生物活性分子、营养物质,产生遍及全身的整体效应。

(四)生物体的抗氧化体系

人体内的自由基可由辐射诱导产生,也可由生物体或细胞有氧代谢生成,自由基在体内累积到一定量必然造成机体损害。为保护自身免受自由基氧化伤害,需氧生物在进化过程中已经形成了完善的抗氧化体系,主要包括抗氧化酶、脂溶性抗氧化剂、水溶性小分子抗氧化剂和蛋白质抗氧化剂等。

抗氧化酶主要包括过氧化氢酶、过氧化物酶、超氧化物歧化酶(SOD)等。过氧化氢酶主要催化 H_2O_2 转变为 H_2O 和 O_2,消除细胞内 H_2O_2;过氧化物酶可清除某些过氧化物,但不能分解 H_2O_2;SOD 仅可以清除体内的自由基,还可保护生物膜和造血干细胞,减轻辐射所致骨髓损伤和炎症反应,已经被用作辐射防护剂。

除上述抗氧化酶外,生物体内还有不同的抗氧化剂,它们的具体类别及作用见表5-2,抗氧化酶与抗氧化剂构成了抗氧化体系,能有效清除代谢过程中产生的自由基与活性氧。

表 5-2　生物体内的抗氧化剂及其作用

抗氧化剂类别	生物化学作用
脂溶性抗氧化剂	
维生素 E	消除单线氧和 O_2^-,阻断脂质过氧化
类胡萝卜素	直接与活性氧反应,抑制脂质过氧化
辅酶 Q(泛醌)	清除 O_2^-、脂质自由基、烷过氧基、β-生育酚自由基等
水溶性小分子抗氧化剂	
维生素 C	清除 O_2^-、HO_2^-、HO^-、单线氧,与自由基偶联,将其还原为维生素 E
谷胱甘肽	消除 HO^-、H_2O_2 单线氧,过氧化和催化脱氢的供氢体
蛋白性抗氧化剂	
铜蓝蛋白	防止过渡金属 Fe^{2+} 和 Cu^{2+} 催化 H_2O_2 形成 HO^-
清蛋白结合的胆红素	消除单线氧、O_2^- 和过氧基,氧化酶还原 H_2O_2 和过氧化物供氢体

二、自由基等活性基团对生物分子的损伤作用

电离辐射使生物活性分子电离和激发是辐射生物效应的基础,电离辐射可直接作用于核酸、蛋白质、脂质等生物大分子,产生结构损伤,如 DNA 分子碱基的破坏或脱落,单双链断裂,氢键破坏、磷酸基损伤、双螺旋结构中出现交联,核酸之间、核酸与蛋白质之间出现交联;蛋白质侧链改变、氢键与二硫键断裂,导致高度卷曲的肽链出现不同程度伸展、空间结构改变;脂肪、磷脂和类固醇分子化学键断裂等。

电离辐射还可通过与水分子作用,产生自由基等间接物质使生物大分子受到损害,如细胞膜脂质过氧化;细胞蛋白质氧化、脱氢、结构变化、化学键断裂、失活,蛋白质交联与聚合;糖分子链断裂和失活;DNA、RNA 的碱基、核酸结构破坏,单双链断裂等。

(一)自由基作用的化学基础

自由基可通过下列反应破坏生物大分子:

1. 抽氢反应,自由基可从有机分子 C-H 键中抽取氢原子,形成新的自由基。

2. 加成反应,自由基可在烯键或芳香环中心加成,形成次级自由基。

3. 电子俘获,水合电子(eaq^-)被有机分子俘获可引起后者损伤,引起二硫键断裂。

4. 歧化反应,自由基与自由基或有机分子间产生单电子转移。

5. 还原反应,O_2^- 在水中可使细胞色素 C(cytC)还原。

6. 过氧化反应,自由基在有氧条件下使有机分子逐步氧化为过氧化物。

(二)自由基等活性基团的损伤途径

电离辐射作用于机体关键是在瞬间产生大量高活性的自由基和水合电子等氧化活性基团,它们可通过以下几种途径造成组织或细胞的损害:

1. 破坏细胞膜,使膜脂质过氧化,引起膜结构的破坏。

2. 使细胞蛋白质氧化、脱氢,造成蛋白质的失活、结构改变、化学链的断裂,或使蛋白质交联和聚合,从而影响蛋白质的正常功能。

3. 使糖链的断裂和失活。

4. 引起核酸的损伤,造成细胞死亡。

辐射诱发生物大分子损伤的后果是细胞结构(包括细胞膜、线粒体、溶酶体、内质网和核膜等)破坏,影响细胞正常功能,严重时出现细胞凋亡和细胞坏死。具有酶活性的蛋白质分子受到照射而丧失活性,会影响机体内多种生化反应的正常进行,物质代谢与信号传导受阻。脂质分子过氧化可使细胞膜系结构受损,导致细胞膜、核膜、线粒体膜、内质网膜和溶酶体膜的通透性发生改变,使物质代谢过程中产生的毒物进入细胞产生细胞毒作用。核膜结构改变后,辐射引发的大分子自由基与细胞正常代谢产生的有害物质大量进入细胞核内,攻击 DNA 与蛋白质分子,形成染色体畸变,影响核基因组复制转录。线粒体膜及嵴受损后,细胞氧化磷酸化不能正常进行,致使细胞能量代谢受阻,正常功能受抑,辐射损伤不能修复。

核酸分子损伤发生后,若损伤严重不能修复,则细胞发生凋亡或坏死;若损伤程度轻,可正确修复,细胞恢复正常功能;若出现错误修复,产生基因突变,发生在体细胞可引发癌症,若发生在生殖细胞内,则会通过受精卵 DNA 复制和细胞分裂活动把损伤传递给受照者的后代,使其出现各种遗传缺陷,产生辐射所致的遗传效应。

三、电离辐射的原发效应与继发效应

电离辐射对生物体的损伤按效应出现的时间不同,可归纳为原发效应和继发效应;按损伤的机制不同又可分为直接效应与间接效应。

直接效应指射线将能量直接传递给生物分子,使其电离和激发,损害核酸、蛋白质、酶和脂质等生命物质的结构和功能。生物大分子结构的非均一性导致能量在分子内不同区段沉积不均匀,因此生物分子吸收能量后产生的损伤常常局限于分子内一定部位或较弱的化学键上。

间接效应指射线的能量直接沉积于生物体中的水分子,而不是生物分子。辐射沉积的能量引起水分子发生辐射分解,进而产生自由基等活性基团,如 $H^{\cdot}$、$HO^{\cdot}$、eaq^-、H_2、H_2O_2 等,这些自由基等活性基团可诱发生物分子的损伤,它是通过水的辐射降解产物间接作用于生物分子引起损伤的。

辐射生物效应的早期阶段,直接效应占重要位置,但机体的细胞和组织中含有大量水分子,它们也吸收了部分辐射能,因此水自由基等活性基团的间接效应对辐射生物效应的贡献不容忽视。

电离辐射作用于机体,从开始照射到出现细胞学损伤,在细胞中经历了原发和继发效应的过程,它包括物理、物理化学、化学、生物化学、早期生物学和远后生物效应六个不同的阶段。

1. 物理阶段($\leqslant 10^{-14}$ s)

电离辐射作用于细胞中的生物大分子和水,辐射能量的沉积引起水分子、无机和有

机组分形成激发态和超激发态,或发生电离。

2. 物理化学阶段($10^{-14} \sim 10^{-12}$ s)

发生能量的迁移和转换, 电离辐射产生的活泼基团与正常代谢产生的自由基和酶发生反应,产生异常产物,形成各种类型的自由基和水合电子等,但生物大分子中被破坏的 S–H、N–H 和 C–H 键可被细胞内已存在的巯基化合物部分修复。

3. 化学阶段($10^{-12} \sim 10^{-3}$ s)

核酸的损伤开始,酶的激活或灭活发生,细胞内巯基含量下降,脂质过氧化开始,因辐射损伤而产生的稳定和亚稳定异常产物的毒性开始出现。

4. 生物化学阶段($10^{-3} \sim 10^{1}$ s)

在这个阶段中许多正常生化反应受到干扰;DNA 开始修复,如果错误修复事件发生在 DNA 的重要部位,则可能对细胞产生长期的影响,并能导致细胞增殖死亡或在存活细胞中引起稳定的遗传变化或最终导致恶性肿瘤的转化。

5. 早期生物学阶段(数秒至数天)

在这个阶段中,由于自由基的次级反应继续进行;照射细胞的有丝分裂延迟;由于重要生物大分子的损伤,能量供应发生紊乱;生物合成的前体供应不足,许多重要生化反应受到干扰;细胞质膜和核膜被破坏;细胞的辐射生物效应开始出现。

6. 远后生物效应阶段(数月至几十年)

生物大分子损伤的异常修复或不修复;物质代谢紊乱进一步发展;生理功能障碍导致组织和器官的一系列病理改变,甚至死亡。

这种阶段的划分,只是表明电离辐射生物效应发展的过程,实际上前四个阶段的时间非常短暂,由于机体不断受到电离辐射的作用,即使在一次大剂量的作用下,这种阶段性在体内实际上也难以区分。

在六个阶段的生物学作用时间效应中(表 5-3),辐射通过直接作用和间接作用施加于机体,其中前四个阶段可在极短时间内完成,又称为电离辐射的原发效应,后两个阶段指在生物大分子损伤的基础上,由于溶酶体结构破坏而释放大量水解酶,引起细胞自溶,物质代谢紊乱使初始的物化损伤进一步发展,细胞和组织的功能结构发生破坏,生理功能障碍、负氮平衡出现,进而导致组织和器官的一系列病理改变乃至出现临床症状,甚至机体死亡,此过程称为继发效应。

表 5-3　电离辐射生物学作用时间效应

时间(s)	发生过程
物理阶段	
10^{-18}	快速粒子通过原子
$10^{-16} \sim 10^{-17}$	电离作用 $H_2O \rightarrow H_2O^+ + e^-$
10^{-15}	电子激发 $H_2O \rightarrow H_2O^{\cdot}$
10^{-14}	离子—分子反应,如 $H_2O + H_2O^{\cdot} \rightarrow HO^{\cdot} + H_3O^+$
物理化学阶段	
10^{-14}	分子振动导致激发态解离: $H_2O^{\cdot} \rightarrow H^{\cdot} + HO^{\cdot}$

时间(s)	发生过程
10^{-12}	转动弛豫,离子水合作用 $e^- \rightarrow eaq^-$
化学阶段	
$<10^{-12}$	e^- 在水合作用前与高浓度的活性溶质反应
10^{-10}	e^-、eaq^-、$HO\cdot$、$H\cdot$ 及其他基团与活性溶质反应
$<10^{-7}$	剌团内自由基相互作用,核酸损伤
10^{-7}	自由基扩散与均匀分布,脂质过氧化开始
10^{-3}	eaq^-、$HO\cdot$、$H\cdot$ 与低浓度活性溶质反应
生物化学阶段	
$10^{-3} \sim 10^1$	自由基反应大部分完成、DNA损伤开始修复,潜在效应形成
早期生物学阶段	
数小时	原核和真核细胞分裂受抑制
数天	中枢神经系统和胃肠道损伤显现
远后生物效应阶段	
数月至数年	造血功能障碍、晚期肾损伤、肺纤维样变性
若干年	致癌效应和遗传效应

四、辐射对信号转导的作用

信号转导指各种信号通过细胞特定感受器的识别后,逐步引起细胞的生理或病理效应。电离辐射除了作用于生物大分子(包括第一信使)外,还能对第二信使如 cAMP、cGMP、Ca^{2+}、IP_3(三磷酸肌醇)、DG(二酰甘油)、NO 等产生影响。比如,诱导 NO 分子通过激活鸟苷环化酶使 GTP 转化为 cGMP,参与一些蛋白激酶的活化和蛋白质磷酸化而产生生物效应。NO 还可通过调控信号传导途径,达到促进肿瘤细胞凋亡、抑制生长繁殖乃至逆转的目的。

电离辐射作为一种细胞外刺激因子,可诱发 DNA 等靶分子损伤及水分子辐射分解产生 $H\cdot$、$HO\cdot$、H_2O_2 与 eaq^-,它们作用于第二信使诱导特定基因表达活性改变,引发细胞内生化级联反应而影响细胞结构和功能,使细胞增殖和分化状态改变。辐射可通过下列信号转导途径对细胞产生作用。

1. 蛋白激酶 C(PKC)途径

细胞受照后 PKC 被活化,PKC 可调节辐射诱导的 *p53*、*C-fos*、*C-jun*、*egr-1*、*TNF-α* 和 *NF-κB* 等基因表达,参与细胞凋亡的发生。

2. 三磷酸肌醇信号(IP_3)途径

电离辐射促使 IP_3 与其受体结合,使 Ca^{2+} 内流增加,内质网和线粒体释放 Ca^{2+},使细胞内 Ca^{2+} 超载,激活细胞膜产生游离脂肪酸、溶血卵磷脂等毒性物质,促使细胞膜流动性改变,导致脂质过氧化损伤;氧自由基还能损伤线粒体膜,影响呼吸链和氧化磷酸化,

ATP 产量减少导致细胞死亡。

3. DG(二酰甘油)信号途径

电离辐射可促使鞘磷脂在神经磷脂酶作用下水解为酰基鞘氨醇和磷酰胆碱，使细胞酰基鞘氨醇含量急速增多，引发细胞凋亡。

4. JNK/SAPK 信号途径

JNK/SAPK 是细胞凋亡的信号转导途径之一，电离辐射能激活 JNK/SAPK 激酶信号途径，然后通过介导和活化作用促发磷脂磷酸化，激活 SAP 激酶，加速细胞凋亡。

5. Ras 信号转导途径

Ras 信号转导途径控制细胞生长和分化，与细胞辐射敏感性关系密切的 ras 基因表达降低能够增强辐射敏感性，NIH/3T3 细胞转染突变的 ras 基因后，辐射敏感性增大，脂质体介导转染癌基因 ras 或 raf-1 反义核酸载体，能提高头颈鳞癌细胞株的辐射敏感性。

五、电离辐射对细胞周期的影响

哺乳动物细胞是通过有丝分裂增殖的，在完成一次有丝分裂后即处于间隙期，为下一次分裂做物质准备。一次分裂结束到下一次分裂的终止，这段时间称为细胞周期或有丝分裂周期。细胞周期依次包括 G_1、S、G_2 和 M 期阶段，G_1 期为 DNA 合成前期，S 期为 DNA 合成期，G_2 期为 DNA 合成后期，M 期为有丝分裂期。在一些非增殖性细胞，如肝和肌细胞以及小淋巴细胞中，M 期和 G_1 期之间还有一个相对静止的 G_0 期。当机体需要时，细胞可以从 G_0 期重返 G_1 期而进入细胞周期循环。

电离辐射诱导细胞周期阻滞是辐射影响信号传导的一个重要方面，细胞周期不同时相的辐射敏感性不同，M 期>G_2 期>G_1 期>早 S 期>晚 S 期。细胞受照后启动细胞周期相关蛋白磷酸化而使细胞产生 G_1 阻滞、G_2 阻滞和 G_2/M 阻滞，使细胞赢得宝贵时间来修复 DNA 损伤，保证遗传信息的正常传递。

电离辐射影响细胞周期进程的机制主要是诱导 G_1 阻滞、G_2 阻滞、S 相延迟和巨细胞形成；DNA 受辐射损伤后，影响到 p53 蛋白磷酸化过程，阻碍 DNA 复制，延迟细胞向 S 期推进，细胞发生 G_1 和 G_2 阻滞。

第三节　电离辐射生物学作用常用指标

一、传能线密度

不同传能线密度(LET)与电离密度成正比，LET 高的射线，电离密度也大；反之，则小。

ICRP 将辐射权重因数(W_R)=1 的辐射称为低 LET 辐射(<10 keV/μm)，把 W_R>1 的辐射称为高 LET 辐射。目前把电子束、光子(X 和 γ 射线)和介子归类为低 LET 辐射，把质子、α 粒子、中子和重带电粒子归类为高 LET 辐射。

高 LET 表示辐射能量在短距离内沉积。一般情况下，LET 值越大，由相同吸收剂量产生的辐射生物效应越大。

在带电粒子向组织或受照介质深部不断穿行过程中,初始动能很大,与组织或受照介质分子或原子作用后在径迹起始段单位长度上留下的能量较多。而到径迹末端,由于带电粒子与径迹内分子或原子作用后损失掉大部分能量,这时再与组织或受照介质分子或原子作用后只能留下较少的能量,所以同一粒子在径迹不同部位的 LET 值也不同,LET 仅是一个平均值。

计算 LET 均值的方法有两种,一是将径迹分为若干相等的距离,计算粒子在每一段距离消耗的平均能量,称径迹平均传能线密度(LET_T);二是将径迹分为若干相等的能量增量,计算能量或吸收剂量,再把沉积在径迹上的能量除以径迹长度,得到剂量平均传能线密度(LET_D)。表 5-4 列出 ICRU 第 16 号报告提供的数值。

表 5-4 各种辐射 LET 径迹的吸收剂量均值

辐射种类	$LET_T(keV/\mu m)$	$LET_D(keV/\mu m)$
^{60}Co γ 射线	0.24	0.31
22 MeV X 射线	0.19	6.0
2 MeV 电子(全部径迹)	0.20	6.1
200 keV X 射线	1.7	9.4
^3H β 射线	4.7	11.5
50 keV X 射线	6.3	13.1
5.3 MeV α 射线	43	63

二、相对生物效能

为了比较相同吸收剂量下不同辐射作用于生物体产生生物效应的差异,引入了相对生物效能概念。相对生物效能(RBE)也称相对生物效应或相对生物效率,因为 X 射线发现最早,应用广泛,故以它产生的生物效应作为比较基准。相对生物效能的定义是以250 keV X 射线或固定能量的 γ 射线引发某种生物效应所需剂量与所研究的辐射引发相同生物效应(种类与程度均同)需要的剂量的比值,无量纲。

$$RBE = \frac{X 射线或 \gamma 射线所致某种生物效应的剂量}{某种辐射产生相同生物效应的剂量}$$

一般而言,高 LET 辐射在受照组织单位电离径迹上沉积的能量大于低 LET 辐射,所以前者的 RBE 大于后者,因此 RBE 与 LET 呈正相关关系。RBE 可因照射剂量的时空分布、受照体系及所处环境、研究的生物效应终点不同而有所差异。X 射线或 γ 射线、β 粒子、α 粒子、中子与重反冲核的 RBE 值列于表 5-5 中。

应当注意的是,RBE 的使用必须是在产生同一种生物效应的条件下比较,因此,IAEA 最新给出了针对选定的严重确定性效应的 $RBE_{T,R}$ 的组织特定值和辐射特定值(表5-6)。

表 5-5　不同电离辐射的 RBE 值

辐射种类	RBE
X、γ 射线	1
β 粒子	1
热中子	3
中能中子	5~8
快中子	10
α 粒子	10
重反冲核	20
质子	1~2

表 5-6　$RBE_{T,R}$ 的组织特定值和辐射特定值

健康效应	关键器官	照射 [a]	$RBE_{T,R}$
造血综合征	红骨髓	γ 射线（内、外照射）	1
		n（内、外照射）	3
		β 射线（内照射）	1
		α 射线（内照射）	2
肺炎	肺 [b]	γ 射线（内、外照射）	1
		n（内、外照射）	3
		β 射线（内照射）	1
		α 射线（内照射）	7
胃肠综合征	结肠	γ 射线（内、外照射）	1
		n（内、外照射）	3
		β 射线（内照射）	1
		α 射线（内照射）	0 [c]
骨坏死	组织 [d]	β、γ 射线（外照射）	1
		n（外照射）	3
湿性脱屑	皮肤 [e]	β、γ 射线（外照射）	1
		n（外照射）	3
甲状腺功能减退	甲状腺	摄入碘同位素 [f]	0.2
		其他趋甲状腺核素	1

a. 外照射（β、γ 射线）包含源材料内产生韧致辐射所致照射。

b. 呼吸道的肺泡间质区组织。

c. 对于在结肠内容物中均匀地分布的 α 射线发射体，假定肠壁的照射可忽略不计。

d. 面积超过 $100\ cm^2$ 区域表皮下 5 mm 深度的组织。

e. 面积超过 $100\ cm^2$ 区域表皮下 0.4 mm 深度的组织。

f. 甲状腺组织的均匀照射被认为比 [131]I、[129]I、[125]I、[124]I 和 [123]I 等碘的低能 β 发射同位素所致内照射有 5 倍以上的可能产生确定性效应。趋甲状腺放射性核素在甲状腺组织中有非均匀的分布。同位素 [131]I 发射低能 β 粒子，从而由于这些粒子的能量在其他组织内的损耗导致关键甲状腺组织的照射效能降低。

三、相对生物效能权重吸收剂量

相对生物效能权重吸收剂量($AD_{T,R}$)值定义为:

$$AD_{T,R}=D_{T,R}\times RBE_{T,R}$$

式中,$D_{T,R}$为 R 类辐射在某个组织或器官 T 上产生的吸收剂量,$RBE_{T,R}$为 R 类辐射在某个组织或器官 T 中产生的严重确定性效应的相对生物效能。当辐射场由具有不同$RBE_{T,R}$值的辐射种类组成时,相对生物效能权重吸收剂量可改为:

$$AD_T = \sum_R D_{T,R}\times RBE_{T,R}$$

相对生物效能权重吸收剂量的国际单位为 J/kg,专用名称为 Gy。相对生物效能权重吸收剂量是某个组织或器官所受剂量的一个量度,它反映了严重确定性效应发生的危险性,任何辐射类型对特定组织产生的相对生物效能权重吸收剂量的数值均可直接进行比较。

四、辐射敏感性

辐射敏感性(IRS)指各种生物有机体对辐射敏感的程度,它的含义是某种辐射以相同的剂量作用于不同生物体,或作用于同一生物体的不同组织及细胞,由于生物体的差异导致产生的生物学效应不相同,这两种生物效应的差异称为辐射敏感性,常用同种辐射引发不同种生物产生相同生物效应所需的剂量的比值来表示。

比较不同种系或同种生物不同个体辐射敏感性的指标常用动物存活率或半数致死剂量(动物受照后 30 天内死亡 50%所需的剂量),有时也用染色体畸变率、细胞存活率、克隆形成率、辐射诱发的细胞凋亡率、细胞周期阻滞及 DNA 双链断裂损伤程度等来表示。

1906 年,法国科学家 Bergonie 和 Tribondeau 对辐射所致大鼠睾丸辐射损伤研究后发现,分裂的生精细胞所受损伤大于静止不分裂的间质细胞。此后,他们在深入研究后提出了一条重要定律:组织辐射敏感性与其细胞的分裂活动成正比,而与其分化程度成反比,即细胞组织辐射敏感性与其增殖和分化状态有关。后来人们还发现细胞辐射敏感性还与细胞种类、细胞所处细胞周期时相、细胞周期调控、细胞内染色质结构与 DNA 构象、细胞对自由基的清除或耐受能力和对辐射损伤的修复能力有关。

人们还根据肿瘤细胞体外照射后的存活率、DNA 断裂修复程度、细胞增殖状态来预测肿瘤细胞辐射敏感性,为肿瘤的放射治疗提供参考。

辐射敏感性可表现在生物体的不同层次,从种系、品系、组织器官、细胞、细胞器乃至生物大分子都存在辐射敏感性的差异。

种系辐射敏感性与进化程度成正比,结构越复杂的生物体对辐射越敏感。脊椎动物,哺乳类辐射敏感性高于鸟类、鱼类、两栖类和爬行类;哺乳动物,人、狗、豚鼠辐射敏感性高于兔、大鼠、小鼠;小鼠中 CF_1 品系辐射敏感性高于 C_{57} 品系小鼠。

生物个体发育辐射敏感性的规律是:随个体发育趋向成熟而逐渐降低,胚胎、幼体、成体的辐射敏感性依次降低。同时,在个体发育的不同阶段,辐射敏感性的特点也有变化,胚胎组织属于高辐射敏感组织,所有胚胎细胞对辐射均较成年动物细胞敏感,实验表明,胚胎植入前期、器官形成期和胎儿期胚胎与胎儿的辐射敏感性随着各种器官逐步发育成形和成熟而逐渐下降。日本原子弹爆炸幸存者流行病学资料表明,胎儿期辐射敏感性低于器官形成期。

老年动物(包括人)由于各种组织器官功能衰退,对体内自由基的清除能力、免疫能力以及对外界不良刺激的综合反应能力均比中青年时期有所下降, 故而辐射敏感性提高。

此外,人类不同个体的辐射敏感性差异还与人体是否患特殊种类的遗传病有关,普通人群(人种相同)的个体辐射敏感性保持在一定水平,但因某些基因突变导致人患有特殊遗传病时,辐射敏感性就发生改变,对突变纯合子,辐射敏感性远高于正常人,对突变杂合子,辐射敏感性只是轻度增高,这些特殊遗传病包括毛细血管扩张性共济失调综合征、着色性干皮病、Bloom 综合征、Cockayne 综合征、Fanconi 贫血、视网膜母细胞瘤与Nijmegen 染色体断裂综合征等,其共同特征是对辐射高度敏感,受照后易发生染色体或DNA 单双链断裂, 原因是引发上述疾病的野生型基因突变导致这些病人体内细胞存在DNA 损伤修复缺陷。

同一生物有机体内各种细胞和组织器官的辐射敏感性因其种类与生理机能状态不同而差异较大,Jean A. Bergonie 和 Louis F. A. Tribondeau 提出的细胞组织辐射敏感性的定律将动物组织器官进行如下分类:

1. 高度敏感组织,如性腺(卵细胞、生精细胞)、造血淋巴组织(淋巴细胞)、胸腺、胚胎组织、胃肠上皮(小肠隐窝上皮细胞)。

2. 中度敏感组织,如感觉器官(角膜、晶状体、结膜)、血管、淋巴管、内皮细胞、上皮组织、唾液腺以及肝、肾、肺的上皮细胞。

3. 低度敏感组织,如中枢神经系统、内分泌腺(包括性腺内分泌细胞)、心脏。

4. 不敏感组织,如肌肉、骨、软骨组织、结缔组织。

成年动物组织辐射敏感性与功能状态密切相关,正常情况只有肱骨、股骨、髂骨、肋骨、椎骨近侧端红骨髓和男子睾丸中的生精细胞一直保持增殖状态,故对辐射敏感;而其他组织处于高分化状态,一般对辐射不敏感。但骨折时长骨断裂,其中的黄骨髓细胞恢复增生,辐射敏感性随之增强。同样,肝组织的细胞正常分裂很少,因车祸受损时分裂速度加快,辐射敏感性就因之增强。

人体内各种细胞中,外周血淋巴细胞、卵母细胞及小肠隐窝上皮细胞的辐射敏感性最高。其中辐射所致人外周血淋巴细胞染色体畸变与照射剂量之间呈正相关关系,其染色体畸变率可用来推算人体受照剂量,被称为人体天然携带的生物剂量计。

值得注意的是,外周血淋巴细胞和卵母细胞分裂并不活跃,但它们对放射线却非常敏感,这属于一种例外情况。

细胞所处的周期时相与其辐射敏感性密切相关, 细胞周期不同时相辐射敏感性一般排序为:M 期$>G_2$ 期$>G_1$ 期$>S$ 期,而对卵母细胞等 S 期持续时间较长的细胞,早 S 期$>$晚 S 期。

同一细胞内不同结构的辐射敏感性也不同。把放射性浓度相同的氚水与 ^3H 标记的脱氧胸腺嘧啶核苷(^{3}H–TdR)加入细胞体外培养基,证明由 ^{3}H–TdR 诱发的细胞辐射损伤效应大于氚水,原因在于 ^{3}H–TdR 作为 DNA 合成前体类似物掺入到 DNA 分子中,大部分浓聚在细胞核内对细胞核照射,而氚水在细胞内呈均匀分布。因此,一般情况下细胞核的辐射敏感性高于细胞质。

人体是由核酸、蛋白质、脂质及糖类等大分子与水共同构成的生命有机体,这些大分子在细胞遗传信息传递与正常结构功能维持中的作用不同,导致同样辐射照射不同生物大分子产生的细胞辐射损伤效应有较大差异。总的来说,DNA 分子损伤被认为是细胞致死的主要原因,其他分子尽管对维持细胞正常生理活动也起一定作用,但其损伤对细胞的影响要小一些,所以细胞亚单位不同生物大分子辐射敏感性排序为:DNA>mRNA>rRNA/tRNA>蛋白质>脂质分子。

第四节　电离辐射生物学作用的影响因素

电离辐射通过直接作用与间接作用诱发生物大分子改变,引起细胞损伤乃至细胞大量死亡,严重时引发组织器官和系统损伤,最终出现临床症状,甚至机体死亡。在此过程中有许多影响因素,可分为辐射源相关因素、机体相关因素和体内环境相关因素三类。

一、辐射源相关的因素

(一)放射线种类

放射线种类决定了传能线密度(LET)的大小,不同射线由于所带电荷和能量不同,在受照生物组织内产生电离密度及射程不同,电离密度大的辐射在生物组织单位径迹上沉积的能量较多,对受照组织产生的损伤就大。α 射线和重离子由于 LET 高产生损伤大,而 β 和 γ 射线作用于生物体,由于其 LET 低,在单位径迹上沉积的能量较少,产生的损伤相应较小。

一般而言,放射线粒子所带电荷多少与其电离密度成正比,放射线所带能量与其在受照组织中穿行的距离(射程)成正比。α 射线的能量虽然低(不能穿透纸张),但电荷多,若 α 衰变的核素进入人体内部,在很短的射程内将产生较大的电离密度。β 射线的能量相对较高,射程较远,但所带的电荷少,电离密度相应较低。高能 X 射线与 γ 射线所带的能量远大于前两者,但不带电荷,射程较远,能穿透深层组织,它们与受照组织原子作用可形成次级带电粒子,产生较多的离子对数目,常用于放射治疗。快中子与高能重离子也有很强的穿透能力,并且与质子、π 介子、α 粒子一样,在电离径迹末端可形成高度密集的离子对(布喇格峰),使能量尽可能聚集在射程终点附近,在放疗时可增大对肿瘤组织杀伤作用,又能减少射线对所穿行的浅层组织的损伤。

不同能量的同种射线引起的生物效应也不相同。低能 X 射线或 γ 射线可造成皮肤及浅层组织的损伤,对深部组织影响不大;高能 X 射线或 γ 射线则对深部组织损伤严重,而对皮肤损伤轻些。例如低能 X 射线造成皮肤红斑的照射量小于高能 X 射线,因为低能 X 射线穿透能力差,主要被皮肤所吸收。

(二)辐射剂量

辐射剂量与辐射生物效应呈正相关关系,一般剂量越大,效应越明显。若以机体死亡率与存活率来比较生物效应大小,则通过实验与理论推算可得到两种剂量-效应曲线,一种是反映病毒、细菌、低等原生动物与植物辐射作用规律的指数型曲线,另一种是反映多细胞生物与高等动物规律的 S 形曲线。图 5-1 的 S 形曲线表明,当死亡率或存活率在 50% 附近时,曲线变化剧烈,此处较小的剂量改变就会引发死亡率或存活率的显著变化。通常将引起受照机体 30 日内死亡 50% 所需的剂量称半数致死剂量($LD_{50/30}$),用它来比较机体辐射敏感性,此值越小,辐射敏感性越高。若把观察时间定在 5 日或 15 日,则可以 $LD_{50/5}$ 和 $LD_{50/15}$ 表示。不同种类生物的 LD_{50} 见表 5-7。

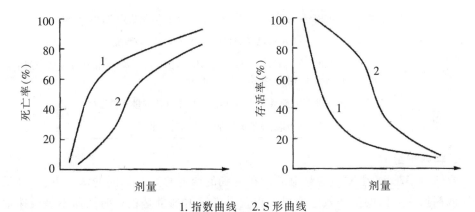

1. 指数曲线 2. S 形曲线

图 5-1 电离辐射引起的典型死亡与存活曲线

表 5-7 不同生物的 LD_{50}

生物种类	LD_{50}(Sv)	生物种类	LD_{50}(Sv)
豚鼠	2.50	鸡	7.15
狗、山羊	3.40	龟	15.00
人	4.00	大肠埃希菌	56.00
猴	6.00	酵母菌	300.00
小鼠	6.40	变形虫	1 000.00
大鼠	7.00	草履虫	3 000.00
蛙	7.00	芽孢、病毒	20 000.00

由于正常情况下人类患急性放射病的可能性很小,不可能积累足够临床资料绘制人体损伤剂量效应曲线,所以只能根据事故受照人员临床资料及动物实验进行估计。人体受不同剂量急性照射后可产生不同程度的病理改变。受照 0~0.25 Gy,人可出现不明显、不易察觉的病变;受照 0.25~0.5 Gy,可出现可逆性功能变化,有时伴血象改变;受照 0.5~1.0 Gy,可出现功能、血象变化,无临床症状;受照 1.0~2.0 Gy,可患轻度骨髓型急性放射病;受照 2.0~3.5 Gy,可患中度骨髓型急性放射病;受照 3.5~5.5 Gy,可患重度骨髓型急性放射病;受照 5.5~10 Gy,可患极重度骨髓型急性放射病;受照 10 Gy 以上,可患胃肠型

急性放射病;受照>50 Gy,可患脑型急性放射病。

此外,从辐射的远期效应看,受照剂量越大,后果越严重。日本原子弹爆炸幸存者中离爆心较近而受照剂量较大者,肿瘤与白血病的发病率也较高。不同受照剂量产生的辐射生物效应见表5-8。

表 5-8　不同受照剂量产生的辐射生物效应

受照剂量(mSv/mGy)	目前所知的辐射生物效应
3 000~5 000	50%的受照者在未经治疗情况下,在 30~60 天死亡
1 000	10%~25%的人发生急性放射病
500	约 5%的人出现症状
200	ICRP 1990 年建议书和 UNSCEAR 2000 报告定义的小剂量
100	大于 100 mSv,已经观察到辐射致癌危险的增加
50	2003 年以前放射工作人员的年剂量限值。现行标准中职业照射剂量限值要求任何一年不得超过 50 mSv
20	职业照射剂量限值:五年内平均年有效剂量不得超过 20 mSv
2~3	正常天然辐射本底地区的天然辐射年剂量

(三)辐射剂量率

一般剂量率越大,生物效应越显著。在受到的照射总剂量相同的情况下,高剂量率照射比低剂量率照射的损伤效应明显, 也就是说辐射剂量是较长时间而不是快速地投照时,剂量效应就会变小,要产生与高剂量率照射相同的效应就需要更高的剂量。这是由于高剂量率的辐射照射使机体对损伤的修复作用不能充分表现出来所致。但当剂量率达到一定程度时,生物效应与剂量率之间失去比例关系。对 α 射线在吸收剂量相同的条件下,剂量率升高到一定水平,辐射生物效应反而降低,出现反剂量率效应。

产生急性放射损伤需要一定剂量率阈值, 长期接受剂量率为 5~50 mGy/d 的照射不会引发急性放射病症状,只能导致慢性放射损伤的发生,剂量率升至 50~100 mGy/d 或更高时,则可引发急性放射病,且严重程度与剂量成正相关。

(四)相同剂量分次照射

对于确定性效应,在照射总剂量相同条件下,一次连续照射与分次间歇照射,以及分次照射之间的时间间隔不同所产生的效应也有差别。一般来说,分次越多,各次照射的间隔时间越长, 其生物效应就越小。这种现象出现的原因与机体的代谢和修复过程有关,此外,在器官或组织内的剂量分布也会对效应产生影响。

大多数组织呈现出对剂量分割的宽容效应,即诱发某一给定观察终点的效应时,分次照射所需总剂量往往高于单次急性照射剂量。受照剂量较大时(>5 Gy),如果单次照射动物会产生严重的辐射损伤,但同样剂量分多次照射动物,则不会产生同样后果。例如大鼠一次全身受照 10 Gy,100%的动物死亡。若分次照射,第一次给予 4 Gy,第二次给予6 Gy,中间间隔 7 日时仅有 80%的动物死亡;中间间隔 10 日,同样的照射方案,只有 73%的动物死亡。

出现这种现象的原因在于, 第一次照射机体诱发的损伤在间隔时段内得到部分修复,表明机体存在代偿修复能力。肿瘤治疗时常采用分次照射方式降低放疗的副反应。

(五)照射面积和部位

其他照射条件相同时,辐射生物效应与受照面积成正相关。如 5 Gy 的 γ 射线均匀或比较均匀地照射全身会引发急性放射病;但同样剂量局部照射,只会产生局部病变,如皮肤红斑。一般在受照面积超过人体总面积 1/3 的情况下才引起全身效应。

相同的剂量照射机体不同部位,可能产生截然不同的后果。5 Gy 以上剂量 γ 射线照射腹部可使肝、肾、脾、肠等重要组织器官受到损害,诱发急性放射病;而同样的辐射作用于四肢,则不会产生同样后果。如对大白鼠腹部照射 20 Gy,在 3~5 日内动物全部死亡;而同样剂量照射盆腔,则动物部分死亡;照射头部与胸部,则不发生急性死亡。以相同剂量和剂量率的射线单次照射时,人及动物各部位辐射敏感性排序为:腹部>盆腔>头颈部>胸部和四肢。

(六)照射方式

照射是指受照的行为或状态。根据辐射源与人体的相对位置,可将辐射作用于人体的方式分为外照射、放射性核素内污染、内照射、放射性核素外污染及复合照射。

1. 外照射

是指辐射源位于人体外对人体造成的辐射照射。外照射可以是全身受照或局部受照。如果位于人体外的 X 射线、γ 射线或 β 射线的辐射源被关闭或移走,则不会有进一步的辐射发生。

如果辐射源体积很小,且紧贴身体(在衣服口袋里或用手摸),一般只发生局部照射;相反,如果人员距离源的位置相对较远或源的大小与人体大小相当,人体围绕源移动,则可导致受照剂量近似均匀分布的全身照射。离源距离越远,移动越频繁,剂量分布越均匀。

如果源相对紧贴身体,并有一些屏蔽,将导致部分或局部受照;源贴身越近,照射范围越小,但局部照射剂量越大。

2. 放射性核素内污染

是指体内的放射性核素超过其自然存在量,它是一种状态而不是疾病,其生物学和可能的健康后果取决于下列因素:进入方式、分布模型、放射性核素在器官内的沉积部位、污染核素的辐射性质、放射性核素污染量、污染物的理化性质等。

3. 内照射

是指进入人体内的放射性核素作为辐射源对人体的照射。辐射源沉积的器官,称为源器官;受到从源器官发出辐射照射的器官,称为靶器官。均匀或比较均匀地分布于全身的放射性核素引起全身性损害。选择性分布的放射性核素以靶器官的损害为主,靶器官的损害因放射性核素种类而异,例如放射性碘可引起甲状腺损伤,镭、钇等亲骨放射性核素可导致骨损伤,稀土元素和以胶体形式进入体内的放射性核素可导致网状内皮系统的损伤。由于各种器官或组织的辐射敏感性不同,内照射空间分布的问题就非常重要。

4. 放射性核素外污染

是指放射性核素沾附于人体表面(皮肤或黏膜),或为健康的体表,或为创伤的表面。

所沾附的放射性核素对沾附局部构成外照射源，同时可经过体表吸收进入血液构成内照射。

在事故条件下，放射性尘埃、液体或气体释放到环境中，就可能沉积于人体表面而造成放射性核素外污染，通过吸入、食入或皮肤吸收进入体内造成放射性核素内污染。人员直接接触辐射源，只要此类物质仍然存在于人体表面或体内，照射就会持续发生。放射性核素被吸收后在体内滞留的时间长短取决于该放射性核素的生物半排期和物理半衰期。在处理受到污染的人员时，少量的放射性物质可能通过直接接触、吸入或食入途径使参与去污的医务人员受到污染。但是，实践表明，极少造成对医务人员有意义的受照或污染。

5. 复合照射

是指上述一种以上照射方式共同作用。实践中往往是上述多种照射方式同时存在，只不过是从辐射损伤的角度看，以某种照射方式为主要的而已。

总之，剂量越大，LET 越大，剂量率越高，照射面积越大，生物效应就越明显。同一剂量单次照射的生物效应强于多次间隔照射的生物效应。

二、受照机体的相关因素

在其他各种照射条件相同时，机体及不同组织细胞对电离辐射的反应强弱、速度快慢不同，即机体辐射敏感性不同。辐射敏感性是指机体对于电离辐射的抵抗能力，也就是机体对于辐射的反应强弱程度或时间快慢。可涉及种系、个体、细胞、亚细胞和生物大分子等各个层次辐射敏感性的差异。辐射敏感性高的组织更容易受损伤。

一般来说，生物进化程度愈高，辐射敏感性愈高。不同个体辐射敏感性的差异除与人种和是否患有对辐射特别敏感的遗传病有关外，还与年龄、生理状况、健康状况和性别关系密切。婴幼儿和老年人的辐射敏感性高于青壮年；机体处于过热、过冷、过劳和饥饿等状态时，对辐射的耐受性降低；身体虚弱和慢性病患者，或合并外伤时，对辐射的耐受性亦降低；由于体内存在较高水平的雌激素可清除辐射产生的自由基，所以育龄雌性个体的辐射耐受性稍大于雄性。

同一个体随发育逐渐趋向成熟，辐射敏感性逐步降低，个体发育不同阶段辐射敏感性排序是：植入前>器官形成>胎儿>新生儿>婴幼儿和老年>少年>青壮年。

同一个体内不同组织器官及细胞的辐射敏感性相差较大，其辐射敏感性大致有以下顺序：

1. 高度敏感组织

淋巴组织(淋巴细胞和幼稚淋巴细胞)；胸腺(胸腺细胞)；骨髓组织(幼稚的红、粒和巨核细胞)；胃肠上皮(尤其是小肠隐窝上皮细胞)；性腺(睾丸和卵巢的性细胞)；胚胎组织。

2. 中度敏感组织

感觉器官(角膜、晶状体、结膜)；内皮细胞(主要是血管、血窦和淋巴管的内皮细胞)；皮肤上皮(包括毛囊上皮细胞)；唾液腺；肾、肝、肺组织的上皮细胞。

3. 轻度敏感组织

中枢神经系统;内分泌(性腺除外);心脏。

4. 不敏感组织

肌肉组织;软骨和骨组织;结缔组织。

上述的辐射敏感性排序也并不是绝对的,由于各组织所处的功能状态不同,或者用来判断辐射敏感性的指标不同,其排列顺序也会有所不同。比如,在一般情况下,分裂很少的肝细胞比不分裂的小肠黏膜上皮细胞辐射敏感性要低,两者同样在受到 10 Gy 的剂量照射时,前者仍保持其形态的完整性,后者则出现明显的破坏,符合上述的辐射敏感性排序;但是如果通过预先进行部分肝脏切除手术来促进肝细胞分裂,在这种条件下的肝细胞和小肠黏膜上皮细胞的辐射敏感性相同。因此,对电离辐射敏感性的主要特征是细胞的分裂过程,而不是简单的对比组织中的细胞类型。

同一细胞内细胞核较其他亚细胞成分对辐射敏感,各类生物大分子中,DNA 分子辐射敏感性最高。细胞内"靶"分子的相对辐射敏感性排列顺序是 DNA> mRNA >rRNA >蛋白质。表 5-9 列出小鼠子宫内不同时期照射可能发生的畸变统计值。

表 5-9　小鼠子宫内不同时期受照可能发生的畸形

受照时间(周)	缺陷
0~4	大多数被吸收或流产
4~11	多数系统的严重畸形
11~16	主要是小头症,智力异常和生长延迟;骨髓、生殖器官和眼畸形很少
16~20	小头症、智力低下和眼畸形的病例很少
>30	不大可能引起严重的解剖学缺陷,可能有功能障碍

三、环境相关因素

(一)温度

降温或冰冻可减轻辐射作用于机体产生的损伤称为温度效应。其原因是低温或冰冻使自由基扩散减慢,低温时物质代谢速率减缓,使细胞辐射敏感性降低,低温或冰冻使体内氧状况与常温下不同。根据温度效应,提高肿瘤部位温度,能明显提高放疗的效果。

(二)氧含量

组织或溶液中氧浓度升高后,再给予射线照射可使辐射损伤程度加重,这种现象称氧效应。其原理在于氧与辐射产生的自由基 $R^{\cdot}$ 结合生成过氧化物自由基 $RO_2^{\cdot}$,引发连锁反应: $RO_2^{\cdot} + RH \rightarrow RO_2H + R^{\cdot}$,破坏生物大分子,使其处于不可修复状态。若乏氧,则不会导致上述变化,且损伤可部分修复。大量实验表明,生物大分子、细菌、哺乳动物细胞及肿瘤细胞在有氧和无氧条件下分别照射后,细胞存活曲线形状相近,但有氧存活曲线的斜率明显大于无氧存活曲线,证明氧分子具有辐射增敏作用,放射肿瘤学中用氧增强比(OER)来定量描述氧效应。

$$OER = \frac{\text{某种生物效应的剂量(无氧)}}{\text{同种生物效应的剂量(有氧)}}$$

X 射线和 γ 射线的 OER 值一般为 2.5~3,氧效应有时效性,照前吸氧可表现出氧效应,照后吸氧则无效。因此,临床放疗时用高压氧舱或让病人照前吸氧增加血中氧浓度,使乏氧肿瘤细胞转变为对辐射敏感的有氧细胞,可提高放疗效果。

(三)化学物质

影响电离辐射生物作用的化学物质包括辐射防护剂和辐射增敏剂。辐射防护剂是能减轻辐射诱发机体损伤的物质,在照射前后服用的某些化学物质或体内本身存在的物质,如激素、谷胱甘肽等,它可以促进机体损伤的修复,对机体起保护作用。

辐射增敏剂指在机体受照前服用的能够增强机体或细胞辐射损伤的化学物质。它们进入体内可以干扰或减少自由基清除剂的合成,增加 DNA 分子脆性,抑制能量代谢与 DNA 损伤修复等。常见的辐射增敏剂见表 5-10。

表 5-10 主要的辐射增敏剂及其致敏机制

辐射增敏剂	代表物质	致敏机制
DNA 前体类似物	5-IudR,5-BrUdR	掺入 DNA 分子,增加其脆性
乏氧细胞增敏剂	甲硝唑,米索硝唑(MISO),去甲基 MISO, SR-2508, R_0-03-8799(pimonidazole),AK2123(sanazole)	夺取电离产生的电子,减少自由基生产
巯基抑制和消耗剂	N-乙基马来亚胺,顺丁烯二酸二乙酯,丁胱亚磺酰亚胺 BSO(buthioine sulfoximine)	耗竭和抑制体内具有防护作用的谷胱甘肽
氮氧化合物	NO,NPPN(nor pseudopelletierine),TMPN(2,2,6,6-teramethyl-4-piperidinol-n-oxyl),TAN(buthionine sulphoximine)	与靶分子氧特异自由基反应,损害靶分子
DNA 修复抑制	米帕林(阿的平),烟酰胺,3-氨基苯甲酰胺,放线菌素 D	抑制 DNA 损伤修复

第六章　电离辐射的生物学效应

第一节　电离辐射生物效应分类

一个多世纪以来,电离辐射生物效应的研究一直是人们关注的热点,为了对电离辐射引起的健康危害进行定量评价和采取有效的防护措施,人们做了大量研究,已经从临床生物效应研究过渡到了潜在生物效应研究领域,效应的研究水平也从原来的细胞水平过渡到分子生物学和基因调控水平。目前生物效应在放射防护学领域有着不同的分类方法。

一、按时间和躯体划分的效应

(一)早期效应与迟发效应

按生物效应出现的时间早晚,可把电离辐射生物效应分为早期效应和迟发效应,早期效应是指在受照后几个星期或几个月内发生的辐射效应,如急性放射病,急性皮肤损伤等。而在受照后数月甚至数年后发生的效应称为迟发效应,如慢性放射病,辐射致白血病、致癌效应、放射性白内障、辐射遗传效应等。对于放射治疗而言,ICRP 将治疗开始90 天之内发生的辐射效应称为早期效应,治疗开始 90 天后出现的效应称为迟发效应。早期效应与迟发效应也分别被称为近期效应与远后效应。

导致迟发性效应的原因可能是:①一些组织细胞自我更新率缓慢。②某些具有分裂功能的组织细胞群死亡。③细胞间信号途径功能失调。④有些类型损伤的潜伏期较长。

(二)躯体效应与遗传效应

构成机体的细胞可区分为体细胞和生殖细胞两大类,按照效应出现的部位可将电离辐射生物效应分为躯体效应与遗传效应。体细胞损伤引起的躯体效应是指出现在受照者本身的效应,躯体效应又可区分为全身效应和局部效应。遗传效应是指生殖细胞的损伤引起,显现在受照者后代身上的有害效应。

二、按效应发生规律性质划分的效应

1977 年 ICRP 将电离辐射生物效应划分为随机性效应和非随机性效应。随机性或非随机性效应是按照生物效应发生规律的性质来划分的。

ICRP 1990 年建议书又将非随机性效应改为确定性效应,因为构成这种效应的基础是细胞死亡,放射线引起细胞死亡是一种随意性过程,把它称为非随机性效应不够妥当,改为确定性效应是由于这些效应在成因上是由放射线能量沉积事件决定的,因此被

译为确定性效应。确定性效应的含义是当照射剂量达到一定水平后,细胞死亡会超过细胞增殖补充或代偿能力,此时确定性效应必然会出现,故又称为必然性效应。

ICRP 于 2007 年发布了新的放射防护建议书,正式代替其 1990 年建议书。修订后的建议书包括了对辐射所致非癌症健康效应危害的考虑,由于日益认识到其中有些效应并不是仅仅在受照时决定,在受辐射照射之后也可被修饰,因此,现在被称为组织反应,建议用以替代确定性效应这一术语,或用作确定性效应的同义词。

第二节　随机性效应、确定性效应与组织反应

一、随机性效应

随机性效应指电离辐射照射生物机体产生的一些有规律的效应,这些效应的规律是:效应的发生概率与受照剂量的大小呈正比,但效应的严重程度与受照剂量无关;一般认为,在电离辐射防护感兴趣的范围内,这种效应的发生不存在阈值剂量,因此不管接受照射的剂量大还是小,这种效应都有可能会发生。照射剂量越大,该效应的发生率就越高,但当接受照射的剂量很低时,也不能保证这种效应不发生。

随机性效应的依据是辐射流行病学调查数据和剂量效应线性无阈模型(LNT)。LNT的含义是假设在较低剂量范围内,当辐射剂量大于零时,受到照射人员的癌症和遗传疾病风险增高(在高于本底水平以上),此时生物效应发生率与受照射剂量之间呈线性关系,并将以一种简单成比例的方式表现出来。

随机性效应发生的原因是电离辐射击中靶的概率是随机性的,所以引发随机性效应发生实际上是体细胞和生殖细胞突变的结果,最终可导致致癌效应、基因突变和遗传性疾病。

随机性效应的最大特点是效应是否发生存在着不可预知性,由于随机性效应的生物学研究中难于找到准确的阈值剂量,所以国际(或国家)辐射防护和辐射源安全基本标准中,随机性效应没有对应的剂量限值,而是应用确定性效应(组织反应)的剂量限值,并在此基础上追加了附加要求:即在不超过剂量限值的前提下,还要使个人受照剂量的大小、受照射的人数以及受照射的可能性均保持在可合理达到的尽可能低(ALARA)的水平。

二、确定性效应与组织反应

确定性效应指电离辐射引发的某种健康效应,该效应通常存在一个阈值剂量水平,当受到照射超过了剂量阈值水平时该效应可能发生。低于约 100 mGy 的急性照射剂量不会对组织造成功能性损害。每个器官和组织以及每个人引起确定性效应的阈值存在一定的差异,在有限程度上可能还取决于受照个体的情况,超过阈值剂量时,这种效应的发生率和严重程度随剂量的增加而增大。

确定性效应的发生基础是器官或组织的细胞死亡,确定性效应指除了癌症、遗传和

突变以外的所有躯体效应和胚胎效应及不育症等,比如红斑、急性辐射综合征(放射病)等,如果这种效应具有致命性或威胁到生命或导致降低生活质量的永久性伤害,则被称为严重确定性效应。近年来,ICRP、IAEA和欧洲联盟(简称欧盟)等新建议案中又提出了"组织反应"的概念来取代"确定性效应"。

组织反应是从组织损伤反应的动态过程等综合因素来考虑,以前认为某种效应在阈剂量是确定发生或未发生,现在认为有"不确定性",因为有些效应临床可能还没有观察到,但已经有了组织或细胞反应,或者临床可能有该效应但通过治疗又可以使效应不发生,它有较多的不确定性;还有一些组织反应到很晚(晚期)才表现出来,这些组织反应与发生时间、随访时间、个体敏感性差异、放疗及核事故后风险评估、迁延照射等因素有关,所以国际组织提倡用"组织反应"取代"确定性效应"。

针对组织反应,国际组织又提出了组织反应阈剂量、正常组织早期(或晚期)反应和终身危险的概念。组织反应阈剂量或阈值剂量的含义是:照射会导致某种组织反应(效应)发生,但效应发生率仅为1%时所对应的剂量。

如果正常组织受到照射后,在数周至数月内出现的组织损伤称为正常组织早期反应,若经数月至数年后才表现出来的损伤称为正常组织晚期反应,放射性白内障就是正常组织晚期反应。终身危险是指在人的一生中发病或死于放射性照射的风险。

应当注意的是,阈剂量与剂量限值的含义不同,阈剂量指生物效应研究中的一个推荐值,而剂量限值是国际(或国家)基本安全标准给出的一个法定值。比如ICRP 118号出版物给出的眼晶状体和心脑血管器官放射检查的阈剂量为500 mGy,而我国颁布的《电离辐射防护与辐射源安全基本标准》(GB 18871—2002)规定职业人员一年内晶状体当量剂量限值不许超过150 mSv(如为X和γ线照射可换算为150 mGy),公众成员眼晶状体当量剂量限值为15 mSv(X和γ线可换算为15 mGy)。

第三节 电离辐射的细胞效应

细胞是构成机体组织、器官的基本结构单元,电离辐射的整体效应,例如急性、慢性损伤,早期效应与迟发效应,均以辐射对细胞的作用为基础。细胞的损伤类型主要有两个,一个是细胞死亡,一个是细胞损伤和突变。电离辐射损伤细胞的数量和程度不同,可出现体内一系列生理变化,直至发生多种局部或整体的近期和远后效应等。

一、电离辐射所致的细胞死亡与凋亡

在细胞水平上研究电离辐射效应时,细胞存活或死亡是重要的终点指标;在放射生物学中,从辐射致死效应的角度,把细胞"增殖能力"的完整性作为存活与死亡的判断标准。这里强调的是完整的增殖能力,一个细胞虽然暂时具有一定的生理和生化功能,形态无损伤,有时还能勉强再进行一两次有丝分裂,但由于它已经丧失完整的继续增殖能力,就不能看作是存活细胞,而被视为非存活细胞,即死亡细胞。

这种以"增值能力"定义细胞死亡或存活的概念,使得"克隆形成"法成为细胞放射生物学的基本研究方法。

(一)细胞死亡的形式

细胞在受到一定照射剂量后可以发生死亡，常见的死亡方式有间期死亡和增殖死亡。细胞的死亡方式常常与细胞类型、照射剂量和方式有关。

1. 间期死亡

照射后细胞在有丝分裂的间隙期立即死亡者称为间期死亡，又称即刻死亡。由于不能通过下次有丝分裂，故又称非有丝分裂死亡。间期死亡对一般细胞来说，多次出现在一次大剂量照射后迅速出现正常核形态消失，发生细胞变性而死亡。对某些细胞来说，例如 A 型精原细胞，卵细胞和小淋巴细胞，较小剂量即可导致间期死亡。间期死亡的原因是细胞核磷酸化抑制、ATP 合成损伤、膜通透性改变、核结构的破坏等。

细胞间期死亡与机体辐射损伤程度紧密相关，例如骨髓型急性放射病就是大量小淋巴细胞和胸腺细胞间期死亡的结果，脑型急性放射病是神经细胞的间期死亡所致。目前细胞间期死亡的机制尚不完全清楚。

2. 增殖死亡

细胞接受致死剂量照射后并不立即死亡，在停止有丝分裂之前保持正常显微结构，但在经少数几次分裂后突然变性而死亡。增殖死亡与细胞分裂周期数和受照剂量有关，受照射剂量愈大则可分裂次数愈少。

增殖死亡的机制可能是有丝分裂抑制和染色体畸变所致。因此，不能进入细胞分裂的细胞，如神经细胞、横纹肌细胞等，在一般情况下不表现为这类死亡。还有一种情况是细胞照射后，既不立即变性，也不进一步分裂，而是形成巨细胞，存活一段时间后突然死亡。这些巨细胞直径可为原来的 25~50 倍，可存活数月，辐射诱发巨细胞死亡是增殖死亡的变形，它可能是细胞融合或核内分裂的结果。增殖死亡的分子基础可能是 DNA 的双链断裂、碱基损伤和错误修复引起遗传密码改变，影响蛋白质和酶的正常合成。

(二)细胞凋亡

细胞死亡和细胞变异是辐射引起的两个相互关联的现象，细胞死亡对机体是坏事，但也可能是好事，因为使变异细胞死亡是避免细胞癌变的重要机制，这种关系由于细胞凋亡概念的发展而变得更加清楚。

到目前为止，人们已经知道细胞受到照射后的结局包括细胞坏死、凋亡与损伤修复。凋亡是指为了维持内环境的稳定，由基因控制的细胞自主地有序地死亡。细胞凋亡与细胞坏死不同，凋亡是主动的过程，它涉及一系列基因的激活、表达以及调控等作用，它并不是病理条件下自体损伤的一种现象，而是为更好地适应生存环境而主动争取的一种死亡过程。凋亡与坏死结果相似，但它们的过程与表现却有很大差别。坏死是细胞受到强烈的物理化学或生物因素作用引起细胞无序变化的死亡过程，表现为细胞胀大、细胞膜破裂、细胞内容物外溢、细胞核变化、DNA 降解等局部严重的反应。

电离辐射引起坏死和凋亡的机制不同，凋亡可发生在受到很高剂量照射的细胞，也可以发生于治疗剂量的正常或肿瘤组织，肿瘤细胞的辐射敏感性与照射后出现的凋亡现象呈正相关，细胞凋亡的调节是非常复杂的，参与的成分也非常多，还有很多不为人们所知的机制需要进一步探索。

二、细胞存活曲线及其参数

测量体内原位细胞存活比较困难,借助体外细胞培养技术,可使具有无限增殖能力的单个细胞繁殖成集落(克隆)。在培养基上接种一定数目的细胞经一定剂量照射后,可以通过计数形成的集落数来计量存活下来的细胞。为了集落计数标准一致,通常把含 50 个以上细胞的克隆计为一个集落,代表一个存活单位。但这不是一成不变的,在某些情况下,几个细胞也可作为一个集落。把在一定剂量下,生成的集落数目与原接种细胞数之比,称为该剂量下的存活分数(SF)。做细胞培养时,即使未受照射的细胞,也不能全部形成集落,这时形成的集落数与接种细胞数之比称为接种效率(E_p,%)或集落形成率。

SF 计算与 E_P 校正式:

$$SF = \frac{\text{形成的集落数}}{\text{接种的单个细胞数}} \times E_P\%$$

细胞增殖死亡的剂量曲线,如以算术坐标表示,呈 S 形(图 6-1a),若以半对数坐标表示其存活分数,则可得到图 6-1b 所示的带肩区的直线,D_0 表示直线部分的斜率,它的含义是使细胞存活分数下降了 63% 所需的剂量。从存活分数为纵坐标的 0.1 和 0.037 两个点分别作平行线与曲线直线部分相交,然后分别作垂直线与剂量轴相交,剂量轴上两个相交点剂量之差为 D_0。图中的 D_0 值为 1 Gy,大多数哺乳动物细胞的 D_0 值为 1~2 Gy。D_0 是细胞辐射敏感性大小的主要参数,可以用鸟来比较不同细胞株的辐射敏感性。有时也用 D_{37} 来反映辐射敏感性,D_{37} 是细胞存活分数从 1.00 降至 0.37 的剂量。

$$D_{37} = D_0 + D_q$$

将曲线(图 6-1b)的直线部分外推,使之与存活分数轴相交,相交点表示外推数 N,N 称为靶数或击中数,图 6-1b 中 N 等于 3,对于大多数哺乳动物细胞,$N=1~5$,少数细胞 N 值可到 10~20。如果从存活分数 1.0 处作为一平行线与上述外推线相交,相交点在剂量轴上的投影点即为准阈剂量(D_q)。D_q 代表曲线的肩宽,反应克服曲线肩部所需的剂量,对于急性照射的有氧细胞,D_q 为 0.5~2.5 Gy。N 和 D_q 都是描述细胞亚致死损伤的承受能力,它们是反映细胞对这类损伤修复能力的指标。各参数之间的关系见图 6-1。单靶单击模型条件下,剂量存活曲线是一条指数型直线,没有肩区,这时 D_{37} 等于 D_0。

$$D_q = D_0 \ln N$$

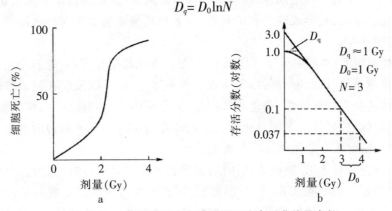

图 6-1　电离辐射引起细胞增殖死亡存活曲线及参数

需要指出的是,细胞存活曲线可分为两类,一类是现象性的,另一类是机制性的。目前的模型多属现象性的,但对机制有时也有所阐明。建立机制性模型固然难度较大,但一旦成功,将具有更大的理论和实际意义。计算机的发展和应用为数学模型的拟合提供了有力的工具,将有助于机制性模型的建立。

三、电离辐射诱发细胞染色体畸变

遗传保证生物体的特征从亲代传给后代,绝大部分遗传物质被载带在染色体上,其功能单位为基因,生物体特有的基因型是由其染色体上的基因数目、类型及其排列方式来决定的。电离辐射可使基因的化学结构或基因之间的排列发生改变,称基因突变。染色体畸变也是致癌效应和遗传效应的基础。

(一)染色体的一般特征

每个物种都有其特定的染色体数目和形态特征,体细胞中染色体都是成对的,各种生物经过无数世代相传,而其染色体的形态和数目始终保持相对稳定;人类的染色体中把 22 对常染色体编为 1~22 号,分为 7 组(A~G 组),性染色体为 X 和 Y,男性为XY,女性为XX。

正常情况染色体数目和形态结构都是恒定的,在某些诱变剂作用下可发生数目和结构的改变。正常人体细胞含有 23 对同源染色体,由父方精子带来的一组染色体(单倍体)和母方卵子带来的一组染色体共同组成,因而称为二倍体。

(二)电离辐射引起的染色体改变

1. 染色体数目异常

如果体细胞中染色体不是正常的 23 对,就是数目异常,常见的数目异常有多倍体和非整倍体,前者是染色体成倍地增加,形成三倍体、四倍体,甚至更多。后者是染色体非成倍地增加。数目异常与照射剂量间无规律性定量关系,因此一般不把染色体数目变化作为估算辐射剂量的定量指标。

2. 染色体的结构改变

染色体结构变化可根据靶细胞或受试因子所处的细胞周期阶段,以及染色体击断后的重接方式分为两类,即染色单体型畸变和染色体型畸变。染色体结构改变的最初变化是断裂,断裂以后有 3 种结局:①断端照原样重新愈合,这在细胞学上无法辨认;②两断端保持原先的断裂面,形成缺失和游离断片;③和其他断端发生交换重接而导致各种类型的畸变(图 6-2)。

染色单体型畸变:当细胞处于 S 期或 G_2 期受到电离辐射作用时,这时染色体经过复制成为两个染色单体,因此断裂可以发生在一条单体上,也可以发生在两条单体上。常见的染色单体畸变有以下类型:染色单体间隙、染色单体等点间隙、染色单体断裂,染色单体缺失、三射体、四射体。大部分化学诱变剂和环境中一些有害因素均可诱发染色单体畸变,对评价辐射效应染色单体畸变意义不大。

染色体型畸变:处于 G_1 期或 G_0 期的细胞受到电离辐射作用时,因为这时染色体尚未复制,其中单根染色丝被击断,经 S 期复制后,在中期分裂细胞见到的是两条单体在同一部位显示变化,因此导致的是染色体型畸变。按畸变在体内的转归,可以分为非稳

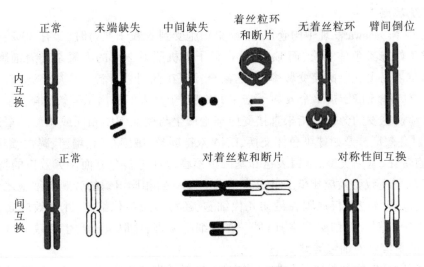

图 6-2　染色体畸变示意图

定型畸变和稳定型畸变两类。前者包括双着丝粒、双着色环和无着丝粒断片,后者包括相互易位、倒位和缺失(图 6-2)。

(三)染色体的辐射剂量估算

染色体对电离辐射具有高度的敏感性,即使受照剂量在 0.05 Gy,受照射后早期即可见畸变率增高。人类受到一定剂量的电离辐射作用后,早期在外周血淋巴细胞和骨髓细胞中即可见到染色体的畸变,染色体的畸变可作为照射剂量估算和事故照射近期及远期效应的观察指标。用于生物剂量估算的主要有双着丝粒、着丝粒环和无着丝粒畸变,其中以"双着丝粒"或"双着丝粒+着丝粒环"较为准确。

通过建立的射线诱发染色体畸变–剂量效应关系,在发生电离辐射事故时,可尽快(不晚于 8 周)抽取受照者血液分离淋巴细胞体外培养,做染色体畸变分析,通过染色体畸变–剂量效应关系估算受照剂量。但该方法只能用于比较均匀的急性照射,对不均匀和局部照射只能给出相当于均匀照射的剂量,也不能用于内照射、分次照射和慢性小剂量照射的剂量估算。可估算的剂量范围一般为 0.1~5.0 Gy。用这种细胞遗传学方法推测的剂量下限,对 X 射线及 γ 射线约为 0.1 Gy,裂变中子为 10~20 mGy(需要分析大量细胞,否则很不可靠)。

染色体畸变分析被公认为较可靠的生物剂量估算方法,但在实际应用中由于分析畸变费时、费力,对检验人员识别畸变的技能要求较高,无法满足大群体受照人员的剂量估算。目前微核试验也被广泛应用作为染色体畸变的辅助检测手段,由于微核主要来源于染色体的断片和整条染色体,微核试验与染色体畸变分析的敏感性、特异性、准确性都几乎相当,也是一个较好的估算生物剂量的方法。

四、电离辐射诱发的旁效应

长期以来,人们一直认为辐照对动物细胞的伤害来自于直接辐照细胞中未修复或错误修复的 DNA 分子,而未经辐照的细胞则不会受到影响,近年来旁效应的发现则打破了这一传统观点。

1992年Nagasawa发现中国仓鼠1%卵巢细胞受到α粒子照射时,却有30%~50%的细胞都发生姐妹染色体互换,而Ezow用α粒子随机照射20%的人鼠杂交瘤细胞,却产生比预期结果高出3倍的突变频率,有的甚至发现在低剂量α粒子作用下,旁观者细胞的基因突变频率5倍于被单个α粒子击中的细胞,于是人们提出了旁效应概念。

电离辐射诱发的旁效应指未直接受照细胞产生与受照细胞相同或相似的辐射生物效应。辐射旁效应涉及姐妹染色体交换、DNA双链断裂、细胞存活、增殖、凋亡、细胞生长阻滞、细胞转化、基因突变、基因表达和基因组不稳定性等多个方面。旁效应的特点是:①高LET辐射所致旁效应比低LET辐射强烈;②一般相同组织的旁观者细胞才可能产生旁效应;③旁效应不仅局限在最初几代细胞,还可涉及后代细胞;④旁效应属于非靶效应,其中一些效应对细胞有害,而另一些对细胞无害,这取决于产生旁效应信号的细胞类型和接受信号的细胞类型。

电离辐射诱发的旁效应的机制可能有:①辐射诱发产生活性氧自由基;②受照介质的效应;③与细胞间通信或信号传导有关的因素,以及细胞因子(包括TNF、IL-1、IL-8、TGF-1)等均在诱导旁效应过程中发挥作用。

经过二十余年的探索,旁效应的现象及其机制已逐渐被人们所了解,越来越多的文献报道关于体内旁效应特征的研究,并已经证实在生物体内辐射诱导的旁效应不仅能发生在相邻组织,还可发生在远源器官。辐射旁效应的发现对传统的以线性外推方式建立起来的辐射防护学理论提出了挑战,其研究已成为辐射生物学领域的热点。

第四节　电离辐射致癌与遗传效应

一、电离辐射致癌效应

电离辐射致癌是得到确认的致命性健康危害因素,致癌效应是制定放射防护标准的重要依据之一,因此,辐射致癌效应的评价是辐射危害评价的核心内容。

(一)电离辐射的致癌特征

正常细胞转化为癌细胞的过程涉及多种机制和阶段,称为多阶段学说,即经历"始动—促进—发展"三阶段。电离辐射无疑首先是致癌的"始动因子",与化学致癌物相比,电离辐射是一种比较弱的始动因子。其次,电离辐射也可能是一种"促癌因子",可促进已始动细胞克隆增殖。但是,电离辐射并不是强的促癌因子,因为细胞增殖只有当受到足够高的剂量引起细胞损伤继而出现代偿性增殖时才能发生。假如剂量过高,一些已被始动的细胞还将被杀死,因而降低癌症的发生率。最后,电离辐射也是一种"促发展因子",任何受照射的人,肯定体内已经存在既往因其他原因引起的被始动和被促进的细胞克隆,这时电离辐射作为基因和染色体的诱变剂,可以使这些变异的细胞克隆转为恶性生长。电离辐射具有几乎可以诱发所有种系哺乳动物的所有组织肿瘤的能力,这是任何一种化学致癌物都不能比拟的。

UNSCEAR 2010 年报告将辐射致癌过程描述为身体器官原始细胞生长模式出现的严重紊乱。这些原始细胞通常以一种有序的方式发育和分裂,以形成器官中的特定细胞,但异常生长和发育停顿可导致特定器官中产生一个细胞团,即实体瘤。原始骨髓和淋巴细胞中的这种异常生长或发育可分别诱发白血病和淋巴瘤,而不受抑制的肿瘤生长和进一步的细胞变化可导致恶性疾病扩散,这往往危及生命。

大量流行病学研究证实,人体受到中等和高剂量照射可引发很多器官中实体瘤及白血病的发病率增高,其机制是放射线在细胞中的能量沉积损害了亚细胞中的一些成分,比如染色体中的 DNA 分子等。人类基因组含有约 30 亿个 DNA 碱基对,这些基因负责在各个细胞中协调所有功能,除非基因的辐射损伤得到了正确修复,否则,细胞可能会死亡,若细胞得以幸存,由于 DNA 变异可造成细胞的行为受到影响,小部分此类变异可诱发癌症形成。

研究发现,生物细胞内有多个 DNA 修复系统,可修复多种形式的自发性或外部动因诱发的 DNA 损伤,但如果 DNA 双螺旋结构受到损伤,很难得到正确修复。大量实验指出,即使是低剂量照射也存在着 DNA 变异可能(概率极小,但并非不存在),因而增加了癌症诱发风险。但射线诱发癌症的发生与发展并不仅仅与细胞 DNA 单一因素有关,辐射可以使组织细胞产生适应性反应、免疫系统的影响、基因组稳定性、旁观者效应、诱发炎症反应等,这些因素都可促成辐照导致的癌症风险的上升或下降。

易患癌症的人对辐照的敏感性增加,其他个体因素(年龄、激素、免疫状况)和环境因素(毒素暴露、饮食等)可促成个体的辐射敏感性改变。

根据线性无阈模型理论,目前认为放射性引起癌症没有阈值剂量,接受放射性剂量越大癌症发生率越高,但接受放射性剂量很低时也不能保证癌症不发生。

(二)电离辐射致癌效应评估方法

电离辐射诱发的癌症与一般人群自然发生的癌症并没有可供鉴别的临床和病理学特征,而是使自然存在的某种癌症的发生率增加,超出其基线发生率。因此,多大剂量照射可以引起癌症?哪些癌症是电离辐射引起的?这些问题不能从个案分析,而只能根据人群分析的结果来回答。对人群中某种疾病的时间、空间分布及影响因素的研究称为流行病学。电离辐射流行病学与一般流行病学在方法学上没有特殊差别,在电离辐射致癌危险的估计中更常用死亡率,因为死亡率的登记比发病率更准确。

为了评价人群电离辐射致癌的危险水平,流行病学中经常使用绝对危险值、相对危险值和归因危险值三个指标。绝对危险值是照射组癌症发生率与对照组或参比人群发生率之差,因此绝对危险又称超额绝对危险值(EAR)。相对危险值(RR)是两组发生率之比。如果病例组的发病率与对照组或参比人群相比并不增加,则 RR≤1,当相对危险值 RR>1 时,称为相对危险增加值或超额相对危险值(ERR)。归因危险值(AR)是 EAR与癌症总数之比,说明全部癌症中有多少(%)起因于电离辐射照射。

ICRP 针对有代表性人群的特定照射方式,提出了公众和职业人员终身死亡概率系数的概念,它的含义是:接受 1 Sv 照射时,受照人群的致死性疾病与一般人群相比增加的百分数,单位是:%/Sv。比如全部癌症合计的终身死亡标称概率系数为:5.5%/Sv,当有人群受到 1 Sv 照射时,该受照人群死于癌症的概率在原来(基线发生率)基础上增加5.5%。

　　基线发生率指一般人群某种癌症自然发生率,ICRP 第 73 号出版物用于诊断过程伴有中等小剂量和低 LET 照射终身死亡标称危险系数, 列于表 6-1 中,UNSCEAR 当前对辐射诱发致命癌症危险的估计值可见表 6-2。

表 6-1　小剂量低 LET 照射的致死性癌症终身死亡标称危险系数

癌症部位	死亡标称危险系数(%/Sv)	
	全体公众	职业群组
膀胱	0.30	0.30×80%
骨髓	0.50	0.50×80%
骨表面	0.05	0.05×80%
乳腺(女性)	0.20	0.20×80%
结肠	0.85	0.85×80%
肝	0.15	0.15×80%
肺	0.85	0.85×80%
食管	0.30	0.30×80%
卵巢(女性)	0.10	0.10×80%
皮肤	0.02	0.02×80%
胃	1.10	1.10×80%
甲状腺	0.08	0.08×80%
其余器官	0.50	0.50×80%
总计	5.00	5.00×80%

表 6-2　超额终身死亡危险 *(男女均值)

急性剂量(Gy)	实体癌	白血病
0.1	0.36~0.77	0.03~0.05
1.0	4.3~7.2	0.6~1.0

* 超额终身危险为 1.0% 时,即 100 人中有一个额外死亡病例。该资料来自 UNSCEAR2010 年报告。

(三)电离辐射致癌危险

　　辐射致癌危险评价的重要任务是根据辐射流行病学研究得到的 EAR、ERR 计算单位剂量照射引起的危险,称为危险系数,EAR 系数为单位剂量增加的例数,用 10^6 人/年 Sv 表示;ERR 系数为单位剂量增加的百分数,通常用%/Sv 表示。

　　人类辐射致癌危险评价特别关心低剂量照射引起的癌症危险, 以便为制定职业照射与环境照射辐射防护剂量限值提供生物学依据。低剂量照射的流行病学研究受到的干扰因素多,要求样本数量大,很难用来对低剂量照射的致癌危险进行直接估计,因此需要利用剂量范围较宽的、包括中高剂量在内的人群照射资料向低剂量间接外推。

　　原子弹爆炸幸存者人群数量大,包括两性不同年龄、剂量范围宽、随访时间长、登记资料完备,因此,其所得结果一直是 UNSCEAR、BEIR(美国电离辐射效应委员会)建立辐射致癌模型、进行辐射致癌危险分析的基础。ICRP 采用"危害"的概念来表示因受某一辐射源的辐射照射,受照组及其后代最终所经受的总的伤害,它包含了各种癌症、寿命缩短、遗传性疾病等因素,并将"危害"看作是可诱发相当于造成 15 年寿命损失的死亡总危害概率。

表 6-1 和表 6-3 给出了组织、器官受照剂量的危害系数, 这些标准系数是所有年龄、男女各半的全部人口的平均值(乳腺和卵巢除外,这两个器官为女性的)。为获得人数相等的女性和男性的数值,需将表中的值除以 2,它可应用于诊断过程伴有的中等小剂量和低剂量率的情况。在计算时"其余器官"包括肾上腺、脑、呼吸道胸外段、小肠、肾、脾、胸腺和子宫。

表 6-3 随机性效应的标称概率系数(有效剂量的概率)

受照人群	危害[①] (%/Sv)			
	致死癌症[②]	非致死癌症	严重遗传效应	总计
成年工作人员	4.0	0.8	0.8	5.6
全部人口	5.0	1.0	1.3	7.3

注:①约整数。

②对于致死性癌症的总体,危害系数等于概率系数。

对广岛和长崎原子弹爆炸 8 万多名幸存者最近 50 年的详细跟踪调查表明,在 12 000 名癌症病例中,辐射引起的超额死亡略低于 700 例,这些幸存者中出现的癌症约 6%与电离辐射有关。

值得关注的是医疗照射癌症危险的增加,已证实 20 世纪英国强直性脊椎炎 X 线治疗人群的白血病、膀胱癌、前列腺癌和脊髓癌症增加;以色列儿童头癣放疗后,甲状腺癌增加;子宫颈癌放疗后,直肠、膀胱和胃癌以及白血病等二次原发癌的增加。近年来除继续报道放疗病人新生癌症增加外,由于 X 线和 CT 的不合理应用,已成为癌症发病率增加的原因之一。

(四)癌的遗传易感性及其意义

现代医学研究证实,人类存在着癌的遗传易感性,因此,电离辐射致癌危险不完全是随机的,某些具有家族致癌危险的人,辐射诱发癌的概率高于一般人群。

ICRP 第 79 号出版物认为,对伴有家族性癌症的个体来说,低剂量照射时辐射致癌危险相对于基线危险来说是比较小的,不足以构成需专门加以防范的基础;然而在放疗中接受了高剂量照射后,这种危险增加;某些人存在癌的遗传易感性,家族性肿瘤患者诱发二次癌的危险已成为应当重视的现实, 为了临床医生在病人发生二次癌的危险与放疗可能获得好的疗效之间进行权衡, 对怀疑为家族性肿瘤病人在放疗前应进行遗传易感性检查。

对不满 20 岁的乳腺癌患病高危妇女(具有乳腺癌家族遗传史、*BRCA*1 或 *BRCA*2 基因变异)慎用 X 线进行乳腺肿瘤筛查及其他胸透影像技术,应采用其他方法进行检查。

二、电离辐射遗传效应

(一)概述

如果辐射引起生殖细胞的损伤,这个损伤(突变或染色体畸变)可以传递下去并表现为受照者后代的遗传紊乱。辐射尚未被确认为人类的这种效应的一个原因,但对动植物的研究提示这种效应将会出现,而且后果可能是微小到不可观察,进一步则为重大畸形或丧失功能,直到早期死亡。必须假定对人类生殖细胞的非致死损伤会传给后代,这种随机性效应称为遗传效应。

虽然迄今为止在人的辐射流行病学调查中(包括对日本原子弹爆炸幸存者的长期遗传流行病调查,对马绍尔群岛居民受核试验落下灰污染、切尔诺贝利核事故的追踪调查,天然辐射高本底地区人群及职业照射和医疗照射受照人群的流行病学调查等)尚未发现有统计学意义的遗传效应,但大量的动物实验研究中却早已观察到辐射能诱发遗传效应,包括染色体畸变(结构改变或数目改变)和基因突变(显性的和隐性的),因此,不能排除辐射对人类有产生遗传损害的危险。

遗传效应的变化范围很大。一种效应是产生导致第一子代遗传疾病的显性突变。在这种情况中有的对受照个人极为有害,这时会威胁到生命。它们主要发生于受照后的第一、第二子代。染色体畸变也能引起儿童的先天畸形。隐性突变对最初几个子代的影响很小,但后代的遗传损伤的总数是增加了。还有许多有害的情况在人类中有相当大的发生机会,并且是由遗传因子与环境因子相互作用而产生的,它们称为多因素疾患。

(二)辐射遗传效应的流行病学评价

辐射遗传效应的危险,可以通过直接法或间接法进行研究,由于直接法包含的不确定因素较多,目前主要依靠间接法或称倍加剂量法。倍加剂量法使用的重要参数是倍加剂量,它是使遗传性疾病的发生率增加 1 倍所需要的剂量。虽然人群辐射流行病的遗传效应证据不足,但动物实验可以证明该效应的存在,因此 UNSCEAR 给出的动物低 LET,低剂量(率)照射的倍加剂量为 1 Sv。后来一些学者,根据原子弹爆炸幸存者资料对动物结果进行校正,给出了慢性照射人类配子的倍加剂量为 3.38~4.46 Sv,由此估算遗传性疾病的平均倍加剂量为 4 Sv。ICRP 第 60 号出版物关于低剂量、低剂量率电离辐射诱发严重遗传效应的危险系数的估计值即由倍加剂量法求得,列于表 6-4 中。

表 6-4 低剂量/低剂量率照射诱发严重遗传效应的危险系数(10^{-2} / Sv 性腺剂量)

时间期限	疾病种类	生育人群	全体人群(职业人群)
全部后代	单基因及染色体病	1.2	0.5
	多因素病	1.2	0.5
	合计	2.4	1.0(0.6)
最初两代	单基因及染色体病	0.3	0.1
	多因素病	0.23	0.09
	合计	0.53	0.19

注:多因素病包括先天畸形和原作者所列 25 种成人常见疾病。

以前曾认为遗传学效应可能是原子弹爆炸带来的最重要的影响，但在对原子弹爆炸幸存者的第二代和第三代的研究中，却没有发现遗传效应明显增加，现在看来辐射遗传效应远不像当初曾经设想的那么严重。

目前这些研究无法直接监测辐照的遗传风险，这些研究也无法证实不存在任何遗传效应风险，这是因为，在未受辐射人口较高的发病率基础上，很难发现与辐照相关的略微增加的发病率（表6-5）。不过，这些研究的结果很有用，它就所有相关风险的估计提供了上限。

表6-5　父母的低剂量辐照对下一代形成遗传疾病风险估计值

疾病类别	基准频率	第一代风险（低LET照射：1 Gy/百万人）
显性（包括X伴性显性疾病）	16 500	750~1 500
染色体	4 000	
慢性多因素疾病	650 000	250~1 200
先天性异常	60 000	约2 000

第五节　电离辐射其他效应

一、宫内照射效应

众所周知，发育中的胚胎或胎儿对电离辐射高度敏感。辐射对发育中的胚胎或胎儿可能产生的效应，有两种需要考虑，这就是发育异常（确定性效应）和在儿童期或成年期发生癌症（随机性效应）。

辐射照射对胚胎或胎儿的效应，取决于照射发生相对于受精的时间以及总的吸收剂量。器官形成期和胎儿早期的辐射危险最大，妊娠的中期危险稍微小一些，晚期危险最小。应当注意，对于宫内照射，值得关注的辐射剂量为胚胎或胎儿（而不是孕妇）的吸收剂量。

ICRP第90号出版物对新发表的出生前受照动物实验数据、人类胚胎和胎儿辐射生物效应的再评估数据进行了汇总和审议，总体而言是对其第60号出版物中宫内照射健康危险判断的强化和补充，为ICRP 2007年建议书的相应评估结论提供了重要的科学依据。

（一）确定性效应（组织反应）

对于确定性效应（有害的组织反应）的阈剂量，ICRP目前的基本判断是，在吸收剂量（单次剂量或年剂量）低于约100 mGy的范围内（低LET或高LET辐射），主要器官和组织不会在临床上表现出功能损伤。在ICRP第90号出版物的基础上，ICRP对剂量低于100 mGy的低LET辐射宫内照射的组织损伤和畸形的危险估计引述如下。

在植入前期（受精后0~10日）和植入期（受精后10~14日），受精卵植入到子宫内膜中，卵泡开始形成，此期间所发生的任何效应都会发生"全或无现象"，胚胎中细胞数很少,且其性质尚未分化,这些细胞受到损伤的后果是使之不能着床或造成胚胎死亡,也可能通过全能干细胞的增殖而使胚胎不受任何影响,通常认为此阶段的细胞损伤更可能的是引起胚胎死亡而不是对活产儿产生随机性效应。新的动物研究数据证实,植入前期胚胎对辐射的致死效应敏感。在剂量低于 100 mGy 的情况下,这种致死效应是非常少见的。现有数据无法使人们相信,这将会对出生后健康产生显著的影响。

辐射照射诱发的畸形主要发生在主要器官形成期。在主要器官形成期(对人类而言受孕后 3~8 周)的一定阶段,某些特殊畸形的敏感性明显增加,受照可导致畸形、白内障和生长缓慢。妊娠第 8~25 周中枢神经系统对辐射特别敏感,甚至可能引起严重的智力迟缓(SMR)。第 8~15 周的危险大于第 16~25 周。上述效应是典型的确定性效应。

没有证据证明妊娠 8~15 周内,在短期内受到小于 100 mGy 的照射,能产生致畸效应。根据动物数据判断,对于诱发畸形,存在着一个约为 100 mGy 真实的剂量阈,因此,出于放射防护的目的,ICRP 认为,远低于 100 mGy 的宫内照射预计不会产生畸形危险。

宫内照射可导致儿童不同程度的智力损害,其严重程度随剂量而增加(图 6-3),直至认知功能严重迟钝。程度较轻的智力受损表现为智力测验得分随剂量增加而降低、身体发育主要特征的发生时间有改变、学习成绩受影响及对癫痫发作有易感性。在妊娠 8~15 周于子宫内受照射时,活产儿智商(IQ)曲线均匀地向低分向平移约 30 IQ 单位/Sv。ICRP 第 90 号出版物对日本原子弹爆炸幸存者在生前最敏感时期(受孕后 8~15 周)受照诱发的严重智力迟钝资料的审议,支持该效应具有至少 300 mGy 阈剂量的意见,在小剂量情况下没有这种危险。但是,即使不存在真实的剂量阈,低于 100 mGy 的剂量对智商(IQ)产生的任何影响都可能是探测不到的,因而并无实际意义。该判断与 ICRP 第 60 号出版物的观点是一致的。

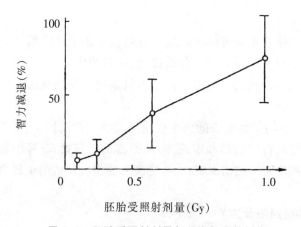

图 6-3　胚胎受照射剂量与儿童智力的损伤

(二)致癌效应

胎儿受照后,诱发儿童期致死性恶性肿瘤也是胎儿照射关注后果之一。有证据表明:受照胎儿在 10 周岁之内发生的儿童白血病和癌症的危险度增大,其危险度略高于成年人的危险度,发生超额癌症的危险度持续到儿童期以后。妊娠前 3 个月的危险度高于后 6 个月期间所观察到的危险度。

鉴于现有数据的局限性,ICRP 2007 年建议书无意于推算出生前照射的终身癌症危险标称系数的特定值,而支持其第 90 号出版物的判断:可以合理地假定,这个危险最多是全体人群危险的 3 倍。据判断该宫内受照的危险不大于儿童早年受照的危险,第 60 号出版物对此未作明确判断。

(三)遗传效应

2009 年,英国健康保护局(HPA)估计,出生前受照剂量为 25 mGy(高剂量诊断性照射)时,胎儿出生后其头两代后代遗传性疾病的绝对超额危险约为 0.012%,远低于该国人群先天性缺陷的自然危险(1%~6%),几乎可以忽略不计。

二、儿童确定性效应

确定性效应的发生与受照者的年龄有关,年幼者的组织生长旺盛,因此,接受相同剂量照射后出现的确定性效应比成年人更严重,而且可以出现生长发育障碍,激素水平低下,器官功能不足,智力低下等后果。表 6-6 列出主要根据放疗资料归纳的引起儿童晚期确定性效应阈剂量。

表 6-6 儿童照射引起晚期确定性效应的最低剂量

器官	效应	剂量(Gy)
睾丸	生殖细胞耗竭	0.5
	Leydig 细胞功能障碍	10
卵巢	闭经	>0.5
	不育	4
甲状腺	功能完全丧失	20
	功能低下	>1
脑	认知功能变化	18
	组织病理学变化	18(10)*
	神经内分泌效应	>18(>1)*
乳腺	发育不全	2
眼	白内障	2
肺	纤维增生	8~11
肝	纤维增生	12
肾	肌酐廓清率降低	12
骨骼	骨骼变化	10
心血管系统	心肌病	40
骨髓	机能低下	缺乏资料

*括号内为单次全身照射值。

通常,诊断放射学和核医学程序不会产生导致畸形和智力减退的剂量,但在宫内或儿童期受到诊断水平的照射,可能引起癌症的增加,因此,《放射诊疗管理规定》(卫生部令第 46 号)中明确规定:不得将放射性核素显像检查和 X 线胸部检查列入对婴幼儿及少年儿童体检的常规检查项目;对育龄妇女腹部或骨盆进行核素显像检查或 X 线检查前,应问明是否妊娠;非特殊需要,对受孕后的 8~15 周的育龄妇女,不得进行下腹部放射影像检查。

吸收剂量与确定性效应之间的关系表现为,低于阈值剂量就诊断不出效应,随着剂量的增加,损伤程度就会明显加重,在某种情况下是急剧加重,但当达到一定剂量时发生频率不再增加。

一般成年人大脑对 10 Gy 照射引起的细胞坏死有一定的耐受性,低于 10 Gy 照射仅有可辨别的损伤。但儿童大脑正在发育期,1~2 Gy 照射就可引起迟发性的认知和行为缺陷,这种缺陷如果是婴儿则更为明显,调查发现婴儿(<18 月龄)受到>0.1 Gy 照射,其在成年时更易出现认知和行为缺陷。

三、成年人确定性效应

出生后受电离辐射照射,当达到一定剂量后可引起急性放射病、慢性放射损伤等,电离辐射除可以引起上述全身损伤外,还可因局部受到外照射和放射性核素进入体内选择性的蓄积在某些器官或组织,以及进入或排出途径引起局部放射损伤。

(一)皮肤的电离辐射效应

皮肤分为表皮和位于表皮下方的由结缔组织构成的真皮,表皮是典型的阶层型组织,其干细胞为表皮的基底细胞,经过分化成熟形成角化层,人类表皮厚度从 40~50 μm(躯干)到 370 μm(手指);由基底细胞分化到角化层需 17 天左右,照射后最早出现的皮肤变化是红斑,可在暂时消退后再次反复出现;随红斑之后可以出现脱毛、干性脱屑、湿性脱屑和表皮坏死;大剂量照射后出现皮肤脱屑的时间(照射后 2~3 周)与从基底细胞分化到角化层所需的时间大体一致。皮肤照射的远期效应为表皮、汗腺、皮脂腺及毛囊萎缩,真皮纤维化,血管扩张,皮肤溃疡和皮肤癌等。

受到重视的皮肤放射损伤主要是接受穿透力较低的 β 射线和低能量 X 射线的外照射。因为穿透力较高的 X 射线和 γ 射线照射时,更重要的损伤是发生在深部器官而不是体表。较小面积皮肤接受 β 辐射粒子污染时可以成为"热粒子"使局部组织受到较高剂量的照射。β 射线照射形成的辐射剂量取决于该粒子的能量和组织深度。皮肤的靶组织位于不同深度,加之损伤效应受照射面积和剂量分割而不同,因此很难给出可以适用于不同照射条件的皮肤损伤阈剂量。X 射线或 γ 射线在面积 10 cm² 引起皮肤红斑的剂量在一次短时间照射时为 6~8 Gy,多次分割照射时大于 30 Gy。

皮肤的远期效应,例如真皮萎缩和皮肤溃疡,主要是深部组织受到照射损伤的结果,其机制比较复杂,涉及表皮细胞缺失和真皮结缔组织与血管的损伤。为准确评价这些效应,应该考虑 300~500 μm 深度的剂量。ICRP 第 60 号出版物给出分次照射时,5 年后出现血管扩张和真皮萎缩的阈剂量为 30~40 Gy。职业照射的皮肤确定性效应年当量剂量限值,在任何 1 cm² 面积和 7 mg/cm² 质量厚度下为 0.5 Gy,终身接受剂量将累积到 20 Gy。

(二)性腺的电离辐射效应

睾丸的生精干细胞是精原细胞,人类的精原细胞经精母细胞、精子细胞分化生成精子,完成一个发育周期大约需要 10 周;从刚刚产生的精母细胞发育到精子则需要 46 天。精原细胞对电离辐射非常敏感,照射后几个小时就会出现坏死;精母细胞和精子细胞很不敏感,只要不超过 3 Gy 就不会引起明显的变化,此时这些细胞可以继续分化成熟,精子数在受照后大约 46 天内变化不大,这是精母细胞成长所需的时间,在此之后精子数目将迅速下降。1 Gy 照射经大约 10 周出现精子缺乏,0.15 Gy 照射经过相似时间后则出现精子数目减少;精子的耐受性最高,3 Gy 照射也不会出现精子的形态学变化。

睾丸受照可以出现不育,但是只要有足够精原细胞存活,就可以通过增殖使生育能力恢复;一次短时间照射引起暂时性不育的参考阈剂量为 0.15 Gy,引起男性永久性不育的睾丸参考阈剂量为 3.5 Gy(一次短时间照射)和 2.0 Gy/年(高度分割和迁延照射)。

在女性生殖细胞中,卵原细胞与男性精原细胞相对应,卵母细胞与精母细胞相对应。卵巢中所有的卵原细胞均在胚胎期发育到卵母细胞,女婴出生后不久卵母细胞就进入休止期,形成初级卵泡,不再进行分裂。从青春期起,每月有一些初级卵泡发育成熟和排卵;出生后卵巢内不再有干细胞。

像睾丸一样,卵巢中的卵母细胞的辐射敏感性低于胚胎期的卵原细胞,因此,出生后卵巢对辐射的耐受力高于睾丸,一次短时间照射引起暂时性不育的阈剂量为 0.65~1.5 Gy,永久性不育的阈剂量为 2.5~6.0 Gy,由于卵母细胞随年龄增长而减少,所以造成永久性不育的阈剂量随年龄的增长而降低。ICRP 给出的放射性不孕症阈剂量见表 6-7。

表 6-7　放射性不孕症阈剂量

效应	器官/组织	效应所需时间	急性照射(Gy)	2 Gy 分割或持续照射(Gy)	慢性(剂量率)照射(Gy/年)
暂时性不育	睾丸	3~9 周	约 0.1	NA	0.4
永久不育	睾丸	3 周	约 6	<6	2.0
永久不育	卵巢	<1 周	约 3	6	>0.2

(三)眼晶状体的电离辐射效应

眼晶状体是由晶状体上皮产生的晶状体纤维所构成,晶状体细胞不断缓慢分裂迁移,持续终身。辐射诱发白内障的确切机制尚不清楚。基因组损伤导致细胞分裂、转录的改变和晶状体纤维细胞分化异常,而不是细胞死亡,被认为是突出的损伤。有理论认为,晶状体上皮前赤道区域内分裂或分化异常的细胞能够发生迁移,主要迁移到后极,在此转变为不透明的晶状体纤维细胞。单一晶状体上皮细胞或纤维细胞的辐射损伤可能导致晶状体透明度的微小局灶改变。早期认为这些微浑浊的积累和融合会产生数群损伤的晶状体纤维细胞,这些细胞可形成更大的晶状体缺陷,最终导致临床可检出的浑浊。也有人认为放射性白内障的形成可能取决于含受损基因组的晶状体上皮细胞的存活、分裂和分化潜能。因此,对于这种分裂和分化中的晶状体上皮细胞,辐射诱导且未修复的 DNA 损伤可能是白内障形成的至关重要的第一步。当晶状体细胞的损伤识别和修复能力受损时,就可能使白内障形成的危险性增高。与细胞周期检测点控制相关的基因的杂合性、DNA 损伤识别和修复也可能与放射性白内障的发生有关。

目前,尚无单个受损细胞可引起白内障的报道,这可能是无阈值的随机性效应的标志的直接证据。然而,有证据显示细胞分裂和增殖在白内障形成中的重要性。有报道称,在白内障患者的晶状体上皮细胞中微核(细胞分裂受损的标志)的发生率增加。动物研究结果表明,如果上皮细胞的细胞分裂被完全抑制,或者对分裂的上皮细胞进行辐射屏蔽,则不发生放射性白内障。对放射性白内障的形成可合理推测如下:晶状体中单个上皮母细胞发生初始损伤,通过细胞分裂和分化造成晶状体纤维细胞的成群缺陷。

ICRP 2007 年建议书对已导致视力障碍的白内障的阈剂量估计值分别为:单次短时照射总剂量 5 Gy(美国国家辐射防护与测量委员会(NCRP)1989 年给出的值为 2~10 Sv);分割多次照射或迁延照射总剂量大于 8 Gy(年剂量率大于 0.15 Gy/年);可检出的晶状体浑浊对应的阈值则低一些,分别为:0.5~2 Gy/年、5 Gy/年和大于 0.1 Gy/年。上述数据主要源于对原子弹爆炸幸存者和放射治疗患者的早年研究,这些研究一般随访时间短,未考虑潜伏期随剂量降低而延长这一重要因素,晶状体早期变化的检测缺乏足够的灵敏度,而且剂量在数个戈瑞以下的研究对象相对很少。流行病学研究使用多种自我报告、晶状体浑浊或白内障手术的病历记录存在相当程度的异质性, 晶状体浑浊评分体系也各不相同。此外,不同临床医师和调查者之间,对放射性白内障的精确临床定义,以及经过足够的时间, 是否所有可检出的晶状体变化都将导致视力障碍的白内障的认识也存在诸多差异。

动物模型和受照人群的新数据显示,低于 1 Gy 的剂量可诱发晶状体浑浊。更为精细的晶状体损伤评分体系的应用,更长时间的随访,以及更多可利用的低剂量受照数据,才能推导出更低诱发晶状体损伤的阈值。

对于晶状体浑浊或白内障,辐射诱发某一给定观察终点的效应,分次照射所需总剂量往往高于单次急性照射剂量。但是,总剂量较低的情况下,白内障潜伏期可能长达 20 年以上,低剂量率不能降低发病率。当前对职业和环境受照队列的流行病学证据提示,分割照射和迁延照射的阈剂量并不高于急性照射的阈值。因此,ICRP 118 号出版物建议,出于辐射防护目的,对于急性照射、分割多次照射或迁延照射,或者多年中每年以分割多次照射或慢性照射接受剂量时,辐射诱发白内障的阈剂量均取 0.5 Gy,而不考虑剂量率。

(四)其他器官的损伤效应

不论是大剂量急性全身意外照射还是大剂量局部放疗照射, 都可以引起体内其他重要功能系统,例如消化、呼吸、循环、泌尿、神经系统器官的损伤,出现相应的功能障碍,这些器官的损伤进展缓慢,机制复杂,既有照射引起的实质细胞、支持细胞和成纤维细胞损伤及减少的结果,也与照射时该器官出现的血管损伤及营养障碍有关,放射治疗时有可能使单一器官或少数器官受到超过阈值的很大剂量的照射。

需要关注的是甲状腺放射性损伤,ICRP 第 118 号出版物认为甲状腺放射性疾病危险度与照射剂量、年龄和性别有关,女性和高年龄组危险增大,常见原因是颈部外照射和 ^{131}I 摄入。实验发现狗长期暴露于 γ 射线外照射(2.4~3.8 Gy)可导致甲状腺功能减退症。临床放射治疗的量效关系为单次照射 ≥10 Gy/次,或分次照射 18 Gy 可引起甲状腺功能减退;累积照射≥0.3 Gy 可引发甲状腺炎(潜伏期 1 年上);≥0.2 Gy 10 年以上的照射可发生良性甲状腺结节;受照 4 年以上,有可能诱发甲状腺癌,这些数据来源于日本核武器损伤人群调查、切尔诺贝利事故调查、医疗照射调查和动物实验结果。电离辐射诱发的甲状腺癌属于随机性效应,须做病因概率(PC)计算进行病因判断。ICRP 第 118 号出版物给出了其他器官产生确定性效应的近似吸收剂量阈值(表 6-8)。

表 6-8　产生确定性效应的近似吸收剂量阈值

效应	器官/组织	效应所需时间	急性照射	2 Gy 分割或持续照射	慢性照射(Gy/年)
造血抑制	骨髓	3~7 天	约 0.5	10~14	>0.4
口干燥症	唾液腺	1 周	NA	<20	NA
吞咽困难、狭窄	食管	3~8 个月	NA	55	NA
消化不良、溃疡	胃	2 年	NA	50	NA
狭窄	小肠	1.5 年	NA	45	NA
狭窄	结肠	2 年	NA	45	NA
肛管直肠功能障碍	直肠	1 年	NA	60	NA
肝大、腹水	肝	2 周~3 个月	NA	<32	NA
皮肤变红的主期	皮肤(大面积)	1~4 周	<6	30	NA
皮肤烧伤	皮肤(大面积)	2~3 周	5~10	35	NA
暂时性脱发	皮肤	2~3 周	约 4	NA	NA
晚期皮肤萎缩	皮肤(大面积)	>1 年	10	40	NA
5 年时毛细血管扩张	皮肤(大面积)	>1 年	10	40	NA
白内障(视力减弱)	眼晶状体	>20 年	约 0.5	约 0.5	数年剂量约 0.5

由于不同组织的敏感性不同,ICRP 最新给出造血器官抑制的急性阈值剂量为 0.5 Gy,肠道急性照射的阈值剂量为 6 Gy(在 6~9 天死亡);眼晶状体和心血管系统的迟发效应阈剂量(无论是急性照射、分次照射还是慢性照射)均为 0.5 Gy,ICRP 第 118 号出版物给出的器官辐射效应的阈剂量列于表 6-9~11 中。

(五)电离辐射对寿命影响研究

长期以来人们一直关注电离辐射对寿命是否有影响,1945 年日本原子弹爆炸后对 93 000 名原子弹爆炸幸存者和 27 000 名未接受电离辐射照射者进行终生对照研究,这是目前国际上研究人群最多的辐射流行病学调查之一,按照受照者接受的不同个人剂量,进行流行病学研究定出寿限和死亡原因进行比较,未发现明显的寿命差异不同。

但动物研究发现,小鼠受照后寿命缩短与受照剂量相关,每 0.87 Gy 照射寿命可缩短约 5%。日本平峙邦猛也报道,小鼠一次接受 1 Gy 照射,可使平均寿命缩短 5 周,而且比未受照射的动物衰老得快。但电离辐射所致寿命缩短尚有争议,Warburg 用 ^{60}Co γ 射线(0.067 Gy/min)对 10 周龄雌性小鼠照射 1~3 Gy,在去除辐射诱发白血病、胸腺淋巴肉瘤和内分泌肿瘤以外,只考虑非肿瘤死亡原因时发现辐射诱发寿命缩短效应并不明显。

表 6-9 不同器官的辐射效应阈剂量(Gy)

组织器官	终端效应	照射剂量(Gy)或剂量/体积参数	发生率(%)
脑	细胞坏死	$D_{max}<60$	<3
		$D_{max}=72$	5
脑干	神经病变或坏死	$D_{max}<54$	<5
眼神经	神经病变	$D_{max}<55$	<3
		$D_{max}=55\sim60$	3~7
脊髓	脊髓病变	$D_{max}=50$	0.2
		$D_{max}=60$	6
耳蜗	听力损伤	$D_{mean}<45$	<30
双侧腮腺	唾液腺功能<25%	$D_{mean}<25$	<20
咽	吞咽和发音困难	$D_{mean}<50$	<20
喉部	声带功能障碍	$D_{max}<66$(放疗伴随化疗)	<20
		$D_{mean}<44$	
		$V_{50}<27\%$	
肺部	肺炎	$V_{20}<30\%$	<20
		$D_{mean}=7$	5
		$D_{mean}=13$	10
食管	食管炎(3级)	$D_{mean}<34$	5~20
	食管炎(2级)	$V_{35}<50\%$	<30
心脏	心包炎	$D_{mean}<26$	<15
	远期病死率	$V_{30}<46\%$	<1
		$V_{25}<10\%$	
肝	放射诱导肝疾病	$D_{mean}<32$	<5
肾	肾功能不全	$D_{mean}<18$	<5
		$V_{12}<55\%$	
		$V_{20}<32\%$	
胃	溃疡	$D_{100}<45$	<7
小肠	急性损伤(3级)	$V_{45}<195$ mL	<10
直肠	晚期损伤(2级)	$V_{50}<50\%$	<15
	晚期损伤(3级)		<10
膀胱	肿瘤放疗晚期损伤(3级)	$D_{max}<65$	<6
阴茎	勃起功能障碍	$D_{60-70}<70$	<55

注:D_{max}代表最大器官剂量,D_{mean}代表平均器官剂量,D_x代表最小剂量到器官最高剂量的x%,V_x代表被照射的器官体积。

表 6-10　成年人急性或分次照射效应(1%发病率)的阈剂量

效应 (E)	组织器官 (D)	效应发生时间 (T)	急性剂量 (Gy)	分次照射(2 Gy/次) 或延时照射(Gy)	剂量率 (Gy/年)
急性肺炎	肺	1~3 月	6~7	18	NA
水肿	咽喉	4~5 月	NA	70	NA
肾衰竭	肾	>1 年	7~8	18	NA
纤维化或坏死	膀胱	>6 月	15	55	NA
狭窄	尿道	>6 月	NA	55~60	NA
骨折	成年骨	>1 年	NA	50	NA
骨折	生长骨	<1 年	NA	25	NA
骨折	肌肉	几年	NA	55	NA
内分泌功能障碍	甲状腺	>10 年	NA	>18	NA
内分泌功能障碍	垂体	>10 年	NA	≤10	NA
瘫痪	脊髓	>6 月	NA	55	NA
坏死	脑	>1 年	NA	55~60	NA
认知缺陷	脑	几年	1~2	<20	NA
认知缺陷(婴儿)	脑	几年	0.1~0.2	NA	NA

表 6-11　成年人急性或分次照射死亡效应(1%死亡率)的阈剂量

效应 (死亡率)	组织器官 (D)	效应发生时间 (T)	急性剂量 (Gy)	分次照射(2 Gy/次) 或延时照射(Gy)	剂量率 (Gy/年)
骨髓综合征/无医疗保健	骨髓	30~60 天	约 1	10	NA
骨髓综合征/较好医疗保健	骨髓	30~60 天	2~3	>10	NA
肠胃综合征/无医疗保健	小肠	6~9 天	约 6	NA	NA
肠胃综合征/一般医疗保健	小肠	6~9 天	>6	40	NA
肺炎(均匀照射)	肺	1~7 月	7~8	15	NA
心血管疾病(全身照射)	心脏	>10~15 年	约 0.5	约 0.5	约 0.5
脑血管疾病	颈动脉	>10 年	约 0.5	约 0.5	约 0.5

注:NA 代表不可用。以上表中数据均来自 2012 年 ICRP 第 118 号出版物。

第六节　小剂量/低剂量率照射生物效应

大剂量电离辐射对人类健康的影响业已肯定,但对小剂量低剂量率生物效应,特别是低水平电离辐射的致癌效应,由于它涉及核能与核技术开发应用、辐射防护措施与经济投入、人类健康生活等问题,长期以来这一问题在有关学术团体、学者间有争论。争论的焦点是:①低剂量有益;②超过阈值有害;③线性无阈有害三种观点。

一、小剂量低剂量率照射的生物作用

低水平辐射是指低剂量、低剂量率的照射。就人群照射而言,低剂量指 0.2 Gy 以内的低 LET 辐射或 0.05 Gy 的高 LET 辐射;而低剂量率则指 0.05 mGy/min 以内的各种照射。UNSCEAR 2010 年报告已将低剂量率更改为:0.1 mGy/min 以内的低 LET 照射(按多于或少于 1 h 计算平均值)。

(一)刺激效应和适应现象

低剂量刺激效应是很多环境有害因子都具有的现象,早期人们发现一些物质,例如酒精、麻醉气体、咖啡因、尼古丁和某些有害金属在高剂量时表现抑制作用,低剂量时表现刺激作用或兴奋作用;某些微量元素和维生素高剂量摄入时有害,低剂量不但对机体有益而且是必需的,人们把这种现象称为刺激效应或兴奋效应。后来不少学者用植物种子、原生物种、哺乳动物等实验证实了电离辐射刺激现象的存在,可刺激生物生长、发育,还发现有增强动物和人体的免疫功能,降低肿瘤发生率等现象,被称为兴奋性效应。但也有人对这些研究结果提出质疑,认为它是受照细胞经历其退化坏死过程中的一个短暂的生活机能增强阶段,实质是促进早期衰老或初期损害阶段后出现的过度代偿性增强的结果。

在提出低剂量刺激作用的同时,人们还发现低剂量预照射可以对另一次高剂量照射产生适应现象。与不接受照射的动物相比较,低剂量预照射的动物造血淋巴组织的损害明显减轻。后来的一些研究证明低剂量预照射后,对其后高剂量照射引起的致突变、DNA 损伤和致染色体畸变存在适应性反应。由于染色体畸变的适应性反应在不同个体和不同次培养时差异甚大,因此有人怀疑所观察的阳性结果也许来自不同培养之间的差别而不是来自适应性反应。

(二)目前的流行病学调查依据

世界范围年平均天然辐射剂量为 2.4 mSv,某些国家的一些地区陆地辐射超过正常变化范围,被称为高本底辐射地区。世界范围内存在四个高本底地区,它们分别是伊朗 Ramsar、巴西 Guarapari、印度 Kerala 和中国广东阳江地区。Ramsar 在伊朗的北部,一些居住区天然辐射本底最大值达到 260 mSv/年,是全世界天然本底辐射所致居民受照射剂量最高的地区。

印度南部沿海地区 Kerala 邦和 Tamil Nadu 邦土壤中有大量含钍的独居石,空气吸收剂量率为 150~1000 nGy/h,这里大约有 7 万人居住,所接受的全身照射剂量率为 430 nGy/h 或 3.8 mGy/年。当地居民先天愚型和染色体畸变率增加。对印度不同城市外照射水平与癌症的发生率进行线性回归分析,结果为负相关。

巴西也发现一些高本底地区,如 Guarapari 镇土壤中富含独居石。该镇有 8 万人,街道空气吸收剂量率 1~2 μGy/h,海滩可达 40μGy/h,居民接受陆地辐射的平均年剂量为 6.4 mSv,是全球平均本底值的 6 倍(不包括氡子体)。调查了当地居民 200 人,与对照人群相比较,染色体畸变率增加。

我国广东阳江也属于高本底地区,由独居石、花岗岩被冲刷沉积后形成,土壤中铀、镭、钍含量为对照地区的 4~7 倍,当地空气吸收剂量率为对照地区的 4 倍。2 次调查癌症标化死亡率(人/10^5)分别为 48.82 和 51.09,白血病为 3.02 和 3.39,肿瘤死亡率稍低于对照地区,但差别无统计学意义。高本底地区儿童先天愚型发生率 0.87‰,高于对照地区的 0.18‰。居民外周血淋巴细胞染色体非稳定性畸变频率随剂量增加而增长,DNA 双链断裂(DSB)频率增加,免疫功能测定高于对照地区。

印度、巴西和中国高本底地区的研究结果表明,尽管高本底地区居民受到的照射剂量是对照区居民的数倍末梢血染色体畸变率增加,但是迄今并没有看到高本底地区居民癌症增加的证据。

(三)刺激效应的可能机制

不同生物表现出的刺激作用的形式不同,很难找到一个解释发生在所有生物的各种刺激效应的共同机制。哺乳动物接受低剂量辐射后的刺激效应可以从细胞学和免疫学两个方面进行探讨。

电离辐射引起的细胞损伤起因于 DNA 的断裂与修复,DNA 的断裂与修复及其所导致的细胞学和组织学损害取决于体内各种酶的活动。低剂量照射有可能通过对修复酶的刺激作用降低预期可能产生的损害, 或出现某些活动的增强。涉及 DNA 断裂的主要修复酶是聚腺苷二磷酸核糖聚合酶等,其活性在照射后增加,因而可以促进 DNA 的修复。

对于免疫功能增强, 认为由电离辐射引起的各种不同性质的生物学反应之间的竞争来决定的,如 75 mGy 全身照射后神经内分泌调节功能出现一系列变化,这些变化可导致 T 细胞功能增强。这类效应在高剂量照射时可能被强烈地损伤性效应所掩盖。

关于低剂量与肿瘤的关系,UNSCEAR 2010 报告认为, 即便是低剂量辐射时也存在着 DNA 变异可能, 会增加癌症诱发的风险。但中国和印度天然本底辐射流行病学调查不支持这一结论,UNSCEAR 当前对现有证据权衡后, 仍倾向于支持低剂量和低剂量率照射相关癌症和诱发变异成分的非阈值反应。对中国和印度调查结论的解释为:①低剂量辐射的适应性反应可能对癌症的发展更具抵抗力(适应性反应);②辐射对免疫系统的作用,可能识别并摧毁异常细胞,影响癌症的发生或发展;③辐射对细胞 DNA 的稳定性产生了持久的、可传递的影响(基因组不稳定性),或激发了从受损细胞向未受损的邻界细胞传送信号(旁效应)。

二、小剂量低剂量率照射生物效应的几种观点

(一)低剂量有益

适应性反应的动物实验及流行病学研究结果, 还提不出适应性现象和低剂量照射可使癌症降低的确切证据。因此,提出细胞适应性反应能给机体带来有益作用,并能胜过低剂量照射的有害作用的结论尚为时过早。虽然有不少流行病学调查资料及生物学实验支持小剂量电离辐射照对人类有益的观点,但很难界定小剂量的水平,无法作为辐射防护的依据。用低剂量有益的某些现象作为忽视辐射防护的依据也是不能接受的。对低剂量照射刺激现象还应该继续进行深入的研究, 在没有足够证据证明低剂量对人类健康有益之前,应避免一切不必要的照射。

(二)超过阈值有害

尽管线性无阈的假设被 ICRP 以及国际标准和各国国家标准采纳作为辐射防护的依据,但也受到一些科学家的质疑,超过阈值才有害者认为,受到一定剂量(阈剂量)以上的照射时,机体才会出现有实际意义的损害,低于这个剂量观察不到损害,或这种危害的概率小到可以忽视的程度。支持有阈有害论点的实验研究和流行病学观察有下列一些事例:①果蝇实验在 25 cGy 以下未观察到遗传损伤。②高天然本底辐射地区未记录到癌症发病率增高。③对从事有关电离辐射的职业工作人员健康影响研究中,低剂量/率组未见癌症发病率增高。④对放射性镭表盘工人流行病学调查肿瘤发生率表现出实际阈值。

(三)线性无阈有害

线性无阈有害论者认为低剂量照射对人体是有益的, 随机性效应也应当有剂量限值,现行的线性无阈模型在放射防护中评价辐射危害过于严格。

目前, 线性无阈模型是辐射防护最优化和把辐射照射减至可合理达到的最低水平的理论基础,致癌效应的无阈性是建立在细胞靶部位能量沉积的随机性理论上的。根据这种理论,即使剂量很低也不能排除少数细胞偶尔接受较大的能量沉积,继而发生突变和恶性转化的可能性, 一部分转化细胞可以被机体防御机制所消除, 但不可能完全奏效,因此不大可能存在真实地阈值。

ICRP 和世界各国放射防护部门几乎一致将线性无阈假设作为辐射防护标准依据,低剂量照射引起的癌症增加甚少,但这并不是存在真实阈值的证据,在人们对低水平辐射的健康效应没有彻底弄明白之前, 将辐射防护的理论与实践建立在无阈性假设的基础上将是较为安全的。

第七节　电离辐射损伤机制

由电离辐射引起的生物效应是一个极为复杂的过程, 按照现代放射生物学观点,DNA(或基因组)和膜(特别是核膜)是受照细胞中的主要靶子,是引起细胞一系列生化变化的关键,染色体畸变是 DNA 损伤的结果,蛋白质和酶的辐射效应以及一些重要代谢的紊乱,都是引起机体生理和病理变化的重要因素。在射线引起上述一系列损伤的同时,机体在一定范围内进行着反馈调节、修补和修复,试图减轻和改变这些损伤,这两种相反过程的消长和变化,决定着细胞的存活、老化、癌变和死亡。

一、直接作用与间接作用

1. 直接作用

当人体组织受到射线照射时,处在射线径迹上的重要生物分子,如 DNA 或具有生物功能的其他分子吸收射线的能量, 直接被电离或被激发, 从而导致这些大分子受到损伤,这种效应称为直接效应或直接作用。

在生物机体中,直接作用主要指电离辐射作用于具有生物活性的分子,如核酸、蛋白质等,使它们发生电离、激发或化学键的断裂等变化,造成其结构的改变,从而引起其正常功能和代谢作用障碍。实验证明,辐射可以引起 DNA 断裂、解聚、黏度下降等;某些酶受到辐射作用后会降低或丧失活性。此外,辐射可以直接破坏膜系的分子结构,如线粒体、溶酶体、内质网、核膜和质膜,从而干扰细胞器的正常功能。

在细胞的正常生活状态下,生物大分子存在于有大量水分的环境中,而关于直接作用的实验都是在干燥状态或含水量很少的大分子上进行的。只有当物质含水量极低时才可以说辐射效应的发生主要是由于直接作用。细胞中有些较密集的生物大分子,如DNA,可能在辐射作用时直接吸收辐射能量而出现结构和功能的变化。电离辐射对核酸大分子的直接作用,主要引起碱基破坏或脱落、单链或双链断裂、氢键破坏、螺旋结构出现交联或核酸之间、核酸与蛋白质之间出现交联。电离辐射对蛋白质的直接作用,主要引起蛋白质侧链发生变化,氢键、二硫键断裂,导致高度卷曲的肽链出现不同程度的伸展,空间结构改变。

2. 间接作用

生物分子不在射线的径迹上,没有和射线发生相互作用,也就没有直接接收到射线能量,而射线能量通过扩散的离子以及射线作用于机体水分子产生的多种自由基与生物分子作用,引起生物分子的损伤,在这个过程中,水分子是射线能量的直接接受者,生物分子并没有直接接受射线的能量,因而称作间接作用或间接效应。

无论是直接作用还是间接作用,其造成辐射损伤的原理都是相同的,即高能光子或亚原子微粒最终被生物分子破坏性吸收,使组成细胞的分子结构和功能发生变化,进而导致由它们构成的细胞发生死亡或丧失正常的活性而发生突变。细胞死亡主要是指细胞丧失了分裂生产子细胞的能力;而细胞突变主要指癌变、基因突变和先天畸变。

电离辐射能量的传递方式有许多种,绝大多数辐射能量向生物体传递时,使相遇原子中较外层轨道的电子被移动,造成原子激发;高能粒子的贯穿辐射可以使原子的电子被逐出,引起电离。大部分生物组织中存在大量的水,水分子电离形成“水自由基”,并将能量传递到生物靶分子上引起电离辐射的间接作用。

虽然在实验条件下可以区分辐射的直接作用和间接作用,但是在活细胞的内部这两种作用经常是同时存在的,因此,用其中单独一种作用来解释辐射的生物效应是片面的。实际上,在活机体的放射性损伤的发生过程中,直接作用或间接作用是相辅相成的。

二、原初过程与时间进程

以直接作用和间接作用的分析脉络,可以展开辐射作用和生物损伤的发展过程,用电离辐射的原初过程和时间进程来描述。

随着高分辨计时和快速记录等技术的发展,对原初物理事件的观察时间现在已经能够达到 10^{-24}s,从原初物理事件到可能在照射后数十年(10^9s)之后出现的癌症和遗传性死亡,时间跨越 33 个数量级。对于辐射作用时间阶段的划分,不同学者意见不同,其中代表性的主要有三个阶段:物理、化学和生物化学阶段。在辐射作用的原初过程中,辐射能的吸收和传递、分子的激发和电离、自由基的产生及化学键断裂等,都是在有高度组织的机体内进行的。能量的吸收和传递使细胞中排列有序的大分子处于激发和电离状态,特殊的生物结构也使电子传递和自由基连锁反应得以进行,从而导致初始生化损伤(生物化学阶段)。由于亚细胞结构的破坏引起酶的释放,代谢的方向性和协调性的紊乱导致初始生化损伤的进一步发展,从而引起生理生化变化直至病变或死亡(生物学阶段)。

三、辐射与自由基

辐射的自由基学说是目前公认的研究辐射生物效应产生机制的核心理论。

射线作用于机体后,以直接作用和间接作用两种方式使细胞分子发生反应,造成损伤。由于机体细胞的含水量较高,一般达到 70%~80%,细胞内的生物大分子存在于含大量水的环境中,因此,间接作用在引起生物大分子损伤中具有实际意义。

当辐射作用于人体时,因为人体 70% 是水溶液,水的辐射表现是主要的机体辐射作用。当水被照射,它分解为另外的分子产物,这种反应称为水的放射分解。激发或电离的水分子经迅速的分子重组,产生大量活泼的自由基。

自由基是带有一个或多个不配对电子的分子或原子团,具有极强的活性,因此非常不稳定,存活时间少于 1 ms,一般寿命在 10^{-9} s。在其存在期间,它可以通过细胞并在一个远处的地点反应。自由基包含的多余能量可以传递到另外的分子使连接断裂,并在一定距离以外产生占位病变。自由基作为毒性因子也能产生其他对细胞有毒的多种产物。

放射生物作用在瞬间就可以产生大量高活性的自由基,这些自由基可以通过以下几种途径造成组织或细胞的损害:①破坏细胞膜,使细胞膜脂质过氧化,引起膜结构的改变。②使细胞蛋白质氧化、脱氢,造成失活、结构改变、化学链断裂,或使蛋白质交联和聚合。③使糖链断裂和失活。④引起核酸损伤,造成细胞死亡。

在溶液系统中,间接作用表现为溶质分子与辐射引起的溶剂分子反应产物之间的相互作用。在生物机体中,间接作用表现为水的原发放射分解产物等对生物大分子的作用,从而引起生物大分子的损伤。为了说明间接作用的存在,常举出稀释效应、氧效应、温度效应和防护效应作为证据。

四、靶理论

细胞中包含很多种分子,有些种类的分子是大量存在的,但是它们的辐射损伤可能不会导致能被注意到的细胞损伤,因为还有类似的分子能继续支持细胞。另一方面,细胞中还有一些并不是大量存在的分子,但却被认为对正常细胞功能特别重要,这种分子甚至可能在一个细胞中仅有一个。由于没有相似分子作为替代物以维持细胞功能,因此,辐射对这种分子的损伤能严重影响细胞。这种敏感关键分子的概念是靶理论的基础。

遵从靶理论,活细胞内存在对射线特别敏感的区域,称作靶。一个细胞照射后死亡,它所谓的靶分子一定是无活性的。电离辐射损伤总是以离散的径迹形式作用于靶部位,因此辐射过程可以用靶理论的概念,从特殊靶受损的角度予以考虑。基因组 DNA 是公认的辐射作用于细胞最基本的靶分子,辐射的生物效应是通过对细胞 DNA 损伤表现的。有大量实验证据支持靶理论,提示靶分子就是 DNA。开始,靶理论被用于细胞致死率,随着目前研究的深入,它也可以被应用于描述非致死辐射产生的细胞失常。

根据靶理论,细胞内存在充满靶分子的区域或者敏感点称作靶区。靶区被认为是随着敏感分子的运动可以随时间不断变化位置的区域。由于辐射和这些成分之间的相互作用是随机的,因此,在靶区发生电离辐射相互作用也是随机的。辐射并不专门针对靶分子,靶分子的敏感性仅仅由于它在细胞中的重要功能。

当辐射反应不发生在靶区,此作用被称作"一击";辐射反应发生在非靶分子甚至无生物功能的分子上也可导致一击。直接和间接一击是不可能区分的。当一击通过间接效应发生,由于自由基的运动会使靶区扩大。这种增大的靶区使间接辐射效应变得更加重要。

用靶理论可以解释线性能量传递(LET)与直接或间接效应之间的关系。如果低 LET 辐射,无氧存在时,一击在靶分子的可能性是低的,因为在电离事件之间有相当大的距离。如果有氧,自由基形成并且围绕每个电离区的容积是很大的,相应的一击可能增大。而当高 LET 辐射时,电离间距是很近的,因此直接效应一击的可能性很高,可能比低 LET、间接效应更高。氧环境对高 LET 照射影响不大,其原因是有氧时每个电离事件影响的是增加区域,虽然靶区增大,但不会导致额外的击打,因为击打的最大值已能被高 LET 辐射的效应产生。

射线与靶区的作用是一种随机过程,是彼此无关的独立事件,"击中"概率服从泊松分布;射线在靶区内的能量沉积超过一定值便发生效应,不同的靶分子或靶细胞具有不同的"击中"数。按照这一学说,可以根据经受照射剂量的细胞或生物分子的比例来计算靶结构的大小,还可以进一步预测引起相同生物效应的不同射线的电离效率。

五、生物靶的调节作用

无论何种类型的辐射生物损伤,从发生机制上讲都是自由基对生物分子的损伤。而机体在受到照射时则会产生多种生物靶的调节作用,即具有对外来辐射进行自发地反馈调节、修补和修复细胞的功能。这种生物靶的调节和修复功能从本质上看可以归结为抵制和清除自由基的作用。

1. 稀释效应

实验表明,用固定量的电离辐射照射某种溶液产生的自由基数量是恒定的,即溶液中产生自由基的多少取决于辐射量的大小,而与溶液浓度无关。如果只考虑自由基的间接破坏作用,因为只有一定数量的自由基产生效应,所以失活的溶质分子数与溶液浓度无关;因为固定数量的自由基只能使固定数量的溶质分子失活,所以间接作用过程中,随溶液浓度的增加,溶质的分子数目增多,但失活的溶质分子数不变,因此,失活分子的百分数随溶液浓度增加而下降。如果作用是直接的,则失活的溶质分子数将取决于受照射溶液中的溶质分子数,并与溶液浓度成正比,而失活的分子的百分数与溶液浓度无关。最大的相对效应发生在最稀释的溶液中,这就是稀释效应。例如,可以从实验中观察到,不同浓度的酶溶液受到一定剂量辐射作用,当浓度相差 60 倍时,失活的酶分子数仍然相同,所以,在稀释溶液系统中间接作用占主要地位。

2. 氧效应

机体组织在有氧状态下比在无氧状态或低氧状态下对辐射更加敏感,这种特性用氧增强比(OER)来进行定量描述,它的定义是无氧状态下达到同样设定的效应所需剂量与有氧状态下达到同样效应所需剂量的比值。OER 与 LET 相关,低 LET 辐射的 OER 是高的,最大值大约为 3;高 LET 辐射将减少到大约为 1。通常情况下,组织照射是在富氧条件下进行的。

受照射组织、细胞或溶液系统,其辐射效应随周围介质中氧浓度的增加而增大,这种效应称为氧效应。例如肿瘤细胞在增加氧的情况下对辐射的敏感性也增高。胸腺细胞悬液在体外照射时,同样剂量下,在氧环境中相对于在氮环境中的损伤效应要大。

3. 防护效应

在溶液系统中,由于其他物质的存在而使一定剂量的辐射对溶质的损伤效应降低,这种效应称为防护效应,即其他物质对溶质起到保护作用。实验证明,向酶的稀释溶液中加入蛋白质等其他物质,可以使辐射引起的酶失活率减轻。

防护效应的解释是基于间接作用中对自由基的竞争。水中的自由基非常活泼,且不具专一性,因此,当溶液中存在两种以上溶质分子时,都可以与自由基发生反应,即加入物质与原溶质争夺有限的自由基,使原溶质受自由基损害的机会减少。如果溶质是酶分子,则使其失活率减低。在某些情况下,已经失活的酶分子还可以与自由基反应,这种酶就成为其本身的防护剂,从而降低进一步辐射损伤的发生。

4. 温度效应

溶液系统或机体受照射时,降低温度或使之处于冷冻状态,可以使辐射损伤减轻,这种效应称为温度效应。温度效应的解释是基于低温或冷冻条件下自由基的扩散受阻。以上均以间接作用为主,但对直接作用的生物损伤也有一定影响,如干燥的噬菌体或过氧化氢酶在低温下需要更大的照射量才能失活。

5. 抗自由基的氧化酶系效应

电离辐射通过水的辐射降解反应产生大量的自由基,而在生物进化的过程中,动物和人类为了自身保护的需要在自身体内形成了一系列能清除自由基的酶类,这种以酶类清除自由基的效应称为抗自由基的氧化酶系效应。人体内产生的这种酶有过氧化氢酶、过氧化物酶和超氧化物歧化酶等。

抗自由基氧化酶系从细胞、器官和动物机体水平来观察均具有明显的抗辐射间接损伤的防护作用。

第七章 电离辐射防护基础

1895 年伦琴发现 X 射线,之后居里夫妇从沥青铀矿中成功地分离出镭,此后不久,出现许多急性放射损伤。1896 年,第一次报道了初期 X 射线研究人员眼睛疼痛和皮肤出现红斑的现象。1902 年,出现了因射线照射所致的皮肤癌患者死亡的病例。很快就得出了这样一个认识,原子能的发展能给人类带来巨大的利益,但同时也包含着巨大的潜在危害。几十年来,人们从辐射防护出发,积极研究如何限制电离辐射的危害,达到被社会和个人认为可以接受的水平,以便扬长避短充分利用原子能给人类带来的巨大利益。

放射防护研究从 19 世纪 20 年代就已开展。1921 年,英国设立了 X 射线与镭防护委员会。1925 年,在伦敦召开了第一届国际放射学大会,提出了用于放射防护的第一个建议书,并建议建立国际组织。1928 年在斯德哥尔摩举行第二届国际放射学大会时接受上述建议,成立了国际 X 射线与镭防护委员会(IXRPC)。1925 年,Mutscheller 在国际放射学大会上提出了耐受剂量标准,采用 30 d 内所受剂量不超过"皮肤红斑剂量"的 1% 作为耐受剂量,约为每天 0.2 伦。耐受剂量的定义是:表示组织不致产生临床有害的确定性效应而耐受的最大剂量,或解释为可导致临床最小生物效应剂量的 1/5~1/10 的剂量。该耐受剂量限值 1931 年被美国、1934 年被国际 X 射线与镭防护委员会所采用。1936 年,国际 X 射线与镭防护委员会将耐受剂量降低为 0.1 伦/d。

第二次世界大战结束后,核能的和平利用技术蓬勃发展,其应用领域日益扩大。1905 年,国际 X 射线与镭防护委员会更名为国际放射防护委员会(ICRP),并将耐受剂量改称作最大允许剂量,其定义为:根据现有知识,一生中任何时期都不会引起可以感知的躯体损伤的量。其值建议为:空气照射量 0.3 伦/周,造血器官 0.3 伦/周,对体内照射也提出了建议值。1958 年,ICRP 出版了第 1 号出版物,在这个建议书中,作为对职业照射的限制,性腺、造血器官、眼晶体的最大允许剂量为 3 雷姆/13 周,增加了累积剂量允许值,为 5(N−18) 雷姆,(N:年龄,100 雷姆= 1 Sv)。此外,经常出入管理区域的非放射工作者最大允许剂量为 1.5 雷姆/年,管理区域周围一般居民的最大允许剂量为 0.5 雷姆/年 (5 mSv/年)。1965 年 ICRP 出版了第 9 号出版物。职业照射成人性腺和红骨髓的最大允许剂量为 5 雷姆/年(50 mSv/年),公众成员剂量限值为职业照射的 1/10,即 0.5 雷姆(5 mSv)/年。

1977 年 ICRP 对原来的建议进行了大幅度的修改,出版了第 26 号出版物。该出版物提出了一些新的概念,指出辐射的生物效应可分为随机性效应和非随机性效应,辐射防护的目的在于防止有害的非随机性效应的发生,并限制随机性效应的发生概率使之达到被认为可以接受的水平。该出版物提出的对职业人员和一般公众的年剂量当量限值分别为 50 mSv/a 和 5 mSv/a,包括中国在内的世界上多数国家的放射卫生防护法规及标准都是根据这个建议书制定的。ICRP 于 1990 年发表了第 60 号出版物,将职业性照射的有效剂量限值降低为年平均 20 mSv,ICRP 第 60 号出版物还提出或明确了一些其他概念。

可以看出,随着人类对辐射危害认识的不断深化,其防护理论和概念也在不断发展和变化,剂量限值是在逐渐降低的。

第一节　辐射防护的基本原则

辐射防护的目的在于防止有害的确定性效应(非随机性效应)的发生,并限制随机性效应的发生概率,使之保持在可合理达到的尽可能低的水平,确保放射工作人员、公众自身及其后代的健康和安全。

确定性效应是有剂量阈值的一种效应,只要将照射剂量控制在阈值之下就可以避免确定性效应的发生,因此,为了防止确定性效应,就需制定足够低的剂量限值,以保证即使在终身或全部工作期间受到这样的照射也不会达到阈剂量。限制随机性效应的办法是使一切具有正当理由的照射保持在可以合理做到的最低水平,并不得超过为防止确定性效应所制定的剂量限值。

在人类生活、工作和改造环境的一切活动中都存在着诸如工伤、疾病、交通事故、自然灾害等不同发生概率的危险性。只要辐射随机性效应带来的危险不超过其他公认为安全职业可能产生的危险,或者不超过日常生活中正常可能承担的危险,这样就被认为是可以接受的。

为此,辐射防护的基本原则有三项,即人体接受任何来源的照射都必须有正当理由(正当化或称合理化)、辐射防护要做到最优化和必须遵守规定的个人剂量限值。这就是当今世界上比较公认的辐射防护三原则,即辐射实践的正当化、辐射防护的最优化和个人剂量限值。

一、正当化原则

正当化是指在进行任何放射性工作时,都应当进行代价和利益分析。人们认为,只要达到某项目标所获得的效益明显地大于所付出的全部代价,就是正当的。若某种实践不能带来超过代价的净利益,则不应采取此种实践。

在判断一项实践(如建立 X-CT、PET 或其他放射性设施)的正当性时往往需要综合考虑经济、社会、政治等多方面因素,辐射防护只是其中一个因素。ICRP 60 号出版物强调指出,不仅对引入新的实践需要进行正当性判断,对已存在的实践,当其效能与后果有了新的资料时,也应再审查其正当性,如果此时不再是利多于弊,则应考虑撤销该项实践。在核医学和影像医学照射的正当性中,除了作为一项实践是正当的外,还要考虑对每一次操作的正当性。

ICRP 在 2007 年建议书强调:任何改变照射情况的决定都应当是利大于弊的,这意味着如果要引入新的放射源,应当做到尽可能减小现存照射,或降低潜在照射的危险,使人们能够取得足够的个人或社会利益,以弥补其引起的损害。

二、最优化原则

最优化原则就是在考虑到经济和社会因素之后，使任何辐射照射保持在可以合理做到的尽可能低的水平。应当避免一切不必要的照射，以放射防护最优化为原则，在付出的代价和所得净利益之间的多种方案中进行权衡，求得以最小的代价获得最大的净利益。国际放射防护委员会曾对此概念作了简明的阐述："总照射量应低到为经济和社会因素所允许的合理程度"。这句话的重点词的词首英文字母是 ALARA（As Low As Reasonably Achievable），因此，最优化原则被称为 ALARA 原则。

辐射防护最优化是指：在付出的代价与所得的净利益之间（多种方案）进行权衡，求得以最小的代价获取最大的净利益；就是在进行引起照射的实践时，不是剂量越低越好，而是在考虑到社会和经济因素的条件下使照射低到合理地可以做到的程度。衡量最优化比较简单而有效的方法是进行代价与利益分析，其目的是确定最优化的防护水平，即应当谋求辐射防护的最优化，而不是盲目追求无限地降低剂量，否则所增加的防护费用将是得不偿失，不能认为是合理的。

辐射防护的最优化旨在促进社会公众集体安全的卫生保健而与个体防护无关。在实际工作中，辐射防护最优化主要用于防护措施的选择、设备的设计和确定各种特殊限值，最优化不是唯一的因素，但它是确定这些措施、设计和限值的重要因素，由于它能采用定量的方法，因而具有更大的说服力。

三、个人剂量限值

在实施上述正当性原则和最优化原则时，要同时保证个人所受剂量当量不应超过规定的相应限值，即指放射职业人员和广大居民个人所受的剂量当量，不得超过国家标准限值。个人剂量限值是个人在一年期间受到的外照射所产生的有效剂量与这一年内摄入的放射性元素所产生的待积有效剂量两者之和的值。

辐射防护的三项基本原则是不可分割的放射防护体系，其中第一、二条是考虑问题的基本原则，第三条是必须遵守的定量限值。

实践的正当化和防护的最优化为源相关防护。源设计时首先对该项实践给人类可能带来的总危害和总利益进行论证，进行利害权衡，同时谋求防护的最优化，把所有照射降低到可以合理达到的最低水平，提高防护经济效益。

个人剂量限值为个人相关防护，用于对任何个人接受所有辐射源照射的总剂量（天然本底照射和医疗照射除外）加以限制。经过实践的正当化和防护的最优化，所有具有最优防护的辐射源的剂量贡献相加也不会超过剂量限值，保证放射工作人员不致接受过高的危险度。

ICRP 和我国对放射工作人员和公众受照射的年剂量限值都有明确的规定，任何组织和个人都必须严格遵守。即使个人所受剂量没有超过规定的相应剂量限值，仍然必须按照最优化原则考虑是否要进一步降低剂量。规定的个人剂量限值不能作为达到满意防护的标准或设计指标，只能作为以最优化原则控制照射的一种约束条件。

四、防护原则在放射诊断治疗中的应用

实践正当性和防护最优化原则同样适用于医疗照射的防护。

医疗照射正当性的判断可以从三个层次上进行：第一个层次就是辐照技术的采用是否利大于弊。第二个层次是对于特定对象（患者、病症）的特定医疗过程进行判断。例如在大多数肺部疾病，胸部摄影即可取得诊断的足够信息，且确诊率较高，因此将肺部疾病采用 X 线摄影定为正当性实践。第三个层次则是对个别病例的正当性判断，即具体问题具体分析。正当性判断要特别强调注意医疗技术的发展，要对过去认为是正当性的医疗照射，在科学技术发展的今天可能变成不正当的情况予以特别关注。

医学照射防护的最优化是指在完成电离辐射实践的正当性判断，决定采用电离辐射之后，所进行的辐射源选定、验证及工作状态的调整，辐射技术的优选、参数确定，辐射操作的合理设计、操作的准确，其目的是确保患者所受剂量达到诊断目标所需的最小剂量，以实现医学照射防护的最优化。

个人剂量限值原则不适用于患者进行放射诊疗所受的医疗照射，因为患者医疗辐射照射需要的防护方法不同于其他计划照射的防护方法，它是为了患者的直接利益有益而为的。例如在放疗中，用大剂量辐射的生物效应（例如杀死细胞）治疗癌症或其他疾病，为患者获取利益。因此，ICRP 在 2007 年第 103 号出版物中，不建议对患者和受检者个人实施剂量限值，而是建议对医疗照射的剂量约束提供单独的指导，推荐使用诊断参考水平替换医疗照射指导水平等作为针对性参照，根据具体形式的医疗照射提供参考的剂量范围。对诊断和介入程序中的防护原则是力图避免不必要的照射，而在放疗中则是将适当剂量准确注入待治疗靶位，避免健康组织受到照射。因此，医疗照射防护原则的重点在于医疗程序的正当性和防护的最优化。

随着科技的发展，先进的放射诊疗技术不断引入临床应用，放射诊疗实践的正当化与最优化就是放射防护中首先要解决好的问题。例如：X 射线检查对某些疾病的诊断可以说是最佳的，有时甚至是唯一选择，但这只能是对某一具体疾病而言，并且有严格的量的限制。

放射诊疗实践正当化的实质是要严把入门关。首先，要经过论证，任何电离辐射的实践都要经过论证程序。其次，要确认是值得进行的，危险同利益相比是可以接受的。最后，如果不能带来净利益，就不应采用该项实践。

放射诊疗实践中的最优化就是要严把"优"字，以正当化为前提，用最小的代价换来最大的净利益；使照射保持在可以合理达到的最低水平；防护设计谋求最优，但不盲目追求不计成本的低于国家标准的剂量最低。

放射诊疗实践中的个人剂量限值就是指在诊断过程中要保证放射工作人员、出入工作场所的公众所受辐射不得超过国家标准限值。

第二节　外照射的防护

电离辐射对人体的照射分为外照射和内照射。由位于人体外的放射源释放光子和粒子照射人体称为外照射。而当放射性核素经饮食、呼吸进入人体，在未排出体外以前，持续释放光子和粒子照射人体称为内照射。

γ射线、X射线、β射线、中子、α粒子等重带电粒子都有可能造成外照射。但是，通常外照射防护中更为重视X射线、γ射线、中子等穿透能力较强的贯穿辐射。外照射防护的基本方法有以下四种：缩短受照时间、增大与辐射源的距离、设置防护屏障和控制照射强度和面积等。对不同辐射种类，应采取相应的防护措施。

外照射防护的主要目的在于既保证圆满达到电离辐射源的应用目的，又使得相关人员受到的辐射照射保持在可以做到的最低水平。

一、X、γ射线的防护

(一)时间防护

控制受照时间是减少电离辐射照射的重要方法。放射工作人员受到辐射源的照射而产生的累积剂量与其在辐射场中停留的时间成正比，在照射量率不变的情况下，照射时间越长，工作人员所接受的剂量越大。

时间防护就是指在条件许可的情况下，应当尽量减少放射工作人员在电离辐射场中逗留的时间，使其所受的剂量当量在限值以下或减少所受剂量，确保工作人员的安全。这就要求工作人员暴露在电离辐射场中进行操作时应做好充分准备，尽量迅速、准确和熟练的完成操作；对于较复杂的辐射实践，应进行模拟操作，提高工作人员操作的熟练程度，减少暴露时间。如果完成工作所需的操作时间很长，或者当工作人员为了抢修设备等不得不在强辐射场内工作时，应当采取轮流、替换的方法，限制每个人的操作时间，将每个人所受的剂量控制在拟定的限值以下。

(二)距离防护

对于点状电离辐射源，人体受到的照射剂量率与距离的平方成反比。因此，增加操作人员与电离辐射源之间的距离就可以减少操作地点的剂量率，从而降低受照剂量。所谓距离防护，就是在条件允许的情况下，尽量增大放射工作人员与辐射源之间的距离，减少受照剂量。例如，在操作移动式X光机时，工作人员应充分利用设备曝光开关电缆的长度或使用遥控曝光，增大工作人员与X光机之间的距离；在操作γ射线源时，采用远距离操作器械(从最简单的长柄钳子，到机械手、遥控装置)等办法增加工作人员与辐射源的距离。

(三)屏蔽防护

为了达到有效的防护目的，除了采取时间、距离这两个基本防护措施外，由于场地、操作流程等因素的限制，有时还须在人与辐射源之间设置适当的防护屏障，用于屏蔽电离辐射源对人体造成的超过限量的辐射照射。屏蔽防护是外照射防护的主要技术方法，放射诊断和治疗设备自身防护、机房设计等均涉及利用屏蔽对辐射的吸收,以控制辐射源对人体造成的辐射照射量。

屏蔽防护是根据射线通过物质时被吸收而导致其强度减弱的原理,在人与辐射源之间设置一定厚度的屏蔽物,把工作人员及相邻公众的受照射量减少到剂量当量限值以下。

根据防护要求的不同,屏蔽物可以是固定式的,也可以是移动式的,还有放射工作人员随身穿戴的。固定式的屏蔽物包括防护墙、地板、天棚、防护门和观察窗等;移动式的屏蔽物包括各种放射源包装容器、防护屏及铅砖等;个人防护随身穿戴的屏蔽物包括铅围裙、铅手套、铅眼镜等。

用于 X 射线和 γ 射线的屏蔽材料有许多种,常用的有铅、铁、水泥(混凝土)、砖及铅玻璃等。屏蔽材料的选择应根据辐射源的射线能量(即 X 射线机的额定管电压或 γ 射线源的种类),γ 射线源的活度或 X 射线机的额定管电流、屏蔽层的用途等具体选择,同时还必须考虑所需成本和材料来源以及实施屏蔽场所的条件等因素。

在实际的外照射防护工作中,为了安全及尽量减少不必要的照射,时间防护、距离防护和屏蔽防护三种手段通常都相配合使用。

在放射诊疗工作中,仅仅依靠缩短时间和增大距离是不能达到辐射防护要求的,因此屏蔽防护就显得尤其重要。屏蔽设计应遵循的原则是尽量减少或避免电离辐射从外部对人体的照射,无论是放射工作人员或者是放射诊疗设备机房周围活动的公众,都应使其所受到的辐射剂量低于有关法规确定的剂量限值,并处于可合理达到的尽可能低的水平,即符合 ALARA 原则。在机房的设计中,既要考虑防护安全,又要便于临床使用;既要考虑接触辐射工作的医技人员,又要考虑患者及陪伴的家属和其他非放射工作者等公众人员。由于各类人员的剂量限值不同,所以在设计中要对于各种因素进行综合分析和考虑。

1. 屏蔽材料

屏蔽材料对电离辐射的屏蔽作用是通过材料中所含物质对电离辐射的吸收来完成的。物质对射线的吸收大体以下述两种方式进行,即能量吸收和粒子吸收。

能量吸收以射线与物质粒子发生弹性和非弹性散射方式进行,如康普顿散射。能量吸收的大小与吸收物质原子序数的 4 次方成正比。康普顿散射是以射线粒子与吸收物质的原子或原子核发生碰撞的方式进行,射线粒子失去部分能量,同时改变行进方向(发生散射)。这个过程反复进行,最终射线粒子的能量被耗尽,即被吸收。当射线能量较高时,如高能 X 射线或者 γ 射线,康普顿散射是吸收射线能量的主要方式。但在射线能量较低的情况下,例如诊断用 X 射线,这种吸收在整个能量吸收中仅占较少份额(约10%)。

粒子吸收以射线粒子与物质的原子或原子核发生相互作用的方式进行,如光电效应。利用光电效应吸收 X 射线的原理与康普顿散射不同,它是以 X 射线光子与核外电子相作用为基础进行的。射线粒子打在核外电子上,其能量全部转移给电子,射线粒子被吸收。与此同时获得能量的电子摆脱原子核的束缚,成为自由电子。然而自由电子不稳定,它们将回到基态(稳定态),回复过程中其携带的富余能量或以热能形式,或通过能级跃迁发出次级射线的形式释放。热能对机体无害,次级射线也因其能量远比原始的 X 射线低,易被屏蔽物质吸收,从而达到防护射线的目的。当 X 射线能量较低时,光电吸收起主要作用。

2. 不同屏蔽材料的防护性能

无论何种屏蔽材料,只要所用材料的厚度足够大,就可以将辐射衰减到所要求的水平,也就是说大多数物质都可以用作辐射屏蔽的材料。但是,在处理具体的屏蔽问题时,还需要考虑不同材料的防护性能、结构性能、稳定性能和经济成本。

屏蔽材料的防护性能主要是指材料对辐射的衰减能力, 即为达到某一预定的屏蔽效果所需要材料的厚度和重量。只要屏蔽效果相当,且成本差别不太大,则使用厚度最薄、重量最轻的材料是最理想的,因为某些场合下,屏蔽材料的厚度和重量常会受可供占用的空间大小和建筑物承重能力的限制。此外,还要求所选用的材料在衰减入射辐射的过程中不产生贯穿性的次级辐射,或者即使产生,也易于衰减,这一点在屏蔽电子束、中子束时应格外注意。如果辐射场是由中子和 X(γ)射线组成的混合辐射场,则选用的材料最好既可屏蔽中子,也可屏蔽 X(γ)射线。

通常情况下,屏蔽防护中要求选用的屏蔽材料不仅起到屏蔽辐射的作用,而且最好能够成为建筑结构的一部分,所以,屏蔽材料应具有一定的结构性能,其中包括材料的物理形态、力学特性和机械强度等。

屏蔽材料的稳定性能关系到屏蔽效果的持久性。为了保证屏蔽效果不随时间而衰退,要求材料具有抗辐射损伤的能力,而且当材料可能处于水、汽、酸、碱、高温环境时,还要求其能耐高温、抗腐蚀。

综上所述,构成屏蔽体所用的屏蔽材料应该具备价格便宜、来源广泛、加工方便、易于安装、便于维修等特点。

为了定性不同种类防护材料的辐射屏蔽性能,通常用铅厚度来进行定量比较。因此,把与防护材料屏蔽效果等同的铅厚度值称为该屏蔽材料的铅当量, 单位为毫米铅(mmPb)。铅当量的大小反映屏蔽材料对射线吸收能力的强弱,但防护材料的铅当量值不是固定不变的,它与所屏蔽射线的能量、防护材料厚度、照射野大小等因素有关。所以,在标明防护材料的铅当量时,必须注明材料厚度和测试用的射线能量(通常用管电压和滤过厚度表示)。

医用辐射防护材料可以分为透明材料和不透明材料。其中透明射线防护材料主要以铅玻璃为主。铅玻璃多用于 X 射线诊断机房的观察窗、血管造影床旁的防护挡板及屏风等。不透明射线防护材料一般为铅屏蔽材料,是传统的医用屏蔽材料。铅的原子序数为 82,具有良好的射线能量吸收特性,有很好的抗腐蚀性能,在射线辐照下不易损伤,是一种用于屏蔽高能电离辐射的理想材料,但也存在着明显的不足,即铅板重量大、价格较贵、结构性能不好、硬度低、机械强度差、不耐高温、具有蠕动性和较大的毒性。随着材料技术的发展,众多的复合屏蔽材料相继被开发出来,如用于 X 射线防护室的玻璃钢类复合防辐射材料、制作 X 射线防护服的防辐射纤维等。复合防护材料是以铅、钨、钡的化合物按一定的比例配合而成的复合物,另外加入耐辐射、抗老化的不饱和聚酯树脂作为成型材料,以粗纱和玻璃纤维布作为增强材料,在常温下固化成型。防 X 射线纤维是利用聚丙烯和固体 X 射线屏蔽材料复合制成的。

在放射诊疗机房防护中用到的屏蔽材料种类众多, 概括起来可分成下面这几种主要类型:铅板(皮)类,混凝土类,钡基质类,石膏基质类,砖类,含铅玻璃类,含铅有机玻璃类等。

(1)铅板(皮)类:这类材料密度最大,为 11 350 kg/m³,制成标准化规格,按标称厚度(mm)分类,它是放射诊疗设备机房中最常使用的一种屏蔽材料,尤其是门、窗和防护屏都会使用不同厚度的铅板(皮)。

(2)混凝土类:在放射诊疗机房中,这种材料多用于墙体、天花板和地板。普通标准混凝土的密度为 2 350 kg/m³,而加入硫酸钡的重晶石混凝土的密度可达到 3 200~3 600 kg/m³,这两种不同密度的混凝土材料对于射线的防护能力是不同的,相同厚度的重晶石混凝土的防护能力要好于普通混凝土。

(3)钡基质类:主要以硫酸钡为屏蔽基质的各种制品,如钡基纤维板,钡基砖,钡基大理石板等,其密度能达到 3 000 kg/m³。

①钡基纤维防护板:这种防护板主要由硫酸坝、纤维、水泥及其他辅料经混匀机制加工而成。

这类材料可用于放射诊疗机房墙面的屏蔽防护,其优势在于可以干法施工,施工简便易行、省时省力,施工中可锯、可钻、可钉、可粘接,而且物美价廉,售价仅相当于铅板的1/3。

②钡基防护砖:这类材料是按一定比例配方将硫酸钡矿粉、水泥、沙混合,加入适量的专用外加剂定型加工而成。

钡基防护砖的应用范围广泛,通常适用于 2~50 mm 铅当量的防护工程。目前,在国家全面禁止烧制黏土砖的情况下,许多医院放射诊疗机房、核医学科 ECT 机房的隔断墙在建设时采用空气砖或陶粒砖作为隔断墙,而这类材料的防护效果极差,通常必须进行防护工程改造,增加附加防护才能符合法规要求。有关资料表明,240 mm 厚的钡基防护砖砌体在 120 kV 条件下,其防护性能相当于 2.0 mmPb。可见,钡基防护砖的防护效果明显高于黏土砖的防护效果。

③人造钡基大理石防护板:这类辐射屏蔽材料是由高纯度硫酸钡、二氧化硅、色泽淡白或纯白的矿粉、无机不饱和树脂、石料、中沙按一定配比混配后,进行充分混合搅拌,经多种工序压制而成。

该产品具有坚固性强、密度大、防护性能优越、外观光泽靓丽的特点,属于高档防护板材,可满足 2~10 mmPb 的辐射屏蔽防护要求,适用于要求规格较高的辐射场所墙面和地板的辐射屏蔽防护。

(4)石膏基质类:主要含有硫酸钙作为屏蔽基质构成的不同厚度防护板,其密度较低,为 840 kg/m³,往往用于乳腺 X 射线机房和牙科 X 射线机房墙体屏蔽。而重晶石石膏板密度达到 3 200 kg/m³,可以用于一些高能 X 射线机房墙体防护。

(5)砖类:由于各地生产的砖的化学成分有极大差别,因此砖的密度也有很大差别。标准砖密度为 1 600 kg/m³,但密度最小的砖为 1 200 kg/m³,而最大密度为 2 050 kg/m³。通常 X 射线机房墙体多用砖砌成,建造过程中要注意砂浆充填的严密性,墙体的整体性,才能保证屏蔽效果达到设计值。

(6)铅玻璃类:这类材料除含有铅以外,有的也含有钡,由于含铅和钡的比例不同,导致这类玻璃密度差别很大,在 3 270~6 200 kg/m³ 范围变化。这类制品主要用于各种活动屏蔽或固定屏蔽设施上的观察窗。

(7)含铅的有机玻璃类:由化学名称叫甲基丙烯酸甲酯的材料加入氧化铅制成的一种透明屏蔽材料,其防护性能随含铅量不同而有所差异。其价格比铅玻璃贵,其密度比铅玻璃低,质材比较软,容易形成划痕而失去光泽,但不易破损,易加工成型,多用于低能 X 射线屏蔽防护。

应注意的是铅当量随入射光子能量和某种材料厚度不同而变化,在实际应用中,人们往往先计算出屏蔽体所需的铅厚度,再进一步转换成某一种屏蔽材料实际需要的厚度。

二、β 射线的防护

β 射线比 α 射线有较强的穿透能力,其穿透本领取决于它们的能量,在空气中的射程一般为几十厘米到几米,能量较高的 β 射线能够穿透几毫米的皮肤。当发射 β 射线的放射性核素的溶液溅洒到皮肤上时,即使是一小滴就可能对皮肤组织产生较大的剂量。β 射线的另一个特点是,与高原子序数物质相互作用产生轫致辐射,轫致辐射产生的 X 射线具有较强的穿透能力。

对 β 射线的防护首先是减少轫致辐射的产生,通常选用有机玻璃、塑料、铝等低原子序数的物质材料作为内层屏蔽;外层屏蔽考虑轫致辐射产生的 X 射线,一般使用铅等高原子序数的材料。

三、中子的防护

中子源放出的中子多为快中子。对中子进行防护时,首先使用含氢较多的物质,如水、石蜡、聚乙烯等将快中子慢化,然后使用对中子吸收截面较大的物质,如含硼或锂的物质吸收热中子。在中子散射和吸收的同时还放出 γ 射线,同时中子源本身也可放出少量 γ 射线,因此可用高密度物质如铅、铁等作为中子屏蔽后的外层屏蔽材料。

第三节　医用内照射的防护

放射性核素进入人体将产生内照射。虽然放射性核素放出的 γ 射线、β 射线、α 射线等都有可能造成内照射,但是内照射防护更为重视能使器官和组织严重损伤的 β 射线和 α 射线。

内照射产生的途径分为两大类:一类是客观形成的,通过呼吸道吸入存在于空气中的放射性惰性气体(包括氡、钍及它们的短寿命子核),通过食物、饮水或经皮肤或伤口进入人体的放射性核素对人体的照射;另一类是主观形成的,即临床核医学通过放射性示踪技术和放射性的生物效应将放射性核素植入体内进行医学影像探查, 以及对病变组织和器官的放射性治疗。内照射对人体的生物效应和伤害程度取决于射线的电离能力,因而临床操作开放型放射性核素时,尤其应注意内照射及其生物效应。内照射防护的目的是尽可能地切断无用放射性物质进入人体的途径。

密封源在医学上有着广泛的用处,开放源在疾病诊断和治疗及医学基础研究方面同样有着广泛的用处。开放源又称非密封源,在使用过程中放射性物质是要与环境介质相接触的,因此其特点是极易扩散,在使用过程中会污染工作场所表面或污染环境介质。由此,非密封源存在可能导致内照射危险。内照射防护包括对非密封源的包容,对工作场所表面去污染、对工作场所通风换气和对职业人员体内、外放射性物质污染的防护等。

一、开放型放射性核素的医学应用

一般情况下开放源的医学应用主要构成是核医学,开展核医学工作的医院通常成立专门的核医学科,统一进行开放源的疾病诊断和疾病治疗。核医学是利用核素和核技术来进行生命科学和基础医学研究并诊断和治疗疾病的一门综合性交叉学科,是现代医学的重要组成部分和最活跃的领域,也是原子能科学技术的一个重要支柱,是核技术、电子技术、计算机技术、化学、物理和生物学等现代科学技术与医学相结合的产物。

(一)开放型放射性核素的诊断应用

和外照射一样,疾病的诊断构成核医学临床应用的主要方面,许多医院的核医学科可以不开展核的疾病治疗,但是肯定会开展核的疾病诊断。核医学按是否将放射性核素或稳定性核素引入机体又分为体外诊断与体内诊断。凡是在体外使用放射性核素或稳定核素及其标记物对机体的分泌物、排泄物、呼出气、血液、组织等样本进行定性与定量分析的方法均称为体外核医学诊断,最常见、最具有代表性的是放射免疫分析(RIA);近年来开展较多的还有放射受体分析(RBA)、稳定核素稀释分析和核素活化分析等,这些体外分析方法具有极高的灵敏度和特异性,在基础医学研究与临床应用中非常广泛。凡是将放射性核素或稳定性核素及其标记物引入到体内用于疾病诊断的方法称为体内诊断。根据诊断结果是否成像又分为显像与非显像两大类。体内非显像核医学诊断方法主要包括放射性核素功能检查、稳定核素呼气实验、体内核素稀释分析等;放射性核素体内显像是利用放射性核素及其标记化合物对特定组织或脏器进行成像的诊断方法,是一种功能性显像。20世纪70年代以来,由于单光子发射计算机断层(SPECT)和正电子发射计算机断层(PET)技术的问世,以及放射性药物的创新和开发,使得核医学显像技术取得突破性进展,目前我国临床核医学最主要的工作内容是放射性核素显像诊断。

(二)开放型放射性核素的治疗应用

治疗核医学主要是用放射性核素的内照射治疗,即将放射性核素引入到病变的组织、器官或者特定的病变细胞内进行局部或靶向治疗的方法。治疗核医学的发展非常迅速,已成为核医学研究与应用的重要组成部分,逐步成为临床核医学的一项重要工作内容。

二、操作开放源的辐射危险

(一)开放源的外照射

就核医学诊断或治疗而言,职业人员受到的外照射来自三种情况:在给患者用药前的药物准备、制备过程会受到 β 粒子和 γ 光子外照射;在给患者使用核药物过程会受到 β 和 γ 射线外照射;患者服用核药物后其本身就是外照射源。

在核医学诊断或治疗中,医务人员无论是其手指还是全身受到的外照射剂量,都没有超过国家现行放射防护标准中对职业人员个人规定的年当量剂量限值和年有效剂量限值。受照剂量的上限大约相当于天然本底辐射水平的 2 倍,所以人们不能谈核色变,但是也不能粗心大意。当工作量增加或使用的核药物活度增大时,应当采取必要的外照射防护措施。

(二)表面放射性污染

由于开放源易于扩散,在操作过程的蒸发、挥发、溢出或洒落,以及使用与存放不当导致的泄漏等,都可以使工作场所的地面、墙面、设备、工作服、手套和人体皮肤等表面受到程度不同、面积不等的放射性物质污染,称为表面放射性物质污染。放射性污染物在表面上的存在有两种状态:非固定性污染状态和固定性污染状态。非固定性污染状态是一种松散的物理附着状态,又称松散性污染;固定性污染状态是渗入或离子交换的结果,不易去除。随着表面污染时间的延长,非固定性污染物中有一部分会转化为固定性污染物。

形成表面放射性物质污染的另一些原因包括工作人员把污染区使用的设备或物品拿到清洁区使用;或工作人员在污染区工作后进入清洁区之前,没有在卫生通过间更换个人防护衣具,也没能在卫生通过间进行必要的污染洗消程序,而是径直进入清洁区。由于这些原因,常常造成交叉污染,使清洁区办公桌、椅子、电话及公用钥匙等受到不同程度的放射性物质污染。

表面污染的主要危害是放射性污染物可以经过接触,由手–口和/或皮肤(尤其是伤口)进入体内,也可以由于从表面重新扬起、悬浮而扩散到空气中,再经呼吸道进入人体,最终导致内照射。当然,表面放射性污染对工作人员也存在外照射危害。

(三)工作场所的空气污染

工作场所空气受污染是由开放源核衰变时反冲核作用导致的自然扩散或挥发、蒸发扩散,以及液体搅动扩散和压力液体雾化扩散等原因造成的。此外,非固定性表面污染物在气流扰动和在机械振动等外力作用下,飞扬、悬浮成为气载污染物。气载污染物与空气中固有的凝聚核相结合后体积变大,因重力作用又回降到物体表面,污染表面,于是,形成表面松散污染物与空气污染物之间的动态效应。

值得重视的另一个原因是,如果对放射性气体废物、液体放射性废物、松散的固体放射性废物、受污染的医疗器械和器皿、含放射性核素的患者粪便、服用核药物患者呼出的气体等在管理上不严格,也会成为工作场所空气污染源。甚至会影响环境质量,影响公众成员的辐射安全。

（四）放射性核素进入人体内的途径

对放射性工作人员而言，放射性核素进入人体的主要途径是呼吸道，其他渠道还有消化道和完整的皮肤及伤口。对患者而言，除上述渠道外，主要的方式是口服、静脉或肌肉注射。

三、内照射防护的基本原则与措施

内照射防护的基本原则是，在内照射实践正当化和防护最优化判定的基础上，对于所有内照射医疗实践积极采取一切有效措施，切断非医疗照射需要的放射性物质进入人体的各种途径，尽量减少或避免放射性核素进入体内的一切机会，以使进入体内的放射性物质不超过《电离辐射防护与辐射源安全基本标准》（GB 18871—2002）的放射性核素年摄入量限值，减少或防止人体受到内照射危害。内照射防护的基本措施包括：

（一）围封包容

对于开放型放射性工作场所，必须采取严密而有效的围封包容措施，在开放源的周围设立一系列屏障，以限制可能被污染的体积和表面，防止放射性物质向周围环境扩散，将可能产生的放射性污染限制到尽量小的范围。

（二）保洁去污

任何放射性核素的操作者都必须遵守安全操作规定，防止或减少污染的发生，保持工作场所内的清洁与整洁，对受到污染表面应及时去污，对污染的空气进行合理组织通风，有条件者安装空气净化装置。

（三）个人卫生防护

操作开放型放射性核素的人员，应根据工作性质正确穿戴相应的防护衣具如工作服、工作帽、靴鞋、手套和口罩，必要时可穿戴隔绝式或活性炭过滤面具或特殊防护口罩。限制暴露于污染环境中的时间。遵守个人卫生规定，不提倡留长发和长指甲，禁止在开放型放射性工作场所或污染区存放和/或食用食品、饮用水，禁止吸烟等。

（四）妥善治理放射性"三废"

开放型放射性工作都会产生一定量的放射性"三废"。采取合理而有效的措施治理放射性废物，是保护工作环境，减少放射性核素体内转移的重要步骤。

（五）建立内照射监测系统

建立内照射监测系统对放射工作人员体表和工作场所及周围环境中的空气、水源进行常规监测，以便及时发现问题，改进防护设备和防护措施。

在贯彻实施上述基本措施时，必须同时抓住以下三个环节：

1. 对从事开放型放射性物质工作的建筑物的设计和建造按规定提出防护的某些特殊要求。

2. 提出并认真实施与从事开放型放射性工作有关的若干卫生防护措施。

3. 放射性工作操作的特殊要求。

四、工作场所的建筑设计及防护要求

在使用开放型放射源时，或多或少的都有放射性物质的扩散，如何有效地减少、防止

其扩散,或者在扩散后第一时间将其排除,是设计与建造核医学等一些开放型放射性工作场所时必须加以考虑的。

(一)工作场所分级、分类

由于工作性质不同,使用的放射性核素也不尽相同,使用的量也各自有异,因此对所有的放射性工作场所要进行分类,区别对待,便于管理。

1. 放射性核素毒性分组

为了判定开放型放射性工作场所级别,便于对工作场所提出防护要求和确定防护下限,需要熟识常用核素的放射毒性大小。从放射防护角度出发,《电离辐射防护与辐射源安全基本标准》(GB 18871—2002)按照开放源对工作场所可能导致的空气污染程度不同,依据核素的导出空气浓度将放射性核素划分为4组:极毒组核素、高毒组核素、中毒组核素和低毒组核素,并赋予相应的毒性组别系数。

2. 工作场所分级

操作开放型放射性物质的活度不同,对工作场所和对环境的污染程度也不同,操作活度越大,污染程度就越明显。根据开放源的日等效最大操作活度不同,将工作场所分为甲、乙、丙三级(见表7-1)。

表7-1 非密封源工作场所的分级

工作场所级别	日等效最大操作活度(Bq)
甲级	$>4\times10^9$
乙级	$2\times10^7 \sim 4\times10^9$
丙级	豁免活度值以上$\sim2\times10^7$

注:引自 GB 18871—2002。

非密封源的日等效最大操作活度(Bq),在数值上等于实际计划的各核素日最大操作活度与该核素的毒性组别修正因子的乘积之和除以与操作方式相关的修正因子所得的商,即:日等效最大操作活度=日最大操作活度×核素毒性组别修正因子/操作方式修正因子。

放射性核素毒性组别修正因子以及与操作方式有关的修正因子,分别如表7-2和表7-3所示。

表7-2 放射性核素毒性组别修正因子

核素毒性组别	毒性组别修正因子
极毒	10
高毒	1
中毒	0.1
低毒	0.01

注:引自 GB 18871—2002。

表 7-3 操作方式与放射源状态修正因子

操作方式	放射源状态			
	表面污染水平较低的固体	液体溶液,悬浮液	表面有污染的固体	气体,蒸汽,粉末,压力很高的液体,固体
源的贮存①	1 000	100	10	1
很简单的操作②	100	10	1	0.1
简单操作③	10	1	0.1	0.01
特别危险的操作④	1	0.1	0.01	0.001

注:引自《电离辐射防护与辐射源安全基本标准》(GB 18871—2002)。①源的贮存:把盛放于容器中的核素的溶液、样品和废液密封后放在工作场所的通风柜、手套箱、样品架、工作台或专用柜内的操作。这类操作发生污染的危险较小。②很简单的操作:把少量稀溶液合并、分装或稀释,或洗涤污染不太严重的器皿等。在这类操作过程会有少量液体洒漏或飞溅。③简单的操作:溶液的取样、转移、沉淀、过滤或离心分离、萃取或反萃取、离子交换、色层分析、吸移或滴定核素溶液等操作。这类操作可能会有较多的放射性物质扩散,污染表面和空气。④特别危险的操作:对放射性核素溶液加温、蒸发、烘干、强放射性溶液取样、粉末物质称量或溶解,对干燥物质收集与转移等操作。在这类操作过程中会产生少量气体或气溶胶。操作过程污染事故的发生概率较大,后果也较严重。

对甲、乙、丙三个等级非密封源工作场所的安全管理要求不同,《放射源分类办法》规定,甲级非密封源工作场所参照Ⅰ类放射源安全管理;乙级和丙级非密封源工作场所参照Ⅱ、Ⅲ类放射源安全管理。

3. 核医学工作场所分类

鉴于临床核医学工作场所主要是乙级或丙级非密封工作场所,为了便于实际操作,作为特例,在《临床核医学放射卫生防护标准》(GBZ 120—2006)中,根据计划操作最大量放射性核素的加权活度,把核医学工作场所分成Ⅰ、Ⅱ、Ⅲ三类(见表 7-4)。

表 7-4 临床核医学工作场所分类

分类	操作最大量放射性核素的加权活度(MBq)
Ⅰ	>50 000
Ⅱ	50~50 000
Ⅲ	<50

操作最大量放射性核素的加权活度计算公式如下:操作最大量放射性核素的加权活度=计划的日操作最大活度×核素的毒性权重因子/操作性质修正因子。

表 7-5 中给出了临床核医学常用的放射性核素的毒性权重因子。权重因子越大,毒性越大。表 7-6 中给出了核医学实践过程中操作性质的修正因子,越是复杂的操作,修正因子就越小。

(二)对工作场所建筑设计的防护要求

操作非密封源的各级工作场所建筑设计应符合下述基本防护要求:门、窗、内部设计和设备等尽量简单;地面与墙壁相交处和墙壁与墙壁相交处应成弧形;地面有一定坡度趋向于地漏;地面、墙面、顶棚和工作台面等表面采用不易渗透的抗酸碱腐蚀的材料作

表 7-5 核医学实践中常用放射性核素的毒性权重因子

类别	放射性核素	核素的毒性权重因子
A	^{75}Se、^{89}Sr、^{125}I、^{131}I、^{11}C、^{14}N、^{15}O、^{18}F	100
B	^{51}Cr、^{67}Ge、^{99m}Te、^{111}In、^{113m}In、^{123}I、^{201}Tl	1
C	^{3}H、^{14}C、^{81m}Kr、^{127}Xe、^{133}Xe	0.01

表 7-6 核医学实践过程中操作性质的修正因子

操作方式和区域	操作性质修正因子
储存	100
废物处理	10
闪烁法计数和显像	10
候诊区及诊断病床区	10
配药、分装以及实施给药	1
简单放射性药物制备	1
治疗病床区	1
复杂放射性药物制备	0.1

覆面或喷涂;水、电、暖气、通风管道线路应力求暗装;自来水开关采用脚踏式或肘开式的;合成和操作放射性药物所用的通风柜内保持一定负压,开口处负压气流速度不应小于 $1\ m \cdot s^{-1}$;通气柜排气口应高于本建筑屋脊,并酌情设置活性炭过滤或其他专用过滤装置,排出空气中放射性核素浓度不应超过有关法规标准规定的限值。

对不同级别工作场所室内表面和设备的具体防护要求,如表 7-7 所示。

表 7-7 对不同级别工作场所室内表面和设备的具体防护要求

场所分级	地面	表面	通风橱①	室内通风	管道	清洗及去污设备
I	地板与墙壁接缝无缝隙	易清洗	需要	应设抽风机	特殊要求②	需要
II	易清洗且不易渗透	易清洗	需要	有较好通风	一般要求	需要
III	易清洗	易清洗	不必	一般自然通风	一般要求	只需清洗设备

注:①仅指实验室;
　　②下水道宜短,大水流管道需有标记,便于维修。

以体外放射免疫分析为目的而使用含有 ^{3}H、^{14}C、^{125}I 等核素的放射免疫药盒时,普通化学实验室即可以作为其工作场所,无须专门的防护。

(三)工作场所选址

开放型放射性工作场所的选址要选离居民区尽量远且人较少到的地方。在医院内部应尽量选择在偏僻的区域,尽可能设在单独的建筑物内,或与其他部门合建时可设在无人长期居住的建筑物的一层或一端,尽量与放射治疗集中在一个区;要与非放射性工作场所隔开,放射源应设有单独出入口。

(四)核医学工作场所平画布局

根据管理的需要,将核医学工作场所分区为三类,分别是控制区、监督区和非限制区。操作开放源活度很小的丙级工作场所不一定按三区原则布置,但是,工作场所必须具有良好的通风柜和工作台。表 7-8 列出了核医学工作场所分区及相应的年受照剂量以及相应的位置。

表 7-8　核医学工作场所分区、相应的年受照剂量及相应的位置

分区	年受照剂量	位置
控制区	可能超过年个人限值的 3/10	制备、分装放射性药物的操作室、给药室、治疗病人的床位区等
监督区	不超过年个人限值的 3/10	标记实验室、显像室、诊断病人的床位区、放射性贮存区、放射性废物贮存区
非限制区	不超过年个人限值的 1/10	办公室、电梯等

1. 核医学场所的控制区

任何需要或可能需要特殊防护措施或安全条件的区域被划为控制区。目的是在正常的工作条件下,控制正常照射或防止污染的扩散;并防止或限制潜在照射的程度和范围。确定控制区的边界时,应考虑预计的正常照射的水平,潜在照射的可能性和大小以及所需要的防护手段与安全措施的性质和范围。

实际工作中要采用实体边界划定控制区,在无法设置实体边界的情况下,也可以采用其他适当的手段。在源的运行或开启只是间歇性的或仅是把源从一处移至另一处的情况下,采用与主导情况相适应的方法划定控制区,并对照射时间加以规定。在控制区的进出口及其他适当位置处设立醒目的警告标志并给出相应的辐射水平和污染水平的指示。制定职业照射的防护与安全措施,包括适用于控制区的规则与程序。运用行政管理程序如进入控制区的工作许可证制度和实体屏障(包括门锁和联锁装置)限制进出控制区,限制的严格程度应与预计的照射水平和可能性相适应。按需要,在控制区的入口处设置防护衣具、监测设备和个人随身清洁衣物的贮存柜;按需要,在控制区的出口处设置皮肤和工作服的污染监测仪、被携带出物品的污染监测设备、冲洗或淋浴设施以及被污染防护衣具的贮存柜,定期审查控制区的实际状况以确定是否有必要改变该区的防护手段或安全措施或该区的边界。如果区域内要操作和制备高活度或高挥发性放射性核素和放射性药物,则应当按制备工艺流程及所要求的空气洁净级别进行合理布局;放射性操作区应保持负压,与非放射性工作区应隔开。

核医学的控制区包括可能用于制备、分装放射性核素和药物的操作室,放射性药物给药室,放射性核素治疗的床位区等。

2. 核医学场所的监督区

核医学场所的监督区是未被定为控制区的区域,在其中通常不需要专门的防护手段或安全措施,但需要经常对职业照射条件进行监督和评价。在监督区入口处的合适位置张贴辐射危险警示标记;并定期检查工作状况,确认是否需要防护措施和安全条件,

或是否需要更改监督区的边界。核医学的监督区包括标记实验室、显像室、诊断病人的床位区、放射性废物贮存区等。

3. 核医学场所的非限制区

核医学场所的非限制区是指核医学工作场所除了控制区和监督区以外的其他区域,在此区域内不需要专门的防护手段或安全措施,也不需要对职业照射条件进行监督和评价,可以自由出入,但最好具有出入的方向性。包括办公室、电梯和走廊等。

4. 卫生通过间制度

在不同的区之间,要用明显的标志划分,并规定合理的通行线路和方向,并可设置单独的出入口防止交叉污染。在设计操作量较大的核医学放射工作场所时,应设立卫生通过间。人员由清洁区进入污染区时必须经过卫生通过间,在卫生通过间内更换衣服、穿戴个人防护用品,然后进入污染区工作。离开污染区时必须经过卫生通过间,在这里沐浴去污。必要时皮肤经过放射性污染监测后才能进入非限制区。

控制区各个房间可能操作的放射性核素活度量不同和可能受到的污染程度不同应依次布置。工作人员进入污染区时应当先经过污染程度较轻的区域,再到污染程度较重的区域去。接收运来的放射性核素或将放射性液体、固体废物移出实验室和治疗室时,应当设立专门进出口,不应与工作人员进入控制区共用一个通道。

卫生通过间内除了设置沐浴洗涤设备外,还应当设立必要的放射性物质表面污染监测仪和 γ 照射量率监测仪,以及外伤或去污染药品箱。图 7-1 是一张 IAEA 推荐的临床核医学科的平面布局的示意图。

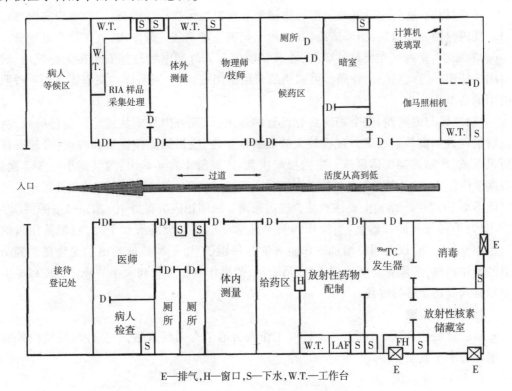

E—排气,H—窗口,S—下水,W.T.—工作台

图 7-1　临床核医学科的平面布局(IAEA 推荐)

(五)对核医学诊疗场所内环境及设备的要求

针对开放型放射性核素操作容易引起表面污染、容易产生内照射危害的特点,对核医学诊疗场所环境及设备提出了一些特殊要求。

(1)地板:地板应光滑、无缝隙、无破损。所用材料能耐酸碱,易去除放射性污染。木材及水泥地面不宜单独使用,应覆盖一层聚氯乙烯板或硬橡胶板。板与板的接缝应衔接平整。在地板与墙连接处,塑料板应上翻到离地面 20 cm 以上。地面应有一定坡度,在最低处尽可能设置地漏。

(2)墙面:乙级场所的地面与墙面或墙面与天花板交接处应做成圆角,以利去污。丙级场所中离地面 1.5~2 m 以下的墙壁,应刷上浅色油漆。乙级以上场所的墙壁和天花板应全部刷漆。

(3)工作台面:所有工作台面均应铺上耐酸碱而又光滑的材料,如钢化玻璃台面或上釉陶瓷砖等。在瓷砖的交接处用环氧树脂、水玻璃等抹缝。有的可用不锈钢台面。

(4)门窗家具:为便于去污和防止表面聚积放射性物质,场所的所有门窗及各种家具都应刷漆。

(5)供水与排水:乙级以上场所要有冷水、热水供给设备。水龙头最好采用长臂或脚踏开关。应采用上釉陶瓷水池。放射性下水池应有明显的标志,以便和非放射性水池分开。乙级场所放射性下水道和非放射性下水道应分开。丙级场所的高毒性放射性废水必须经处理后才能直接排放。乙级以上场所的放射性废水,只能通入废水储存池,以便集中进行去污处理。

(6)污物桶:室内应设置放射性污物桶和非放射性污物桶。放射性污物桶应有明显标志。桶内衬塑料膜口袋,当装满废物时,便于把整个塑料袋一起拿出,直接集中处理。

(7)照明:室内灯光要足够明亮,乙级场所的日光灯和电线最好安装在天花板内,成封闭式照明。通风橱应从外面提供照明或采用封闭式照明,照明灯的功率要大于一般照明用的功率。

(8)通风与通风橱:整个场所要有良好的通风,气流方向只能从清洁区到污染区,从低放射性区到高放射性区。规模较大的放射性单位,应根据操作性质和特点,合理安排通风系统,严防污染气体倒流。室内换气次数:乙级每小时 4~6 次;丙级每小时 3~4 次。根据工作性质,室内应配备必要的工作箱和通风橱等设备。通风橱操作口的截面风速必须保证不小于 $1 m \cdot s^{-1}$,结构上要注意减少气流死角。密闭箱内应保持 10~20 mmHg 的负压。

(9)手套箱和操作器具:当操作的放射性活度达到乙级场所水平时,应配备相应的 α、β 和 γ 手套箱,以及用以增加操作距离的各种镊子、钳子和其他器械。安装在手套箱上的操作器械,必须有高度的可靠性、易去污,能操作各种形状和大小的物体。β 和 γ 手套箱必须具备足够的屏蔽。

(六)辐射监测

辐射监测包含两个方面,一是针对工作人员的个人剂量监测,一是针对场所内外的环境辐射水平监测。

1. 个人剂量监测

对涉及放射性核素的所有工作人员都必须进行常规个人剂量监测。个人剂量计应佩戴在左胸位置,必要时可以在手指、腕部加戴监测局部剂量的剂量计。剂量监测应有专人组织实施。

2.环境辐射水平监测

在使用挥发性放射性物质或放射性气体的操作区应进行气体、气溶胶放射性活度浓度常规监测。在验证防护屏蔽效果时应进行工作场所及其周围环境的外照射水平监测。实验室、病房、洗涤室、给药间应经常进行表面污染监测。各项监测结果应记录在案,包括地点、日期、使用仪器型号和监测人员姓名。

五、开放型放射性核素操作的个人防护

无论是从技术方面考虑还是从经济方面考虑, 在操作非密封源过程中期望完全彻底地包容放射源是不实际的。因此,还需要采取辅助性防护措施加以补充,这就是拟订安全操作规则和穿戴个人防护衣具包容工作人员。

(一)个人安全操作的卫生要求

1.进行开放型放射工作时,应穿好工作服和工作鞋,佩戴口罩和手套。必要时应戴塑料套袖和围裙。在强活度下工作,应佩戴个人剂量计,进行个人剂量监测。个人防护用品要保持清洁和完整。被放射性污染的防护用具,不得带出放射性工作场所;不能继续使用的个人防护用具,应集中妥善处理。

2.严禁在放射工作场所进食、饮水、吸烟和存放食物。

3.避免使用容易导致皮肤破损的容器和玻璃器具。手若有小伤,要清洗干净,妥善包扎,戴上乳胶手套才能进行水平较低的放射性操作,如伤口较大或患有严重伤风感冒,需停止工作。不准用有机溶剂(乙醚、氯仿、乙酸乙酯、甲苯等)洗手和涂抹皮肤,否则会增加皮肤对放射性物质的通透性。如果皮肤被污染,切忌用有机溶剂洗涤。

4.在甲级放射工作场所或粉尘操作完毕后,必须严格执行卫生通过制度。工作完毕,要更衣、洗手、淋浴,进行污染检查,合格后才能离开。

(二)安全操作

1.工作人员在操作放射性物质前,应作充分准备,拟定出周密的工作计划和步骤,检查仪器是否正常,通风是否良好,个人防护用品是否齐全以及万一发生事故时的应急方案。凡采用新技术、新方法时,在正式操作前必须熟悉操作的内容及放射性物质的性质(电离辐射种类、能量、物理化学状态等)。

2.对于难度较大的操作,要预先用非放射性物质作空白实验(也叫冷实验),经反复练习成熟后,再开始工作。必要时还需有关负责人审批。对于危险性操作,必须有两人以上在场,不得一个人单独操作。

3.凡开瓶、分装及煮沸、蒸发等产生放射性气体、气溶胶的操作及粉尘操作,必须在通风橱或操作箱内进行。应采取预防污染的措施,如操作放射性液体时,须在铺有吸水纸的瓷盘内进行, 并根据射线的性质和辐射强度, 使用相应的防护屏和远距离操作器械。操作 4×10^7 Bq 以上的 β、γ 核素,应佩戴防护眼镜。

4.凡装有放射性核素的容器,均应贴上明显标志的标签,注明放射性核素的名称、活度等信息,以免与其他非放射性试剂混淆。

5.放射性工作场所要保持清洁。清扫时,要避免灰尘飞扬,应用吸尘器吸去灰尘或用湿拖把。场所内的设备和操作工具,使用后应进行清洗,不得随意携带出去。

6.经常检查人体和工作环境的污染情况,发现超限值水平的污染,应及时妥善处理。

7.严格执行管理制度,防止放射性溶液泼洒、弄错或丢失。

(三)穿戴个人防护衣具

个人防护用具分为两类:基本的个人防护衣具和附加的个人防护衣具。可以根据实际需要,合理组合使用这两类个人防护衣具。

1.基本个人防护衣具

基本个人防护衣具是通常情况下穿戴的工作帽、防护口罩、工作服、工作鞋和防护手套等。工作帽:①常以棉织品或纸质薄膜制作。留长发的工作人员应当把头发全部罩在工作帽内。②防护口罩:常用的是纱布或纸质口罩,或超细纤维滤膜口罩。这些口罩对放射性气体核素没有过滤效果,仅对放射性气溶胶粒子有过滤效果。对气溶胶粒子的过滤效率比较好的口罩是超细纤维滤膜口罩,过滤效率达99%以上。③工作手套:常用的是乳胶手套。戴手套之前应当仔细检查手套质量,漏气或破损的手套不能使用。戴脱手套的概念正好与外科医生戴脱手套的概念相反,即手套表面是受污染面,手套内表面是清洁面,不能使手套的内面受污染。切勿戴着受污染的手套到清洁区打电话或取拿、传递开门钥匙。④工作服:常以白色棉织品或以特定染色的棉织品制作。丙级工作场所的工作服以白色为常见。乙级工作场所的工作服则以上、下身分离的工作服为常见。切勿穿着受污染的工作服和工作鞋进入清洁区办事。

2.附加个人防护衣具

附加个人防护衣具是在某些特殊情况下需要补充采用的某些个人防护衣具。例如气衣、个人呼吸器、塑料套袖、塑料围裙、橡胶铅围裙、橡胶手套、纸质鞋套和防护眼镜等。

(四)非密封源易发事故及防护对策

操作非密封源时如果不经心就易于导致物料外溢、喷溅或洒落。发生这类事故时要沉着冷静不要惊慌,可以按下述程序认真处理:

1.少许液体或固体粉末洒落的处理方法

如果是放射性物质的溶液溢出、喷溅或洒落,则先用吸水纸把它吸干净;如果是固体粉末放射性物质洒落,则用湿润的棉球或湿抹布把它沾干净。在以上基础上再用适当的去污剂去污。去污时采用与外科皮肤消毒时相反的顺序概念,即从没受污染部位开始并逐渐向污染轻的部位靠近,最后对受污染较重的部位去污,切勿扩大污染范围。用过的吸水纸、湿棉球和湿抹布等都要放到搪瓷托盘内,最后集中到污物桶内,作为放射性废物待集中贮存。

2.污染面积较大时的应急处理方法

(1)立即告知在场的其他人员撤离工作场所,报告单位负责人和放射防护人员;

(2)标划出受污染的部位和范围;

(3)如果皮肤、伤口或眼睛受污染,立即以流动的清洁水冲洗后再进行相应的医学处理;

（4）测量出污染表面的面积，如果人员的个人防护衣具受污染应当在现场脱掉，放在塑料袋内，待洗消去污染；

（5）针对污染物的理化特性，受污染表面性质和污染程度，采用合适的去污染方法去除污染；

（6）去污染以后，经过污染检测符合防护要求时，可以恢复工作；

（7）分析事故原因，总结教训，提出改进措施，并以书面形式向当地审管部门报告。

六、去除表面放射性污染

操作放射性物质的过程中，特别是开放型操作，往往不可避免地会使建筑物、设备、工具，甚至人体表面沾染上放射性物质。这个现象统称为表面放射性污染。这些污染常常是工作场所放射性气溶胶浓度和外照射剂量升高的重要原因之一。特别是工具、防护用品和环境的污染，如果不及时加以控制和清除，就会蔓延扩大，有的后果可能很严重。

在大多数情况下，工具或设备的污染是不会太严重的。经过仔细去污，使其污染水平降至控制水平以下的，就能继续使用。但是，在少数情况下，污染严重，无法清洗到控制水平以下，或者说从经济上考虑还不如更换一个新的更合算和方便，这时污染的物件只能当作废物处理。

污染在表面上的放射性物质，一般分为固定性和非固定性两类。凡是当两个表面接触时，能从一个表面转移到另一个表面上的污染，称为非固定性的污染，又称松散性污染；而不能从一个表面转移到另一个表面上的污染，称为固定性的污染。但是，这两者又是相对的，因为可转移的程度往往与污染核素的特性、污染时间的长短，两个接触表面的性质，接触的方式，以及媒介物质的化学性质和物理性质等许多因素有关。

为了便于除去污染，对材料表面的要求是光滑、无孔和化学交换能力小，不仅能耐酸、耐碱及有机溶液，而且能够耐热，因为在加热时去污效果普遍较高。但对材料磨光是不必要的，因为经过一次去污后能完全破坏它的光洁度。

采用适当的方法从表面上消除放射性污染物，称为去除表面放射性污染物，简称表面去污。表面可能是设备、构件、墙壁和地表等表面，也可以是个人防护衣具或人体皮肤。污染物可能是松散的放射性固体，也可能是含放射性物质的液体、蒸汽或挥发物。

（一）去污的一般原则

去污工作必须做得恰当，否则会扩大污染。去污时，应遵守下述一般原则：

1. 要尽早去污

因为污染时间较短的放射性物质容易去除，单次去污效率较高，也可减少污染的扩大。

2. 要配制合适的去污试剂

不同种的试剂，其去污作用也不同，应选择去污效果高、费用低、操作安全的去污试剂。

3. 要合理选择去污方法

一般的去污方法有浸泡、冲刷、淋洗和擦拭等，它们均可在常温下进行。具体方法是，一般应根据污染物件的特点、污染元素和表面介质的性质、去污设施和废物(包括废液)处理的条件等因素选择。将超声波发生器放在去污液中,用超声波去除零件上的放射性物质。

4. 在去污过程中要防止交叉和扩大污染

去污程序一般应由污染较弱处开始,逐渐向污染较强处伸展。有时为了降低外照射或减少污染的扩散,首先应对污染最强处做一次粗略的去污。在大多数情况下,去污剂和擦拭材料均不能反复使用,擦拭物的每个擦拭面也不能在不同地点来回擦,否则容易将去污剂或擦拭物上的放射性物质扩散出去。

5. 要认真处理去污过程中产生的废物和废液

去除放射性物质污染的过程,实质上是把放射性物质转移到去污剂中或擦拭物上的过程。这些去污剂或擦拭物,极个别情况下还可以进行处理,例如回收其中有用的放射性物质。但在一般情况下,只能作为放射性废物或废水处理。这时特别要注意的是,防止因废物处理不当而扩大污染。

6. 去污时要做好安全防护

去除大面积污染时,应划出"禁区"严禁任何人随意出入。去污人员首先应注意外照射防护,有时需要采用简单的工具和设备;要注意配备必要的个人防护用品,以防止形成内污染,减少内外照射总剂量。

(二)体表去污

对体表去污首先要脱掉污染的衣服,这样可大大降低表面放射性污染。被污染的皮肤和头发,可用肥皂、温水和浴巾有效地去除。一般可用软毛刷刷洗,操作要轻柔,防止损伤皮肤。可选择合适的洗涤剂,不能采用有机溶剂(乙醚、氯仿和三氯乙烯等)和能够促进皮肤吸收放射性物质的酸碱溶液、角质溶解剂及热水等。常用的皮肤去污剂有:

1. EDTA 溶液

取 10 g EDTA-Na$_4$(乙二胺四乙酸四钠盐,络合物),溶于 100 ml 蒸馏水中。

2. 高锰酸钾溶液

取 6.5 g KMnO$_4$ 溶于 100 ml 蒸馏水中。

3. 亚硫氢酸钠溶液

取 4.5 g 亚硫氢酸钠溶于 100 ml 蒸馏水中。

4. 复合络合剂

5 g EDTA-Na$_4$、5 g 十二烷基磺酸钠、35 g 无水碳酸钠、5 g 淀粉和 1 000 ml 蒸馏水混合。

5. DTPA 溶液

取 7.5 g DTPA(二乙基三胺五乙酸,络合物)溶于 100 ml 蒸馏水中,pH=3。

6. 5%次氯酸钠溶液

亦可采用 EDTA 肥皂去污。将此肥皂涂在污染处,稍洒点水,让其很好地起泡沫后,再用柔软的刷子刷洗,对指甲缝、皮肤皱折处尤要仔细刷洗,然后用大量清水(温水更好)冲洗。这样反复 2~3 次,每次 2~3 分钟。最后用干净毛巾擦干或自然晾干,用仪器检查去净与否。

如用上述方法不能去净时,可先试用 EDTA-Na₄ 溶液(10%),用软毛刷或棉签蘸 EDTA 溶液刷洗污染处 2~3 分钟,然后用清水冲洗。也可以将高锰酸钾粉末倒在用水浸湿过的污染皮肤上,或将手直接浸泡在高锰酸钾溶液中,用软毛刷刷洗 2 分钟,然后用清水冲洗,擦干后再用 4.5% 亚硫氢酸钠脱去皮肤表面颜色,最后用肥皂和水重新洗刷。这种去污方法,最多只能重复 2~3 次,否则会损伤皮肤。

被碘-131 或碘-125 污染时,先用 5% 硫代硫酸钠或 5% 亚硫酸钠洗涤,再以 10% 碘化钾或碘化钠作为载体帮助去污;被磷-32 污染时,先用 5%~10% 磷酸氢钠(Na_2HPO_4)溶液洗涤,再以 5% 柠檬酸洗涤,效果很好。

去污完后,应在刷洗过的皮肤上涂以羊毛脂或其他类似油脂,以保护皮肤,预防龟裂。

头发污染时,可用洗发香波,或 3% 柠檬酸水溶液,或 EDTA 溶液洗头。必要时剃去头发。眼睛污染时,可用洗涤水冲洗。伤口污染有时也会发生,这时应根据情况用橡皮管或绷带像普通急救一样先予以止血,再用生理盐水或 3% 双氧水(H_2O_2)冲洗伤口。

去除皮肤上的放射性物质时,不仅方法要正确,而且也要及时,在一般方法无效时就应马上请医生指导,特别是所受的污染很强时,要做外科切除手术。这须由有经验的防护人员与医生共同研究确定。

(三)设备表面去污

设备表面污染的去除工作,在操作上虽不需像对待体表去污那样轻柔,去污剂的选择也少些禁忌,但是设备表面的性质(如材料种类、形状大小、光洁程度、可否拆卸、放置状况和设备的经济价值等)极为复杂,因此对它去污时选用的试剂和方法也是多种多样的。

设备表面的去污方法实质上就是两类:一类是化学去污染,用能够溶解或吸附放射性物质的化学试剂(药品)去污;另一类是机械去污法,用擦、涮、切、刨和削等手段去污。一个去污过程中,往往是两者被同时交叉使用。

污染在表面上的放射性物质,多数不以离子形式存在,所以在设备表面去污中用离子交换或络合的原理来去污,其效果是较低的。

表 7-9 给出了几种常用的去污试剂和方法。

表 7-9　常用的去污试剂和方法

表面种类	去污试剂	操作方法	备注
衣服类	肥皂或洗衣粉水	对中等污染程度的,可用洗衣机洗涤,低水平污染可用一般方法洗涤	
	3% 的柠檬酸或 3% 的草酸溶液	对污染程度较严重的,可用洗衣机洗涤	绢、尼龙用柠檬酸,粘胶等用草酸
	剪去修补	剪去污染部位做废物处理,再修补上	适用于局部性的严重污染

续表

表面种类	去污试剂	操作方法	备注
金属类	肥皂水或洗涤剂	一般的浸泡、擦拭洗涤方法	效果不明显,适用于低水平污染
	9%~18%的盐酸或 3%~6%的硫酸溶液	保持表面潮湿,刷洗,最后用水冲净	
	柠檬酸和稀硝酸	对不锈钢,先置于 10%的柠檬酸溶液中浸泡 1 h,再用水冲洗,然后再在稀硝酸中浸 2 h,再用水洗净	大部分金属不能浸泡
	加热法	在加热的 10%硝酸溶液中作用约 15 min,然后再用 10%的热草酸溶液或 10%的苛性钠溶液或 0.5%硅氟化氢氨 (NH_4SiF_6)溶液刷洗	适用于不锈钢,对表面有明显的损伤
油漆类(包括漆布)	水、温水、蒸汽洗涤剂	对污染部位进行冲洗	蒸汽效果较好,可达 50%~90%
	3%的柠檬酸钠或草酸溶液	洗涮	
	1%磷酸钠水溶液	洗涮	不能用于铝上的油漆
	有机溶剂或氢氧化钠或氢氧化钾浓溶液	把油漆逐渐溶解后除去	不能用于漆布
	10%稀盐酸	洗涮	
	刮(剪)去	用工具刮(剪)去被污染表面做废物处理,然后修补上	适用于局部污染
瓷砖	3%柠檬酸铵溶	刷洗、清水冲净	效果较好
	10%稀盐酸	刷洗、清水冲净	表面受损
	10%磷酸钠水溶液	刷洗、清水冲净	
塑料	柠檬酸	用煤油等有机溶剂冲淡柠檬酸铵溶液	
	酸类或四氯化碳	清洗	
橡胶制品	肥皂	一般清洗	
	稀硝酸	洗涮,冲洗	不适用于碳–14 和碘–131 污染
玻璃器皿和瓷制品	肥皂、洗涤	拌水洗涮,冲洗	
	铬酸,混合剂盐酸、柠檬酸	将器皿放到盛有 3%的盐酸和 10%的柠檬酸溶液中浸 1 h,然后取出放到盛有水的容器中洗涤,再放在浸液(即重铬酸钾在浓硫酸中的饱和溶液)中片刻,最后取出来用水冲洗	浓盐酸不适用于碳–14,碘–131 等
木器		用刨子把表面刨去几毫米	一般去污仍不符合要求时

　　木质或水泥地上的放射性物质污染,在经一般擦拭以后仍不能除去者就很难再去污了,因为这些材料的结构很稀疏,用酸只能促使污染向深处渗透。这样,只能更新或是覆盖。木制家具之类的污染可以局部削刨或更新。铅、普通钢和铁等金属很易吸收大量的放射性物质,污染后随即用一般去污剂擦拭效果较好,其后的去污用机械方法较好。

铝、铜或黄铜表面被污染时,用普通去污粉擦洗也有相当好的效果。

在应用放射性核素的实验室,常用普通洗衣粉及清水交替洗涤玻璃器皿的方法去污。经验表明,这个方法对曾注射过汞-203-新醇、碘-131和金-198注射器的去污,去污效率可在90%左右,但对针头效果不好,只在7%左右。

利用超声波清洗器能提高去污效果,它能把油脂和放射性物质都清洗干净。功率高的去污效果好些。其方法是在2 000 ml清水中加入100 g合成洗衣粉作为清洗剂,将使用过的放射性核素注射器、针头、移液管和量筒等放在清洗罐内,超声波冲洗约30 min,去污效果大部分在90%以上。采用超声波清洗器是以机械化代替过去的手工操作,不但去污效果好,而且还可以大大降低工作人员所受的辐射。

(四)工作服表面污染的去污方法

目前多趋向于将受污染的工作服分为两类:第一类是低于表面污染控制水平的工作服;第二类是高于表面污染控制水平的工作服。两类工作服分别在不同的洗衣机内洗涤。

表7-10中给出了不同的去污剂对不同核素污染的棉织品工作服的去污因子。工作服的洗涤去污分下述几个阶段。例如,采用0.3%液体肥皂对^{89}Sr去污时,第一次洗涤后的去污率为83%,第二次和第三次洗涤去污后,^{89}Sr的去污率分别为2.4%和0.9%。同样的去污剂对^{32}P去污时,第一、第二、第三次洗涤去污率分别为95%、0.8%、0.1%。每次洗涤后必须用清水漂洗1~2次,以除去二次污染的放射性物质。如果采用氧化还原剂做去污剂,洗涤次数和洗涤持续的时间可以明显缩短。去污率的大小取决于污染程度、去污溶液的成分、去污溶液的温度、工作服的质料和洗涤持续时间等。

表7-10　不同去污剂对不同核素污染棉织品工作服的去污因子

去污成分	^{89}Sr	^{91}Y	^{141}Ce	^{59}Fe	^{32}P	^{131}I
水	3.3	1.8	3.3	3.0	5.6	20
柠檬酸钠盐	330	—	67	20	6.7	100
柠檬酸	50	2.6	18	14	2.0	20
柠檬酸铵盐	—	5.6	170	40	4.0	25
N,N-二羟基乙胺基乙酸	—	170	110	29	25	20
高效洗衣粉	100	250	200	67	6.7	67

(五)评价去污染效果的指标

1. 剩余污染率$\alpha_{去污}$

设$A_{原始}$为表面去污染前表面上的污染活度;$A_{最终}$为表面去污染后表面上剩余的污染活度;剩余污染率$\alpha_{去污}$为:$\alpha_{去污}=A_{最终}/A_{原始}\times100\%$。

2. 去污率$\beta_{去污}$

$$\beta_{去污}=(A_{原始}-A_{最终})/A_{原始}\times100\%$$

3. 去污因子$K_{去污}$

$$K_{去污}=A_{原始}/A_{最终}$$

去污因子在数值上等于去污以后原始污染活度所减少的倍数。有时对大数值的去污因子用对数值$D_{去污}$表示,称为去污指数,即:$D_{去污}=\log(A_{原始}/A_{最终})=\ln K_{去污}$

上述评价去污染效果的指标之间存在如下关系:

$\alpha_{去污}=100\%-\beta_{去污}$,$K_{去污}=100\%/\alpha_{去污}$,$D_{去污}=\ln K_{去污}$

第四节 医用放射性废物的收集与处理

医用放射性废物是指在应用放射性核素的医学实践中产生的放射性比活度或放射性浓度超过国家规定值的液体、固体和气载废物。广义地讲,医用放射性废物可以分为两大类,一类是没有使用价值的密封源,另一类是受非密封源污染的物品,通常所指的医用放射性废物指的是后者, 在医院有序有效地收集放射性废物是放射性废物处理的第一步,其原则是分类收集,统一处理。下面所涉及的就是核医学诊疗及医学研究过程中产生的与非密封源相关的放射性废物。

一、放射性废物的来源与分类

在核医学实践中产生的含有放射性物质或被放射性物质污染的、其放射性比活度或浓度大于审管部门规定的清洁解控水平的、预期不会再利用的任何物理形态的废弃物,称为放射性废物。在核医学实践过程中,核素生产与转运、药物制备与使用、患者检查及护理等使用开放源进行诊断和治疗,必然将会产生各种形态的放射性废物。

(一)常见的放射性固体废物

1. 放射性核素发生器;

2. 遮盖用的纸、手套、空的药水瓶和注射器;

3. 用放射性核素治疗的住院病人使用过的各类物品;

4. 用作设备的标定、校正和质量控制的废弃密封源、点源以及解剖标记物;

5. 使用过放射性核素的病人与动物尸体、废弃的组织与器官及其他生物废物。

(二)常见的放射性液体废物

1. 放射性核素的残液;

2. 患者的分泌物、排泄物;

3. 实验与诊断使用过的液体闪烁液;

4. 其他放射性核素与放射性药物操作与实践产生的放射性液体。

(三)常见的放射性气载废物

1. 使用 ^{133}Xe 做通气实验的患者呼出的气体;

2. ^{14}C 呼气实验受试者呼出的气体;

3. 放射性药物生产、转运和使用过程中产生的放射性气溶胶。

医学常用放射性核素及相关废物见表 7-11。

表 7-11 医学常用放射性核素及相关废物

核素	半衰期	衰变类型	产生的主要废物
^{3}H	12.3 a	β^{-}	闪烁液
^{14}C	5 692 a	β^{-}	闪烁液
^{32}P	14.3 d	β^{-}	尿、粪、注射器、废敷贴剂
^{51}Cr	25.8 d	Ec	试管、注射器、洗涤液
^{59}Fe	45.1 d	β^{-}	试管、注射器
^{60}Co	5.3 a	β^{-}	废弃源
^{67}Ca	78 h	Ec	注射器
^{90}Sr	28.1 a	β^{-}	废敷贴剂、废弃源
^{99}Mo	66 h	β^{-}	废发生器柱、标记淋洗液
^{99m}Tc	6 h	IT	废发生器柱、标记淋洗液
^{113m}In	1.7 h	IT	废发生器柱、标记淋洗液
^{113}Sn	115.2 d	Ec	废发生器柱、标记淋洗液
^{125}I	59.7 d	Ec	试管、标记淋洗液、清洗液、实验用废物
^{131}I	8 d	β^{-}	尿、粪、清洗液
^{131}Xe	5.3 d	β^{-}	气体（诊断检查时）
^{169}Yb	31.8 d	Ec	尿、注射器、清洗液
^{198}Au	2.7 d	β^{-}、Ec	注射器、清洗液
^{201}Tl	3.11 d	Ec	注射器、清洗液

二、放射性废物的收集与贮存

要降低放射性废物的危害,对医用放射性废物的收集与贮存必须符合相关要求。

(一)原则与要求

1. 原则

减少产生、控制排放、净化浓缩、减容固化、严密包装、就地暂贮、集中处置。

2. 废物收集的要求

及时收集,防止流失;避免交叉污染,非放射性废物与放射性废物分别收集;短寿命核素的废物与长寿命核素的废物分别收集;液体废物与固体废物分别收集;可燃性废物与不可燃性废物分别收集。

3. 废物贮存的要求

在规定暂贮期限内废物能够回取,不能流失,确保废物容器的完好性;贮存库址应防火、防水、防盗,有通风和屏蔽防护设施;设置备用废液贮槽,备用贮槽至少应当与最大使用的贮槽等容积;贮存的废物应当有详细记录,废物贮存量不应当超过设计容量;贮存期满应当适时进行处理。

(二)放射性废液的收集与处理

1. 使用放射性核素量比较大,产生污水比较多的核医学工作场所,必须有废水专用处理装置或分隔式污水池,轮流收集、存放和排放废水。污水池必须恰当选址,池底和池壁应坚固、耐酸碱腐蚀和无渗透性,应有防止泄漏措施。

2. 产生放射性核素废液而无废水池的工作场所,应将废液注入收集容器内存放 10 个半衰期后,排入下水道系统。如废液含长半衰期核素,可先固化,然后作固体废物处理。

3. 低放废液可以直接排入流量大于 10 倍排放流量的普通下水道。每月排放总活度不超过 10 ALI_{min} 每一次排放活度不超过 1 ALI_{min} 且每次排放后要进行冲洗。

ALI_{min} 是放射性工作人员对核素的年摄入量最低限值,即同一核素经口食入和经吸入的所有食入 ALI 和吸入 ALI 中的最小者。

流体排放即液体废物排入下水道,每种场合不超过 100 MBq,并用足够的水冲洗,要使用特制的污水槽进行排放并竖立标志,告知这里允许液体废物处置。短寿命放射性核素分离后贮存衰变一段时间后,即可达到规定的豁免水平。

4. 放射性浓度不超过 1×10^4 Bq/L 的废闪烁液,或仅含有浓度不超过 1×10^5 Bq/L 的 ^3H 或 ^{14}C 的废闪烁液不按放射性废物处理。

5. 放射性浓度小于或等于公众导出食入浓度(DIC)的废液作非放射性废液处理,可排入下水道系统。

各种核素公众的导出食入浓度即 DIC(公众)值按下式计算:

$$DIC(公众) = \frac{职业人员的年摄入量限值 ALI_{食入}}{8.03 \times 10^2} \times \frac{1}{50}$$

各种核素公众的导出空气浓度即 DAC(公众)值按下式计算:

$$DIC(公众) = \frac{职业人员的年摄入量限值 ALI_{吸入}}{1.0512 \times 10^4} \times \frac{1}{50}$$

在核医学实践过程中,对患者的放射性排泄物收集与处理要有足够的重视,包括以下几个方面:

(1)注射过或服用过放射性药物的患者的排泄物,必须为其提供有防护标志的专用厕所,实施统一收集和管理,规定病人住院治疗期间不得使用其他厕所。

(2)专用厕所应具备使病人排泄物迅速全部冲洗入池的条件,而且随时保持便池周围清洁;专用化粪池内排泄物贮存 10 个半衰期后排入污水道系统;池内沉渣如难于排出,可进行酸化,促进排入下水道系统。

(3)无专用厕所和专用化粪池的单位,应根据不同核素排泄特点,为注射和服用放射性药物(^{131}I、^{32}P)的住院治疗病人提供具有辐射防护性能的尿液、粪便收集器和呕吐物收集器。收集物存放 10 个半衰期,作一般废物处理。注意收集含 ^{131}I 病人排泄物时,必须同时加入 NaOH 或 10%KI 溶液,密闭存放待处理。

(4)对含有放射性核素的实验动物排泄物,如本单位不具备专用化粪池,可使用收集器。含有长半衰期核素的排泄物,可固化后按固体放射性废物处理。

（5）对同时含有病原体的病人排泄物应备有专门容器单独收集,经存放衰变、杀菌和消毒处理后,排入污水道系统。

（6）注射或服用放射性药物的门诊病人排泄物以及符合出院条件的病人排泄物不需要专门收集。

（三）固体放射性废物收集与处理

1. 对于固体放射性废物收集,应按废物分类标准和废物的可燃与不可燃、有无病原体和毒性分开收集于具有外防护层和电离辐射标志的污物桶内;污物桶放置点应避开工作人员作业和经常走动的地方;污物桶内应放置专用塑料袋直接收纳废物;装满后的废物袋及时转到专门的贮存室内。

2. 专门的固体废物贮存室,其建造结构应符合放射防护要求,且具有自然通风条件或安装通风设备,出入口处设电离辐射标志;必须在废物袋或废物包、废物桶或其他存放废物的容器的显著位置标记废物类型、核素种类、比活度范围和存放的日期等说明;内装注射器及破碎玻璃的废物袋应附加外套。

3. 废物处理,一般根据规定,比活度小于或等于 7.4×10^4 Bq/kg 的医用固体放射性废物或经过存放衰变,比活度降低到 7.4×10^4 Bq/kg 以下的可作为非放射性废物处理。GBq量级以下且失去使用价值的废弃密封放射源必须在具备足够外照射屏蔽能力的设施里存放和待处理。可燃性固体废物必须在具备焚烧放射性废物条件的焚化炉内进行处理;同时污染有病原体的固体废物,必须先消毒、灭菌,然后按固体放射性废物处理。

4. 含有放射性核素的动物尸体应防腐、干化、灰化。灰化后的残渣按固体放射性废物处理,对于含有长半衰期核素的动物尸体,可先固化,然后按固体放射性废物处理;但对于含有较高放射性的尸体应及时焚化,收集的残渣按固体放射性废物处理。含有放射性的人类尸体也应灰化后深埋。

（四）气载放射性废物的处理

凡使用 ^{133}Xe 诊断检查病人的场所,应具备回收患者呼出气中 ^{133}Xe 的装置,不可直接排入大气。其他非密封源操作场所应具备良好的通风条件,最好在独立的通风系统中加装放射性气溶胶吸收过滤装置,以减少排泄。放射性浓度小于或等于公众导出空气浓度的气载废物视为非放射性废气,可以直接排放;气载放射性废物中含有两种或两种以上放射性核素时,应低于相应的公众导出空气浓度值。

（五）用于设备质控的废弃密封源的处理

用于诊断核医学的 ^{57}Co 泛源、解剖标记等,以及用于检查活度计的 ^{57}Co、^{137}Cs 及其他标定用的废弃源应运送到经批准认可的废物处理机构处理或回交给生产销售商。

三、建立废物管理制度

放射性核素及放射性药物的生产与使用单位应有专职或兼职废物管理人员负责废物的收集、分类、存放和处理,管理人员应熟悉废物管理原则和掌握剂量监测技术,并必须在作业时使用个人防护用具和防护设施,防止受到过量照射。

必须设废物存贮登记卡记录废物主要特性和处理过程并存档备案;有防止发生废物丢失、被盗、容器破损和灾害事故的应急安全措施;贮存室的显著位置应设安全警戒信号。

对于废弃密封源的处理,应运送到批准的废物处理机构处理,并存档备查。废物管理人员作业时必须使用个人防护用具和防护设施,防止超剂量照射。

四、放射性废物管理需要注意的问题

1. 注意必须区分临床核医学实践中产生的放射性废物与医学研究中产生的放射性废物,两者不可混同收集和处理。

2. 必须区分放射性废物与非放射性废物,两者不可混同收集和处理。

3. 应力求控制和减少放射性废物产生量。核医学实践的良好计划包括选择合适的放射性核素的半衰期、射线的种类、活度等,还要考虑操作的数量和制备的材料、污染的风险性等,都将有助于减少放射性废物的体积。

4. 严格执行废物存贮登记和废源暂存登记。

在放射性废物产生的地方,应当备有方便各种废物收集的容器,不同类型的废物收集在不同的容器内,容器必须适合存储对象(体积、屏蔽、防渗漏)的要求。并在容器上标明适当的信息:放射性核素名称、物理性状、活度和外照射剂量率。

由于用于核医学实践中的放射性核素其半衰期多数小于1周,因此可以将放射性废物收集起来后,并用特定的容器贮存等待衰变,直至达到规定的豁免水平。不同性质的放射性废物贮存和处理的方式有所不同。

第八章 医用 X 线诊断的防护

医用诊断 X 线防护不仅是旨在保障 X 射线工作者的放射安全与健康，减少他们所受的职业性照射，而更重要的是着眼于保护广大受检者，我国发布有关标准中，对降低 X 线诊断的医疗照射所造成的全人口辐射集体剂量负担，最大限度控制其可能给受检者及其后代带来的潜在危害都提出了具体要求。

第一节 X 线诊断工作人员和受检者的防护要求

根据医疗照射防护的基本原则，放射实践的正当性判断主要取决于临床医师，而放射防护的最优化，即受检者接受合理的较低辐射剂量，则由职业放射性工作人员来决定，因此，临床医师必须对患者的检查方法进行正当化选择，同等诊疗条件下优先选用非 X 射线的检查方法。对放射诊断工作人员的最优化分析有如下要求。

一、X 线诊断工作人员操作要求

1. X 线工作者必须熟练掌握业务技术，必须经过防护知识培训取得《放射工作人员证》，所有放射工作人员应接受个人剂量监测，配合临床医师做好 X 线检查适用范围的临床判断。

2. 参照我国医疗照射指导水平要求，正确、合理地使用 X 线技术，确保受检者为达到预期诊断所受的照射剂量尽可能低。

3. 建立放射学诊断程序的运行参数规程，包括辐射发生器的参数、焦点大小、胶片–荧光屏组合类型和胶片处理条件，严格控制 X 线照射范围，建立用于 CT 和其他复杂数字放射诊断程序的具体规程。X 线机曝光时必须关闭与机房相通的门窗。

4. 除了临床必需的透视检查外，应尽量采用摄影检查；对儿童进行 X 摄影检查时，应采用短时间曝光的摄影技术，婴幼儿进行 X 线摄影时，一般不使用滤线栅。

5. 透视前必须做好准备工作，尽可能采用小照射野进行工作，并注意缩短曝光时间。透视时应合理应用较低帧频的脉冲透视、终末图像保留、滤过等尽可能降低受检者接受到的辐射剂量。应尽量避免使用普通荧光屏立位透视，除非特殊需要，一般不宜使用普通荧光屏卧位透视；不应使用普通荧光屏这类方法进行健康体检和群体检查。

6. 施行 X 线检查前，操作者应认真检查各种设备和用品性能，选择使用合适的设备、照射条件、照射野和防护用品。

7. 复核检查方案和工作条件，注意受检者的正确体位，避免错误照射；尽可能选用灵敏度较高的胶片与增强屏组合,使用合适的滤线栅及移动缝隙技术,保证摄影质量,避免重复摄片。

8.熟悉数字 X 射线探测器的成像性能和 X 射线转换效率,根据临床需求设定合理的检查参数,注重辐射剂量的系统性优化;注意观察每次检查的曝光指数和透视剂量累积值,并与典型值对照,发现偏差较大时应与相关负责人一起查找原因;对示教病例不应随意增加曝光时间和曝光次数;不应用加大摄影曝光条件的方法,提高胶片已过期或疲乏套药的显影效果。

二、X 线诊断中受检者的防护要求

受检者接受医疗照射必须遵循实践的正当化和防护最优化原则,制定最佳的检查程序,力求在能够获得满意诊断信息的同时使其接受的照射保持在可以合理达到的最低水平。

1.从事 X 射线诊断工作的单位,必须建立和健全 X 线检查资料的登记、保存、提取和借阅制度,不得因资料管理及病人转诊等原因使受检者接受重复性的 X 线检查。

2.必须严格遵循国家或各省市质量控制和改进中心指定的 X 线诊断成像图像资料共享规范或指南,在患者到外院会诊或转诊过程中尽可能降低重复检查率。

3.开展群体 X 线检查时应根据地区性有关疾病的流行情况进行正当性判断,以确定群检是否正当。对医学监护为目的的群体 X 线检查,应控制 X 线检查人数、部位和频率,少年儿童的群体检查尤须慎重,不得对 16 岁以下的青少年儿童采用群体 X 线透视检查。

4.对育龄妇女、孕妇应优先考虑选用非 X 线的检查方法,确实要 X 线检查,尽量采用 X 线摄影代替 X 线透视检查。妇女妊娠 8~15 周时,非急需情况不得实施腹部、骨盆部位的 X 线检查。孕妇分娩前,不应进行常规的胸部 X 线检查,严格限制对育龄妇女进行 X 线透环,对必要的乳腺 X 线摄影等普查工作要有质量保证的措施。

5.对受检者尤其是儿童受检者的非检查部位辐射敏感器官进行屏蔽防护,防护用品必须符合国家相关法规和标准的要求。候诊者和陪检者不得在无屏蔽防护的情况下在 X 射线机房内停留(病人必须被扶持才能进行检查的除外,陪检者需佩戴适当的防护用品)。

第二节　牙科和乳腺摄影的防护要求

一、牙科 X 线摄影的防护要求

全球每年 4.8 亿人次接受牙科放射学(又称口腔颌面放射学)检查,占到全部医用诊断放射学检查的 13%。由于牙科放射学相当普遍地由非放射科医师代为操作,拍摄的 X 线影像容易发生重叠,所涉及的患者中许多是儿童、青少年人群,因此对于牙科放射学中的患者辐射防护需要特殊考虑。

牙科放射学的主要辐射危险器官包括甲状腺、甲状旁腺、腮腺和喉部,不同国家牙科放射学检查患者剂量均值范围见表 8-1。目前我国没有牙科放射学诊断参考水平值,表 8-2 是其他国家参考值。

表 8-1　牙科放射学的典型患者剂量摄影类型体表剂量(mGy)有效剂量(μSV)

摄影类型	体表剂量(mGy)	有效剂量(μSV)
口内	1~8	1~7
口腔全景 CT		4~30
头影测量	0.25~7	2~3
牙槽骨 CT		34~652
颅面 CT		30~1 079

表 8-2　加拿大牙科放射学诊断参考水平

X 射线管电压(kV)	每次摄影的入射体表剂量范围(mGy)	
	D 速胶片	E 速胶片
50	3.48~4.80	1.92~2.44
55	3.23~4.54	1.66~2.18
60	2.79~4.15	1.48~1.92
65	2.36~3.62	1.27~1.66
70	2.01~3.14	1.09~1.44
75	1.57~2.66	0.87~1.18
80	1.40~2.27	0.92~1.00
85	1.22~2.01	0.74~1.00
90	1.05~1.83	0.61~0.83
95	0.87~1.70	0.52~0.74
100	0.79~1.57	0.44~0.66

调查表明,牙科放射学的剂量水平低于其他类型的诊断放射学检查,孕妇接受牙科 X 线检查时胎儿剂量为 0.1~1 μSv,低于胎儿一日内受到的天然本底照射剂量,但 ICRP 认为牙科放射学检查仍需进行必要的正当性和最优化判断。

在决定牙科放射学检查前,医师应进行详尽的病史采集和临床检查,审视患者此前是否做过 X 线检查及其结果的可获得性和利用价值,充分考虑拟行放射学检查是否可为患者的临床评估和治疗提供明确可靠的诊断信息,对患者的总体健康利益是否大于辐射危险,是否存在不涉及电离辐射或辐射剂量较小的替代成像手段,例如,冷光透射法可代替牙合翼片,牙髓治疗中可应用电子根尖定位等,确实认为所选择的放射学程序是合适的方式时方可进行。目前,对牙科 X 线摄影有如下基本要求:

1. 不应将牙科 X 线摄影作为患者每次就诊的例行检查;除非急症,在未采集病史和进行临床检查评估的情况下不得实施牙科放射学程序,特别是儿童。

2. 牙科 X 线检查中,禁止使用透视 X 线检查方法;牙科放射学检查应使用专用 X 线设备,管电压不应低于 60 keV。牙科放射学设备须做验收、状态、稳定性在内的质量控制检测和评价。

3. 牙科放射学检查应取得患者的知情同意,对于育龄妇女,应明确其是否妊娠,如果妊娠或可能妊娠,应考虑不涉及电离辐射的替代检查手段。

4. 推荐使用快速胶片和数字成像系统,E 速、F 速胶片与 D 速胶片相比,剂量可降低 50%以上。对患者应使用大领铅橡胶颈套进行防护,特别是儿童或孕妇。

5. 在可能条件下,口腔底片应固定于适当位置,否则应由受检者自行扶持。在无法使用固定设备且确需进行 X 线检查时才允许使用移动设备。

牙科 X 射线设备的 X 射线管电压要满足以下要求:①管电压固定的牙科 X 射线机,管电压要不低于 60 kV;管电压可调的牙科机,管电压调节范围应满足 55 kV 至最高值,如果管电压采用分档调节,相邻档位管电压的增加量不能超过 5 kV。②全景牙科机的管电压调节范围应满足 60 kV 至最高管电压,如果采用分档调节,则相邻挡位的管电压增加量不能超过 5 kV。③X 射线管电压值的偏差应在±10%范围以内。

牙科 X 射线设备曝光时间指示的偏离应在±(10%的预设值+1 ms)范围内。牙科全景体层摄影的 X 射线设备,应有限束装置,防止 X 射线束超出 X 射线影像接收器平面或胶片的宽度。口内片牙科摄影的 X 射线管组件要配备集光筒,并且使 X 射线束限制在集光筒出口平面的最大几何尺寸(直径/对角线)不超过 60 mm。此外,牙科摄影装置必须配置限制焦皮距的部件,并符合下表所列的要求;连接设备曝光开关的电缆长度要不小于 2 m 或配置遥控曝光开关。

表 8-3　牙科 X 射线摄影的最短焦皮距

应用类型	最短焦皮距(cm)
标称 X 射线管电压 60 kV 及以下的牙科摄影	10
标称 X 射线管电压 60 kV 以上的牙科摄影	20
口外片牙科摄影	6
牙科全景体层摄影	15
口腔 CT 坐位/站位扫描	15
口腔 CT 卧位扫描	20

二、乳腺摄影的防护要求

虽然磁共振乳腺成像对浸润性乳腺癌有着较高的敏感性,但价格较贵;而超声检查每次探测方向有一定误差,不同次检查结果间比较的差异大;乳腺 X 线摄影(钼靶)能清晰显示乳腺各层组织,可以发现乳腺增生及各种良恶性肿瘤以及乳腺组织结构紊乱,对探测乳腺组织微小钙化有不可替代的重要作用,是目前早期发现、诊断乳腺癌的最有效和可靠的方式。

目前全数字化乳腺 X 线机采用了平板探测器取代了暗盒胶片感光系统，使穿过乳腺组织的 X 光子信息直接转化成数字化的电子信息记录下来，通过计算机处理，显示在荧光屏上，还可以在网络中传输或进一步分析处理，不仅提高了早期隐匿型乳腺癌的检出，还使乳腺 X 线摄影成像剂量明显降低。钼铑双靶 X 线机的在传统钼靶机的基础上增加了具有更高能量光谱的铑靶，更适于对亚洲女性以及年龄段较低的女性的致密性乳腺进行成像。

由于女性乳腺在大小和乳腺组织构成比例上差异很大，从而导致在给定的摄影技术条件下乳腺剂量值变化范围很宽，乳腺摄影检查中每个个体的剂量受到以下几个因素的影响：①图像接收器，②滤线栅，③X 线束的能量，④乳腺压迫程度，⑤乳腺大小和肥胖度。

由于乳腺摄影受照剂量大小的差异，引发的随机性效应的危险仍然存在，X 线乳腺检查中受检者所受的医疗照射必须进行正当性判断，掌握好适应证并注意避免不必要的重复检查，遵循防护最优化原则使其接受剂量保持在可能合理达到的最低水平。

我国要求从事乳腺摄影检查工作的放射学医师必须得到国家专门机构的许可，接受两个月阅读乳腺摄影影像诊断的正规培训和辐射防护的培训，按照《医用 X 线诊断受检者放射卫生防护标准》(GB 16348—2010)严格掌握乳腺 X 线检查适应证，使用专用软 X 线检查设备进行检查，并做好受检者甲状腺部位的防护，操作中要根据乳房类型和压迫厚度选择合适的靶/滤过材料组合，宜使用摄影机的内动曝光控制功能，获得稳定采集效果，达到防护最优化要求。

对年轻妇女特别 20 岁以下妇女应慎用乳腺 X 线检查，40 岁以下妇女除有乳腺癌个人史、家族史和高危因素外，一般不宜定期进行乳腺 X 线检查，孕期妇女不宜进行乳腺 X 线检查。要严格限制对育龄妇女进行乳腺 X 线普查项目，必须使用时要认真论证乳腺癌普查的必要性、正当性，进行方法学选择的优化分析，要制定该普查项目的 QA 计划，并建立 X 线设备普查项目的质量控制措施，严格执行《乳腺 X 射线摄影质量控制检测规范》(GBZ 186—2007)等标准的有关要求。

乳腺用 X 射线机的标称 X 射线管电压不超过 50 kV 的乳腺摄影专用 X 射线设备，其半值层要达到 0.3 mmAl，光野/照射野的一致性应符合三边分别在±8 mm 以内的要求。用于几何放大乳腺摄影的 X 射线设备，要配备能防止使用状态下焦皮距小于 20 cm 的限制装置。

第三节　数字 X 线摄影的防护要求

在数字摄影技术(DR)应用于临床之前，应该对放射医师、医学物理师和放射技师进行专业培训，尤其在患者剂量管理和放射防护方面。由于数字化放射学影像更容易获得，并便于在现代通信网络中传输，临床医生在开具医学 X 线检查单时熟悉正当性判断的标准，因此数字摄影技术的防护应注意以下要求。

1. 数字摄影技术有可能对受检者产生更高的辐射剂量而对影像质量没有任何改善，应使用诊断参考水平(DRL)作为管理患者辐射剂量的一个有用工具，但不能把非数字化X线诊断成像的诊断参考水平应用于数字化成像检查。

2. 不同的医疗成像任务需要不同等级的影像质量，当更高的剂量对临床目的没有更多好处时应避免使用。要注意针对所需解剖区域的适当准直，严格控制照射野，不应把图像的裁剪作为临床操作中的常规步骤。

3. 使用数字透视系统很容易采集和删除图像，因此可能存在采集影像数量比实际需要增加的倾向。因此，要控制每次检查的影像数量，保持与传统模拟摄影相同(或更少)的数量。工作人员操作中应关注X射线系统面板上的剂量指示，并利用这些信息来管理患者的剂量。

4. 当在临床实践中引入一个新的数字系统时，系统设置应在影像质量和患者辐射剂量之间达到最佳的平衡；对自动曝光控制(AEC)系统进行校准，使其与数字系统的灵敏度范围内和所选择的后处理相适配，如果AEC可用，则避免手动曝光。

5. 避免在图像工作站上删除无用的影像，定期进行废弃率的统计分析，要熟知工作站的性能(后处理能力、在监视器上浏览影像的选项等)，在PACS上确认所有影像的存在，以避免影像的丢失。

200 mA及以上的摄影用X射线设备要有可以安装附加滤过板的装置，并配备不同规格的附加滤过板。设备要有可以调节有用线束照射野的限束装置，并且要提供可以标示照射野范围的灯光野指示装置；有用线束的半值层不小于2.3 mmAl。在焦点到影像接收器之间距离1 m的条件下，灯光照射野中心与X射线照射野中心的偏离要小于1 cm；灯光照射野和X射线照射野任何一边的偏离要在±1 cm以内；X射线照射野和影像接收器任何一边的偏离也要在±1 cm以内。

第四节 X线计算机断层摄影的防护要求

CT检查会使患者受到相对高的剂量。多种CT程序所产生的组织累积吸收剂量(10~100 mGy/每个程序)常常接近或超过已知辐射流行病学研究证实的增加癌症概率的水平。在前界范围内CT检查的频率正在增加，CT检查的类型也是越来越多，然而，与放射诊断常见的发展趋势截然不同，CT的快速发展通常没有导致每次检查中患者剂量减少的趋势。

现代CT扫描仪具有多排探测器，扫描速度加快、扫描范围加大，从而使得受检者辐射剂量增加；SPECT/CT和PET/CT设备将核医学检查与CT扫描结合在一起，也会导致特别高的剂量，除了考虑正当化和最优化外，还应考虑如下两个方面的要求。

一、剂量因素方面的要求

现代多排探测器CT(MDCT)扫描仪采用多排探测器阵列，使得扫描速度加快和扫描范围更大，目前几乎所有新型CT系统都具有多排探测器、单或双X射线源，并具有一些成熟的、新的剂量降低工具。与单排探测器CT扫描仪(SDCT)相比，MDCT有一些方面会系统地增加或降低患者剂量。

1. 如果 MDCT 用户选择与单排 CT 相同的参数设置,则患者剂量会增加,因此参数设置必须适应于特定的 CT 机型。

2. MDCT 有可能降低剂量,但剂量的实际降低程度取决于如何使用 CT 系统。操作人员应熟悉患者剂量与影像质量之间关系,并且应该意识到 CT 的影像质量通常高于诊断需要的置信区间。

3. 根据临床需求来设置影像质量清晰度,更高的清晰度设置会导致患者接受到的剂量增大,影像质量水平(例如:低噪声、中等或低剂量)取决于具体的诊断需求。影像质量的客观测量如噪声、对比度、噪声比可能不会完全反映与临床诊断相关的所有影像特征,因此,确定最佳的影像质量可能是一个复杂的任务,需要包括量化测量(例如:噪声)和观察者的感知。

4. 自动曝光控制(AEC)系统可将与影像质量相关的测量值应用于扫描方案中,如果质量由用户指定并适于临床要求,则除肥胖患者以外可使患者剂量降低,对于肥胖患者,需要增加剂量以改善图像质量。

应当注意,AEC 并不是不需要操作人员调节任何参数,而是应该对所使用的 CT 系统有所了解,当没有 AEC 时需要操作人员选择 mA 或 mAs,有 AEC 时需要理解噪声指数、参考 mAs 和参考影像等相关概念,以使其有效发挥作用。对有些参数,比如像素标准差或噪声指数有所了解,而不是凭直觉判断,可以减少错误发生概率;AEC 系统中影像质量参数的选择较为复杂,对影像质量的定义没有一个统一的认识,不同厂家之间进行曝光控制的差别显著,操作人员对于所用设备的了解程度非常重要。

二、对操作者的行为要求

1. CT 检查是否正当,由临床申请医生和放射科医生共同承担责任,包括对于特定指征进行 CT 检查,以及对各种临床指征进行分类时,必须考虑患者应该执行标准剂量 CT 还是低剂量 CT 检查,确定哪些人需要较高剂量学检查,哪些人需要较低剂量学检查。

2. 扫描参数应该基于临床指征、患者尺寸和扫描部位,患者剂量以这些参数为基础进行管理。必须有扫描指南(CT 检查的选择标准)作为指导以避免不当扫描。此外,还应适当考虑非辐射成像方式作为替换方法。

3. 临床申请医生和 CT 室工作人员应该经过培训,这有助于扫描适应证、扫描方案和患者剂量的管理。放射人员应注意通过调节技术参数来适应每一患者和特定的放射检查类型,确保患者接受的剂量尽可能的低,儿科患者应特别重视。

4. 操作相关人员要了解患者接受的剂量与影像质量之间的关系,并不是所有的诊断任务都需要高质量的图像,操作医师必须引起重视,使放射实践活动达到最优化。

5. 《X 射线计算机断层摄影放射防护要求》(GBZ 165—2012)指出,CT 检查存在过量曝光和儿童患者使用成人检查参数等问题,操作人员在满足诊断需要时,要尽可能地减少受检者所受照射剂量, 并做好非检查部位的防护, 严格控制对有诊断需求之外部位的扫描。

CT 机的 X 射线组件安全必须符合国家相关标准的要求, 具有足够铅当量的防护层,使距离 X 射线管焦点 1 m 远处球面上漏射线的空气比释动能率小于 1 mGy/h。在 CT 设备的随机文件中要有能证明设备生产单位资质的有效证明材料,提供等比释动能图, 描述设备周围的杂散辐射的分布。CT 设备的定位光精度、层厚偏差、CT 值、噪声、均匀 性、CT 值线性、高对比分辨力、低对比可探测能力、诊断床定位精度、扫描架倾角指标必须 符合国家标准的要求。CT 在使用时,应参考下列成人和儿童诊断参考水平,如高于诊断参 考水平时,应检查扫描参数,确定在不影响检查质量的情况下采取降低剂量的修正措施。

表 8-4　典型成年患者 X 射线 CT 检查的诊断参考水平

检查部位	$CTDI_w^*(mGy)$
头部	50
腰椎	35
腹部	25

*: 表列值是由水模体中旋转轴上的测量值推导的,模体长 15 cm,直径 16 cm(头部)和 30 cm(腰椎和腹部)。 $CTDI_w$ 表示加权 CT 剂量指数。

表 8-5　源于不同研究的成年患者 CT 检查的诊断参考水平(DRL)

检查部位	IAEA 研究数据 (Tsapakidi 等,2006)*	英国 SDCT 的 DRL (Shrimpton 等,2005)	英国 MDCT 的 DRL (Shrimpton 等,2005)	欧洲 SDCT 的 DRL(EC,2000)	欧洲 MDCT 的 DRL (Bongartz 等,2004)
头部	527	760	930	1 050	337
胸部	447	760	940	650	267
腹部	696	510	560	780	724

*: 该数据来自 6 个国家的 10 个有代表性的研究中心,包括 SDCT 和 MDCT,本表以 DLP(mGy·cm)作为剂量 参考,所列数据为调查平均值的第三个四分位(75%)值。

表 8-6　儿童患者诊断参考水平(Shrimpton 等,2005)

检查部位及年龄(岁)	$CTDI_w^*(mGy)$	$CTDI_{vol}^*(mGy)$	$DLP(mGy·cm)$
胸部:0~1	23	12	204
胸部:5	20	13	228
胸部:10	26	17	368
头部:0~1	28	28	270
头部:5	43	43	465
头部:10	52	51	619

*: $CTDI_w$ 和 $CTDI_{vol}$ 是利用直径为 16 cm 的剂量模体测量和计算得到的,本表所列数据为调查平均值的第三 个四分位(75%)值。$CTDI_{vol}$ 是指容积 CT 剂量指数。

第五节　儿科放射学的防护要求

近 20 年来,儿科放射学已成为诊断放射学的一个重要分支学科。在全球范围内,儿 童 X 线检查频率有日益增高的趋势, 每年有数以百万计的儿童接受可导致较高辐射剂 量的 CT 扫描或介入放射学程序。必须强调,儿童不是成人的缩影,儿科放射学的影像检查方法、诊断思维和辐射防护等均有其特殊性。与成人相比,儿童的辐射敏感性更高,预期寿命较长,因而有较大可能显现出辐射能引起的有害效应。婴幼儿呼吸比成人快,通常难以配合检查和在摄影时保持静止,导致重新拍摄的可能性较大。对接受 X 线检查的儿童提供必要的辐射防护措施,是值得临床医师和放射学工作者关注和深思的问题。

一、儿童低剂量照射的健康危险

通常认为,在成人和儿童中电离辐射诱发确定性效应(有害的组织反应)存在真实的剂量阈值。国际放射防护委员会(ICRP)2007 年建议书的判断是,无论是低传能线密度(LET)辐射还是高 LET 辐射,在吸收剂量低于约 100 mGy 的范围内,组织或器官不会出现临床功能损伤,不存在危险。该判断既适用于单次急性照射,也适用于每年反复持续小剂量照射的情况。普通 X 线摄影、透视或 CT 检查所致剂量一般远低于 100 mGy。但是,某些透视时间较长或需要获取更多影像的复杂介入放射学程序所致患者剂量很高,有可能导致确定性效应(例如:放射性皮肤损伤)的发生。

从辐射防护的实际目的出发,基于当前的科学水平,继续联合采用线性无阈(LNT)模型及剂量和剂量率效能因子(DDREF)的判断值,仍可为低剂量辐射危险的控制提供审慎的基础。ICRP 2007 年建议书认为,在剂量低于约 100 mSv 的情况下,归因于电离辐射的癌症或遗传效应发病率随相关器官和组织的当量剂量的增加成正比地增加。儿童早年受照诱发癌症的敏感性高于成人,终身癌症死亡危险为全体人群的 2~3 倍。多数普通类型的 X 线检查时,单位剂量的更高危险可因检查所致剂量低于成人而被抵消。癌症发病年龄越早,导致的寿命损失越大。

二、常用 X 线检查所致的儿童典型剂量

医务人员应当注意,采用有效剂量评价患者的照射受到严格限制。有效剂量只是在一定范围内可用于比较和评价医疗程序与随机性效应相关剂量,如比较不同诊断程序剂量大小(如表 8-7 给出的例子),比较同类技术和方法在不同国家和医院的应用,以及比较相同医学检查中不同技术应用。然而,对患者的照射计划和危险利益分析而言,特别是旨在进行危险评估时,当量剂量或受照组织中的吸收剂量可能是更合适的量。

表 8-7 5 岁儿童的 X 线检查的剂量评估

X 线检查	有效剂量(mGy)	相对胸部 X 线摄影的等价倍数
踝关节 3 个体位	0.001 5	0.07
胸部后前位/侧位	0.02	1
腹部前后位/侧位	0.05	2
透视下膀胱造影	0.33	16
头部 CT	4	200
胸部 CT	3	150
腹部 CT	5	250

　　由于儿童的身高和体重与年龄有关,儿科放射学的患者剂量数据很难分析,用有效剂量来表征儿科和新生儿放射学中患者剂量水平并不合适。为对影像中心之间进行比较,欧盟内部达成了一致,收集 5 个标准年龄段的数据:即新生儿、1 岁、5 岁、10 岁、15 岁。联合国原子辐射效应科学委员会(UNSCEAR)2008 年报告对近年来报道的儿科放射学患者剂量数据进行了汇总和审议,主要是欧洲国家的数据,包括对一些检查有效剂量的推导,令人遗憾的是,我国儿童较系统的多中心研究罕见报道。

　　英国辐射防护局(NRPB)对该国 2000 年 X 线检查所致儿童剂量进行了综述,5 种常用 X 线摄影检查的入射体表剂量(ESD)数据见表 8-8,3 种 X 线透视检查的剂量与面积之积(DAP)的数据见表 8-9。表中显示,0 岁和 1 岁组剂量远低于成人,但年龄较大时(例如 15 岁组)则更接近于成人剂量。国际原子能机构(IAEA)将这些数据视为儿科放射学的典型剂量水平。然而,由于抽样数量有限,或许并不一定具有广泛的代表性。

　　应当注意,由于所用成像设备、检查技术、儿童身材和解剖学情况的千差万别,在不同国家、不同医院和不同患儿之间,任何特定类型的检查所致儿童实际剂量可能存在相当大的差异。

表 8-8　儿科患者每次 X 线摄影的 ESD 平均值

检查部位	年龄(岁)	归一化的 ESD(μGy)
腹部(前后位)	0	110
	1	340
	5	590
	10	860
	15	2 010
腹部(前后位/后前位)	0	60
	1	80
	5	110
	10	70
	15	110
骨盆(前后位)	0	170
	1	350
	5	510
	10	650
	15	1 300
头颅(前后位)	1	600
	5	1 250
头颅(侧位)	1	340
	5	580

表 8-9　儿科患者每次 X 线透视检查的 DAP 平均值

检查	年龄(岁)	归一化的 DAP(mGy·cm^2)
排尿膀胱尿道造影(MCU)	0	430
	1	810
	5	940
	10	1 640
	15	3 410
钡餐	0	760
	1	1 610
	5	1 620
	10	3 190
	15	5 670
钡吞咽	0	560
	1	1 150
	5	1 010
	10	2 400
	15	3 170

　　NRPB 对 2003 年英国 CT 检查所致儿科患者剂量的调查进行了评估,所涉剂量学量主要包括加权 CT 剂量指数(CTDI$_w$)、容积 CT 剂量指数(CTDI$_{VOL}$)和剂量长度乘积(DLP),对标准检查方案中 75%分位数(P$_{75}$)的剂量计算值修约后,作为国家参考剂量水平予以推荐,见表 8-10。表中也显示了与欧洲 2000 年参考水平的比较,表中包含的 CTDI$_w$ 值主要为了与历史数据相对比,CTDI$_w$ 在实践中已被表示主要参考剂量大小的 CTDI$_{VOL}$ 所取代。

　　三、正当性判断

　　由于辐射诱发儿童随机性效应的危险远高于成人,对儿童施行 X 线检查(特别是涉及高剂量的 CT、MCU 和介入放射学程序)的正当性更应慎重进行判断。避免不必要的 X 线检查是儿科患者最为有效的辐射防护方法,必须优先考虑采用不涉及电离辐射的替代成像手段(例如超声波或磁共振成像)获取诊断信息的可能性,严格掌握适应证,根据临床指证和辐射防护原则,确实认为 X 线检查是合适的方式时,方可进行 X 线检查。

　　儿童所选择的检查方式应对特定的临床疾病具有足够的灵敏性、特异性、准确度和可重复性,能达到预期诊断价值。对于检查可能引起的潜在辐射效应的大小和类型,执业医师有义务进行适当形式的事先告知。放射学工作者要仔细复查每项儿童 X 线检查的申请是否合理,必要时与申请医师进行磋商,并有权拒绝缺乏正当性的 X 线检查。

　　涉及电离辐射照射的人体生物医学实验中,当拟选择不能真实表示自己同意与否的儿童作为受试者时,应遵循普世伦理准则,只有在预期剂量很小,或在其法定监护人做出有效允许的情况下,方可进行照射。

表 8-10　英国和欧盟 CT 检查儿科患者的参考剂量水平

检查	区域	参考剂量水平				
		每层或每转一周的 $CTDT_w$(mGy)		每层或每转一周的 $CTDT_{vol}$(mGy)	每次检查的 DLP(mGy·cm²)	
		欧盟 2003	欧盟 2000	英国 2003	英国 2003	欧盟 2000
胸部(癌症检查)0~1 岁	全扫描	23	20	12	200	200
胸部(癌症检查)5 岁	全扫描	20	30	13	230	400
胸部(癌症检查)10 岁	全扫描	26	30	20	370	600
头部(创伤,包括非事故性损伤)0~1 岁	后颅窝	35	—	35	—	—
	大脑	30	—	30	—	—
	全扫描	—	40	—	270	300
头部(创伤,包括非事故性损伤)5 岁	后颅窝	50	—	50	—	—
	大脑	45	—	45	—	—
	全扫描	—	60	—	470	600
头部(创伤,包括非事故性损伤)10 岁	后颅窝	65	—	65	—	—
	大脑	50	—	50	—	—
	全扫描	—	70	—	620	750

四、防护最优化

对儿童施行 X 线检查,必须注意到儿童不易配合诊疗工作、组织器官对射线敏感、身躯较小又不易控制体位等特点,采取相应有效的防护最优化措施,确保在获取必要诊断信息的同时,使受检儿童的受照剂量保持在可合理达到的最低水平(ALARA 原则)。

(一)人员和设备要求

凡是施行大量儿科放射学检查的医院,应至少指定一名受过儿科放射学专业培训(包括适当的放射技术和儿童固定装置的使用等)的放射技师来专门为大多数的儿童实施检查。在设备、技术或工作职责有变化时,应接受适时的再培训。

用于儿童检查的设备除应满足《电离辐射防护与辐射源安全基本标准》(GB 18871—2002)在设备故障、人为失误以及性能规格方面提出的通用要求之外,还应特别注意符合国际电工委员会(IEC)和国际标准化组织(ISO)的有关标准或使用我国认可的同等标准。

只要有可能,就应对婴幼儿使用儿科专用 X 线设备进行检查,因为专用设备具有特殊的特性,例如特殊的滤线栅、线束质量(特殊的滤过)和极短的曝光时间,可避免由于患儿体位变动而导致的影像质量干扰。如果用普通(成人)X 线设备检查婴幼儿,只要有可能,应移除滤线栅。非儿科专用设备的自动照射量控制(AEC)应能够适合各年龄段儿童的不同身高和体重。

(二)检查前应考虑的重要事项

儿科放射学工作者在实施检查前,应重点考虑如下 5 个因素:S—屏蔽是否适当;M—胶片的标记和患儿身份(ID)是否正确;A—区域准直(照射野尺寸和位置)是否准确;R—限制儿童活动的方法是否恰当;T—技术参数设置(最短的曝光时间,较高的球管电压)是否恰当。即所谓的儿科放射学"SMART"宝典。更为详细的考虑还应包括:①是否已对受检儿童及其父母进行了适当的检查程序告知?②儿童 ID、日期、位置标识等是否正确,标记是否包含了影像的任何重要部分?③儿童是由装置还是其父母固定?④射野尺寸和对中心是否正确,大小是否合适?人工还是自动设置?对中心点正确吗?焦–片距(FFD)正确否?⑤是否应用了必要的屏蔽?屏蔽边界是否处于射野边界 1 cm 内?是否对性腺进行了屏蔽?是否对甲状腺进行了屏蔽?⑥照射设置是否正确:曝光时间是否尽可能最短?管电压是否高于 60 kVp?可否增加额外滤过?防散射滤线栅是否必要?⑦可否减少照相数量,对于废片应加以收集和分析。

(三)辅助措施

在检查前同孩子建立融洽的关系,进行必要的信息交流是非常重要的步骤。通常 2 岁以上的患儿已经可以和放射技师交流而不一定需要固定装置。但是年龄更小的新生儿和婴儿很难按要求保持不动,必须采取固定措施。

固定装置对防止婴幼儿摄片时活动是很有效的,不仅减少重复拍摄的可能性,而且容许使用严格的准直措施。根据检查部位和患儿的具体情况可酌情采用不同的固定措施,如专用的可提升有机玻璃固定桨板、尼龙拉扣、沙袋、垫子和绷带、头颅固定器和角度固定块等,并尽可能缩短曝光时间。对于需要儿童较长时间静止不动的检查,必要时可采用镇静或麻醉的方法。

如需人工固定,基本安全标准要求应当由患儿的父母或家庭成员而非放射科工作人员在检查时实施人工固定,并应对其提供合适的屏蔽。

(四)屏蔽防护

X 线检查时应尽可能对辐射敏感器官(例如性腺、眼晶状体、甲状腺和已发育的乳腺)提供恰当的屏蔽,对儿童进行检查时,必须注意非检查部位的防护,特别应加强对性腺和眼晶体的屏蔽防护。性腺在有用射线范围内或是接近(5 cm 以内)时,在不影响诊断信息的获得的条件下,女童可用接触性铅挡,男童用铅罩。在眼部有高吸收剂量的情况下,眼部应当得到防护,例如,对内耳常规 CT 检查中采用眼部防护可减少 50%~70%的吸收剂量。牙科 X 线摄影时应对甲状腺提供必要的屏蔽。使用移动式设备在病房或新生儿室进行床旁 X 线检查时,必须采取有效措施减少对周围儿童的照射,不得将有用线束朝向其他儿童。

(五)可有效降低儿童剂量的技术条件

1. X 线摄影

婴儿被检查部位常小于普通胶片,因此必须将准直调节到检查部位的大小,而不是调节到胶片大小,否则婴儿可能受到全身照射。在新生儿,最大照射野的允许范围应不大于最小范围边界的 1 cm 大小。除新生儿外,最大照射野的允许范围应不大于最小范围边界的 2 cm 大小。可通过未曝光的胶片边界来反映儿童的照射野边界,应进行质量控制检测避免照射野和光野之间的差异。

2. X 线透视

尽量不使用自动亮度控制(ABC),受检儿童应当尽可能接近图像增强器。X 线球管应尽可能远离检查床,以避免过度的皮肤剂量。应使用可接受的最低帧率(图像更新速度)和能保存最后一幅图像的设备。可预设一个阈电压(例如对儿童用 70 kVp),保证在此电压之下系统不会工作。脉冲式透视和额外的铜滤板可减少儿童剂量。

3. CT 检查

在规定管电压下降低毫安秒(mAs)是控制儿童和成人剂量最有效的方法,ICRP 建议,对儿童尽量采用一些低曝光因子(特别是 mAs)的专门方法。虽然有作者建议对儿童进行高分辨 CT 检查时使用 100~200 mAs 的设置,然而,在用更低的 mAs 同样可以获取可靠的诊断信息情况下,最好采用儿童体重或检查部位及其直径的考量来选择 mAs。增加螺距和减少没有对比数据的重复性扫描也有助于降低儿童剂量。当辐射敏感组织如乳腺和甲状腺在照射范围内时,应当加以屏蔽。

(六)质量保证和参考剂量水平

1. 质量保证

开展儿科放射学工作的医疗机构,应按有关标准的要求,制订质量保证大纲。

2. 参考剂量水平

对那些有可能大幅度地降低受检者个人剂量或集体剂量的领域,以及降低吸收剂量意味着可导致危险性大幅度降低的情形,医疗照射指导水平(儿童又称为参考剂量水平)具有特别重要的实用价值,但我国和国际基本安全标准只给出典型成年人诊断性照射的指导水平。欧盟和英国推荐的普通儿科放射学程序和 CT 检查的参考剂量水平分别列于表 8-11 和表 8-10 中可供参考。

表 8-11　欧盟和英国儿科 X 线摄影和透视的参考剂量水平

医学成像任务	英国 2000 年(儿科)					欧盟 1996 年,1999 年(儿科)	英国 1999 年(通用)
	0 岁~	1 岁~	5 岁~	10 岁~	15 岁以上		
儿科 X 射线摄影[ESD(μGy),MCU 检查除外]							
AP 或 PA 胸部	—	50	70	120	—	100(5 岁以上)	100(5 岁以上)
LAT 胸部	—	—	—	—	—	200(5 岁以上)	200(5 岁以上)
AP 新生儿胸部	50	—	—	—	—	80(新生儿)	80(新生儿)
AP 或 PA 头颅		800	1 100	1 100	1 100	1 500(5 岁以上)	1 500(5 岁以上)
LAT 头颅		500	800	800	800	1 000(5 岁以上)	1 000(5 岁以上)
AP 骨盆(婴儿)		—	—	—	—	200(婴儿)	200(婴儿)
AP 骨盆(较大儿童)		500	600	700	2 000	900(5 岁以上)	900(5 岁以上)
AP 或 PA 腹部(垂直束)		400	500	800	1 200	1 000(5 岁以上)	1 000(5 岁以上)
MCU 检查 [DAP(mGy·cm²)]	600	900	1 200	2 400	—		

注:AP:前后位投照;LAT:侧位投照;PA:后前位投照;MCU:排尿膀胱尿道造影。

第六节　孕妇接受 X 线检查的辐射防护问题

每年有成千上万的妊娠患者接受 X 线检查。据估计,在接受 X 线检查的全部育龄妇女中,有不到 1% 可能是孕妇。众所周知,发育中的胚胎或胎儿对电离辐射高度敏感。

一、X 线检查所致胎儿典型剂量

英国健康保护局(HPA)给出的英国一些常见 X 线检查所致胎儿典型吸收剂量和儿童期癌症危险的估计值见表 8-12。

表 8-12　X 线检查所致胎儿典型吸收剂量和儿童期癌症危险

检查	胎儿期典型剂量范围[①]（Gy）	每次检查的儿童期癌症 危险系数估计值[②]
头颅 X 线摄影 牙齿 X 线摄影 胸部 X 线摄影 胸椎 X 线摄影 乳腺 X 线摄影 头和(或)颈 X 线 CT	0.001~0.01	$<1\times10^{-6}$
X 线 CT 肺血管造影	0.01~0.1	1×10^{-6}~1×10^{-5}
腹部 X 线摄影 钡餐 X 线透视 骨盆 X 线摄影 髋关节 X 线摄影 X 线 CT 骨盆测量 胸部和肝 X 线 CT	0.1~1	1×10^{-5}~1×10^{-4}
钡灌肠 X 线透视 X 线静脉尿路造影 腰椎 X 线摄影 腰椎 X 线 CT 腹部 X 线 CT	1.0~10	1×10^{-4}~1×10^{-3}
骨盆 X 线 CT 骨盆和腹部 X 线 CT 骨盆、腹部和胸部 X 线 CT	10~50	1×10^{-3}~5×10^{-3}

注:①仅适用于妊娠早期;②儿童期癌症的自然危险系数约为 2×10^{-3}。

需要说明的是,由于医学所用成像设备、检查技术、患者身材和解剖学情况的千差万别,在不同国家、不同医院和不同患者之间,任何特定类型的检查所致胎儿实际剂量可能存在相当大的差异。胎儿剂量和辐射诱发癌症危险之间的关系远非确知,表 8-12 依照胎儿典型吸收剂量范围及其相关的儿童期癌症危险将 X 线检查大致分为 5 个组。除最末一组外,其他各组组内的剂量和危险数值级差因子均为 10。值得注意的是,最末一组的高端剂量可使出生后患儿童期癌症的危险加倍。

除了使孕体受到直接射束照射的某些涉及高剂量的特殊程序之外,诊断放射学检查中胎儿吸收剂量通常远低于 50 mGy。拍摄骨盆轴位片会使胎儿受到不合理的较大剂量的照射(可高于 50 mGy)。对于子宫处于照射野内的 CT 扫描,胎儿受到的吸收剂量通常为 10~40 mGy,在腹部或骨盆 X 射线透视时,如果没有认定妊娠,可能不去小心注意限制透视时间,应当注意,如果透视时间超过 7 min,胎儿剂量可能达到或超过 50 mGy。

二、关于育龄妇女的 X 线检查

在判断诊断放射学检查的正当性时,应掌握好适应证,根据临床目的和患者个人特征,并考虑有关的准则对其进行正当性判断,注意避免不必要的重复检查,应当尽量以 X 射线摄影代替透视检查。对育龄妇女施行 X 线检查的正当性更应慎重进行判断,检查应遵循国家有关标准的防护要求。

对育龄妇女腹部或骨盆进行 X 射线检查前,应首先问明是否妊娠,了解月经情况。由于月经来潮后的头 10 天内妊娠的概率最小,因此在这个时期的 X 线检查是安全和适宜的,ICRP 早年提出"十日法则":在任何可能的情况下,育龄妇女的下腹部或骨盆 X 线检查应限制在月经来潮后的头 10 天内。基于 ICRP 对低剂量辐射宫内照射效应的最新评估结论,国际原子能机构(IAEA)最近建议,以"二十八日法则"取代"十日法则",对于具有正当性的检查,可在月经未过期的整个月经周期内实施。对月经过期的妇女,必要时(例如,可能导致较高胎儿剂量的检查)做妊娠试验予以排除,除非有确实证据表明其未妊娠,否则均应当作孕妇对待,并应积极考虑采用不涉及电离辐射的替代方法获取诊断信息的可能性。

《电离辐射防护与辐射源安全基本标准》(GB 18871—2002)要求:除临床上有充分理由证明需要进行的检查外,应避免对妊娠或可能妊娠的妇女施行会引起其腹部或骨盆受到照射的放射学检查;对于确认未妊娠的妇女,可进行任何符合正当性要求的检查;对于妊娠尚无法排除的,宜区分高胎儿剂量(高于 10 mGy)检查和低胎儿剂量(低于 10 mGy)检查(参见表 8-12),遵循 2009 年英国健康保护局(HPA)提供的指南可能是一种审慎可取的选择。

此外,需要对公众说明三个大家关注的问题:其一,目前还没有证据表明父母任一方性腺的受精前照射诱发儿童癌症增加或畸形;其二,性腺是对辐射高度敏感的器官,但是由于 X 线检查的预期剂量远远小于辐射诱发男女两性永久性不育的剂量阈值,提示不存在因 X 线检查而诱发不育的危险;其三,涉及电离辐射照射的人体生物医学试验,必须考虑作为受试者的育龄妇女妊娠的可能性。

三、孕妇 X 线检查的辐射防护

目前公众更为关心的问题是:孕妇可否进行 X 线检查? X 线检查对胚胎或胎儿有哪些辐射危害? 孕妇检查时是否需要采取特殊防护措施? 如果意外受照,是否有必要考虑终止妊娠?

对于确认的孕妇，由于 X 线检查宫内照射存在诱发胎儿出生后癌症的危险，必须优先考虑采用非电离辐射的替代成像手段，特殊情况下使用放射学检查时，放射科工作人员应与申请医师进行必要的磋商，进一步核实拟申请检查的正当性，决定是否可将这种检查推迟到分娩之后。在这方面有两个基本原则需要考虑：一是可对母亲带来临床利益的检查可能对胎儿也有间接的利益；二是推迟到妊娠晚期进行检查可能对胎儿带来更大的健康危险。如果经复核，该检查仍考虑具有正当性并确需实施，应尽一切努力将胎儿剂量降低到与达到诊断目的的最低水平。

孕妇在没有充分证据表明疾病可能累及心肺的情况下，分娩前进行常规胸部 X 线检查是不正当的。因此，国家标准明确规定孕妇分娩前，不应进行常规的胸部 X 线检查。

妇女妊娠早期，特别是在妊娠第 8~15 周时，非急需不得实施腹部尤其是骨盆部位的 X 线检查，原则上不对孕妇进行 X 线骨盆测量检查，如确实需要也应限制在妊娠末 3 个月内进行，并在医嘱单上记录申请此项检查的特殊理由，经有资格的放射科专家认同后方可实施。

孕妇进行涉及高剂量的检查时，或已知胎儿处在初级 X 射线射束内时，应当记录有关技术条件，以便事后估算胎儿剂量。重要的技术条件包括是否用了滤线栅、管电压、剂量率、透视时间、剂量与面积之积（DAP）、几何条件说明以及投照方式等。

在多个国家没有明令禁止在生物医学研究中使孕妇接受电离辐射照射，但是，不应鼓励将孕妇作为涉及胎儿受照研究项目的受试者，除非妊娠本身是研究的焦点，而且无法采用危险更小的其他手段。为保护胚胎和胎儿，对此类研究应当加以严格控制。

妊娠的患者有权知道宫内照射可能引起的潜在辐射效应的大小和类型，执业医师有义务进行适当形式的告知，确保得到患者的知情同意。

四、对胎儿宫内照射后是否终止妊娠的考虑

对一度未察觉自己已妊娠的患者进行的照射往往会引起其焦虑不安，担心辐射对胎儿可能产生的影响，甚至提出终止妊娠。在孕妇有这种顾虑的情况下，应由医学专家或保健物理专家为其提供咨询，必要时尽可能准确地估算吸收剂量及相应的胎儿危险度，在听取专家意见之后，方可审慎做出是否终止妊娠的决定。

对此，ICRP 第 84 号出版物的观点是，在胎儿吸收剂量低于 100 mGy 的情况下，基于辐射危险而做出终止妊娠的决定是缺乏正当性的。在妊娠第 8~15 周宫内受照剂量在 100~500 mGy 范围内时，应慎重考虑畸形、发育迟缓、中枢神经系统损伤和 IQ 下降的危险度；如果胎儿吸收剂量刚刚超过 100 mGy，而其父母多年来渴望生育子女，他们可能不希望终止妊娠，在医师给予适当的意见后，应由胎儿的父母个人做出决定。

总之，对于育龄妇女和孕妇的放射诊断，尤其是腹部或骨盆部位的 X 射线诊断检查，应慎重考虑其正当性，采取必要措施避免潜在的胚胎或胎儿意外受照，申请医师和放射科工作人员均应切实履行法规标准规定的职责，对于确实需要进行检查的，应采取防护最优化行动，尽一切合理的努力将胎儿剂量降低到与诊断目的相称的最低水平。

第九章　核医学诊疗中的防护

第一节　核医学的概念及其危害因素

核医学是利用人体内放射性核素发出的射线进行诊断、治疗疾病及进行医学研究的学科,它分为临床核医学与实验核医学两个部分,其中临床核医学分为核医学诊断和核医学治疗两个方面;临床核医学诊断又分为显像诊断与非显像诊断。

放射性药物及设备使用是核医学放射防护的主要环节,放射性药物有两个基本要素,一个是放射性核素,另一个是配体;将放射性核素标记在配体上就构成用于诊断或治疗的放射性药物。放射性核素取代配体分子的一种或几种原子形成放射性药物的过程称为放射性核素标记;临床核医学放射性药物来源有两种途径:一种为外购;另一种为核医学科自己制备,放射性药物是临床核医学中辐射危害因素的主要根源。核医学中常用的显像设备有 γ 照相机、SPECT、SPECT/CT、PET、PET/CT、PET/MRI 等,常用的显像放射性核素为 ^{99m}Tc、^{18}F 等。

一、核医学设备概述

(一)SPECT

SPECT 全称为单光子发射断层成像仪,是核医学临床中使用最多、最普及的设备。SPECT 系统由硬件系统及软件系统组成,探头是 SPECT 最重要的组成部分,探头由准直器、晶体、光电倍增管组成,多数 SPECT 通常配有两个探头。SPECT 工作原理是将特定放射性药物注入患者体内,一定的时间后放射性药物在体内达到显像的要求,然后进行 SPECT 成像;在采集过程中,检查床移动可获得全身平面图像。

SPECT 断层成像采集时,探头围绕患者旋转,在旋转的过程中,探头表面总是与旋转轴平行,旋转轴与患者检查床平行。根据需要在预定时间内采集 360°或 180°范围内不同角度处的平面图像,任一角度处的平面图像称为投影图像,利用在不同角度处获得的多幅投影图像,通过数据处理、校正、图像重建获得体内断层图像,即 SPECT 断层图像,SPECT 获得的图像为功能或分子影像。

(二)PET

PET 全称为正电子发射计算机断层显像仪。PET 与 SPECT 根本的不同有两点:一是采用正电子核素标记的放射性药物,使用的正电子核素(例如:^{18}F、^{15}O、^{13}N、^{11}C)本身为人体组成的基本元素,可标记参与活体代谢的生物活性分子,可提供分子水平上反映体内代谢的影像,因此,PET 成像被称为分子影像;二是不使用准直器,而采用符合探测,可以使分辨率及灵敏度同时得到大幅度提高。

PET工作原理是显示正电子核素标记的示踪剂在体内的分布,但发射出的正电子无法直接探测, 只能通过探测由电子对湮灭所产生的 γ 光子对来反映正电子湮灭时的位置。接收到这两个光子的两个探测器之间的连线称为符合线,代表反方向飞行的光子对所在的直线,湮灭事件的位置必定在这条直线上。用两个探测器间的连线来确定湮灭地点方位的方法(不需要准直器)称为电子准直。这种探测方式则称为符合探测。

PET探测光子的过程与前述 SPECT 类似,也由闪烁晶体转换 γ 光子为荧光,再由光电倍增管转换光信号为电信号,再经一系列电子线路系统来完成记录。与SPECT不同的是,闪烁晶体不再是一块平板大晶体,而是由许多小晶块组成的晶体环。晶体环后接光电倍增管。每一个小晶体块为一个探测器。对记录的符合计数进行处理、校正、重建即可获得放射性药物在体内分布的三维图像,PET成像通常为全身成像。

(三) PET/CT

PET/CT 是把 PET 与 CT 两种影像设备有机结合在一起,形成的一种新设备。它能将体内功能及解剖信息同时再现。PET/CT 的探头由分离的 PET 探头和 CT 探头组成,CT探头在前,PET 探头在后。有的设备将 PET 探头和 CT 探头封装在一起装在同一个机架上,有的设备则将 PET 探头和 CT 探头分离封装分别装在不同的机架上,使之能单独移动。PET/CT 是先进行 CT 扫描,然后检查床自动移动到 PET 视野,进行 PET 扫描。把 CT扫描得到的图像和 PET 扫描得到的图像通过软件融合在一起,获得 PET/CT 图像。PET/CT 也可以单独进行 PET 扫描和 CT 扫描。

(四)SPECT/CT

SPECT/CT 的结构、工作原理与 PET/CT 相同,其中 CT 的功能与在 PET/CT 中相同。

二、核医学显像、功能测定与核医学治疗

显像用的放射性药物(也称显像剂)中的放射性核素要求半衰期相对较短,并且发射一定能量的 γ 射线,便于显像设备探测。将显像用放射性药物注射到患者体内,放射性药物参与人体特定的生物过程,用显像设备探测人体内放射性核素发射出的 γ 射线,可获得患者体内放射性药物被摄取、分布、排泄等情况,以图像的形式显示结果,即为核医学显像。

功能测定为核医学非显像诊断项目,将放射性药物注入患者体内,不同的放射性药物参与人体特定的生物过程,用功能测定仪器探测人体内放射性核素发射出的 γ 射线,可获得患者体内放射性药物被摄取、分布、排泄等情况,以数据、曲线的形式显示结果。目前,核医学中常用的非显像测定仪器有肾功能测定仪、甲状腺功能测定仪及 γ 计数器等。

核医学治疗通常称为放射性核素治疗,放射性核素要求半衰期相对较长,便于射线较长时间作用于病灶。体内靶向治疗是将放射性药物口服或注射到患者体内,放射性药物参与人体特定的生物过程,浓聚在靶器官,放射性核素发射出的射线直接照射靶器官,以达到治疗效果。常用的靶向治疗的放射性核素有 ^{131}I 和 ^{188}Re 等。定位施放治疗是将放射性药物直接施放在靶器官,放射性核素发射出的射线直接照射靶器官,以达到治

疗效果;根据施放的方式,定位施放分为敷贴治疗、粒子植入治疗、支架治疗、球囊治疗等。常用的敷贴治疗、支架治疗及球囊治疗等的放射性核素有 ^{32}P、^{131}I 和 ^{188}Re 等。粒子植入治疗用核素通常为发射低能 γ 射线或 X 射线的核素,例如 ^{125}I 和 ^{103}Pb 等。

三、核素进入人体途径与主要危害因素

(一)核医学中核素进入人体途径

从事放射性同位素标记或核医学诊疗等放射性核素工作场所,可能因操作失误等原因使放射性核素进入工作人员体内,核医学诊疗操作中可通过多种途径进入人体,都会造成放射性核素人体内污染,核医学诊疗放射性核素可以通过呼吸道、胃肠道、皮肤和伤口等摄入途径进入血液循环。

(二)核医学中的主要危害因素

1. 放射性药物

(1)放射性药物为非密封源,在放射性药物制备、分装、注射、存储及转运等过程中,会在其周围形成辐射场,对工作人员及公众造成外照射。我国多数地方 ^{99m}Tc 及 ^{18}F 标记诊断用药为核医学科自行制备,采用钼-锝发生器生产 ^{99m}Tc 核素,回旋加速器生产 ^{18}F 核素,然后将放射性核素标记到所需的各种配体上形成放射性药物。在生产放射性核素过程中,核素发生器及回旋加速器成为辐射源;标记药物过程中,所操作的放射性核素为非密封源。

(2)注射放射性药物后的患者便形成了移动的辐射源,工作人员在诊治过程中会受到患者的照射。特别值得关注的是:这些患者在等待显像分布的过程中,可能会到处走动或者去做其他非放射性项目医学检查,增大了周围环境的不必要照射;此外,患者的分泌物、排泄物及呕吐物均具有放射性,会造成环境放射性污染。因此核医学候诊区应与公共活动区域隔离,必须配有专用候诊室、洗手间、厕所等。

2. 操作环境污染

(1)在药物制备和使用过程中,有些操作可使放射性核素逸出到空气中,造成空气污染,造成空气污染的放射性核素有:气态的 $^{133}Xe_2$、$^{15}O_2$、$^{13}N_2$、$^{18}F_2$;易升华挥发的 ^{131}I、^{125}I;此外,^{67}Ga、^{201}Tl、^{99m}Tc、^{18}F 等本身虽不挥发扩散,但在标记合成过程中会随其他化合物(如盐酸)扩散到空气中。

(2)在放射性药物的生产、分装、注射等过程中,操作不当造成外洒、外溢,从而使工作人员的手、工作服、工作台面等表面污染。

(3)一些放射性物质随废水或废气排入外环境,形成周围环境的局部污染。

3. X 射线与校准源

有些核医学科配置的 SPECT/CT、PET/CT,在进行 CT 扫描时 X 线装置成为一个很强的辐射源。另外,核医学科的显像设备均配备自身的校准源,校准源为密封源,有内置型校准源及外置型校准源;内置型校准源封装在显像设备中,外置型校准源放置在显像设备外,如 PET 及 PET/CT 常用的校准源有 ^{68}Ge 及 ^{22}Na 等,在使用上述校准源的过程中会对工作人员造成一定的外照射,更换及移动校准源也会对周围造成一定的影响。

第二节 核医学诊疗防护的基本原则

核医学的防护与一般 X 线诊断、CT 检查不同,核医学工作中不仅会受到外照射,还可能将放射性物质导入体内受到内照射,而且还存在着患者排泄物的放射性影响因素,对核医学诊疗患者或受检者的正当化与最优化判断,也有着许多的特殊要求。

一、核医学诊疗防护的基本原则

核医学诊疗防护必须坚持医疗照射防护的基本原则,其中内照射放射防护的原则是:采取有效措施,切断放射性物质进入体内的各种途径,尽可能减少放射性物质进入人体的一切机会。

核医学内照射防护的措施是:①建立围封包容设施,防止放射性药物向环境扩散。为了防止由呼吸道进入体内,首先,应避免空气受放射性核素的污染;其次,是加强通风,降低空气中放射性物质的浓度。②保洁去污,减少污染。为了防止由口进入体内,首先,要防止食物、饮用水受到放射性污染;其次,是在非密封源工作场所不进行进食、饮水、化妆和吸烟等,特别要注意放射性物质经手转移到口内。③穿戴个人防护用品。由于放射性物质可能经皮肤渗透或伤口进入体内,要求穿戴防护用品,避免皮肤直接接触放射性物质。④如果发生污染,要妥善处置放射性污染物和废弃物。

二、核医学诊疗正当化与最优化

(一)核医学正当性判断应注意的问题

任何医疗照射实践都必须进行正当化与最优化判断,确保根据临床需要得到的诊疗预期利益将超过该医疗照射可能带来的潜在危险。核医学诊断的正当性判断应当注意:

1. 常规进行的核医学诊疗,当取得新的或重要证据并需要重新判断时或出现了新的技术和方法可以替代该技术时,应对其重新进行正当性判断。若有同等功能的非放射诊断技术方法,应首选非放射的技术方法。

2. 应掌握各种医学影像诊断技术的特点及其适应证,即使新型临床核医学技术和方法已经做过正当性判断,但使用时也应严格控制其适应证范围;要避免对患者做不必要的检查。

3. 是否对哺乳妇女施行核医学检查,应当在婴儿与母亲的利益之间作出权衡,除非十分必要,一般情况下应当推迟对哺乳妇女施行放射性药物注入体内的核医学检查。哺乳妇女如接受核医学检查,根据所用放射性药物在乳汁的分泌情况确定暂停哺乳时间,以减少给婴儿带来不必要的照射:①施用除标记的邻碘马尿酸钠以外的所有 ^{131}I 和 ^{125}I 放射性药物及 ^{22}Na、^{67}Ga、^{201}Tl 及 ^{75}Se-蛋氨酸类放射性药物,应停止哺乳至少 3 周。②施用 ^{131}I-、^{125}I-、^{123}I-邻碘马尿酸钠及除标记的红细胞、磷酸盐和 DTPA 以外的所有 ^{99m}Tc 化合物,应停止哺乳至少 12 h。③施用 ^{99m}Tc-红细胞、磷酸盐和 DTPA 类放射性药物的哺乳妇女,应停止哺乳 4 h。④施用 $^{51}Cr\text{-}EDTA$ 类放射性药物的哺乳妇女,不需要停止哺乳。

4. 妊娠或育龄妇女核医学检查时应考虑妊娠因素,严格掌握适应证,在提请检查时如果月经已经过期或停止,一般应作为妊娠看待,必须对妊娠妇女进行检查时,应对其胎儿所受吸收剂量进行评估,当胎儿接受剂量可能超过 100 mGy 时,应判断此医疗照射处方是不正当的。

5. 仅当有明显的临床指征时才可以对儿童实施放射性核素显像检查,应根据临床实际需要和患儿的体重、身体表面积或其他适用的准则,尽可能减少放射性药物的施用量,还应选择半衰期尽可能短的放射性核素。

6. 对医学研究目的的志愿者施用核医学放射性药物应是事先知情并同意,健康儿童不能用来作为生物或医学研究的受试者。我国现行的规范规定各种核医学显像不能用于健康查体。

7. 除非是挽救生命需要,孕妇不应接受放射性药物的治疗,特别是含 ^{131}I 和 ^{32}P 的放射性药物,通常应在结束妊娠和哺乳期后接受放射性药物的治疗。

(二)核医学最优化判断应注意的问题

1. 施用放射性药物前要严格核对患者及放射性药物是否与处方相符,并且要详细记录放射性药物的施用信息,包括患者信息、药物名称、活度、施用时间、施用方式等。对女性患者要确认是否妊娠,对妊娠或哺乳期的患者应告知检查的注意事项。

2. 放射性药物施用量应采用能达到预期诊断目的所需要的最低放射性核素施用量。核医学诊断过程的医疗照射指导水平用施予受检者的放射性药物的活度(MBq)来表示,它是基于标准程序中获得满意的影像所必需施予的活度,而不是基于 P_{75}。对标准的检查程序推荐使用相应指导水平的活度,如果使用推荐的活度也可能产生质量很差的影像,则需要对 γ 照相机、剂量校准和医务人员所使用的操作程序进行检查。审管机构应该鼓励专业协会、注册者和许可证持有者对常用核医学诊断程序中典型成年患者所施予的放射性活度进行广泛的调查,以确立各国指导水平的最优化值,即对标准身材进行检查时足以获得满意的诊断信息的所施予核素活度的参考水平,并随着技术和工艺得改进时加以审查和修订。在未进行广泛调查的情况下,应当使用《电离辐射防护与辐射源安全基本标准》GB 18871—2002 和《临床核医学的患者防护与质量控制规范》(GB 16361—2012)规定的指导水平值来评价核医学设备的性能。这些水平只适用于典型的成年患者。在实践中应用这些数值时,要注意医疗技术水平、身材和年龄,在各种体质和病理条件下,偏离常用量可能是必要的。实施检查的医生对这些情况应该给予特殊的考虑。例如,正在生长的骨髓对某些药物(^{67}Ga,磷酸盐,磷酸盐化合物等)的摄取增加,应适当减少施予这些药物的活度。

3. 对儿童患者常用的 3 种估算用药量的方法:①按体重或体表面积,应根据体重或身体表面积查表获得儿童用药量与成人用药量之比,将成人用量乘以该比值既得儿童用量(表 9-1 所示为按儿童体表面积或体重给药表);②按儿童年龄以下式估算:儿童用药量=$\dfrac{\text{年龄}+1}{\text{年龄}+7}$×成人用药量;③按最小用药量估算,各种药物用量的最小值(表 9-2)。

表 9-1　儿童体表面积或体重给药参考值

体重(kg)	体表面积(m²)	儿童用药量与成人用药量之比
3	0.20	0.12
6	0.32	0.19
10	0.46	0.27
20	0.75	0.44
30	0.99	0.58
40	1.21	0.71
50	1.41	0.83
65	1.70	1.00

表 9-2　儿童的放射性药物最小用量

检查项目	放射性药物	用量(MBq)
脑显像	$^{99m}TcO_4^-$	74.0
梅克埃憩室显像	$^{9m}TcO_4^-$	74.0
心血管显像	$^{9m}TcO_4^-$	74.0
甲状腺显像	$^{9m}TcO_4^-$	37.0
骨显像	$^{99m}Tc-MDP$	74.0
肺显像	$^{99m}Tc-MAA$	17.5
肝显像	$99mTc-SC$	27.8
肾显像	$^{99m}Tc-DTPA$ 或 $^{99m}Tc-DMSA$	17.5
肿瘤显像	$^{67}Ga-$枸橼酸	17.5
脑池显像	$^{111}In-DTPA$	9.3

4. 为了设法降低非靶器官的照射,对患者施用放射性药物后,针对放射性药物在体内的生物学行为,采取适当措施,阻断非靶器官对放射性药物的吸收,并加速非靶器官中药物的排泄,既可以增加靶器官图像的靶本(底)比值,又能降低对非靶器官的照射。例如,注射骨显像药物 $^{99m}Tc-MDP$ 后,多饮水和多活动可加速非骨组织中的 $^{99m}Tc-MDP$ 的排泄,增加骨图像的靶本(底)比值,提高图像质量,并且可降低对患者的照射。由于大多数放射性药物通过泌尿系统排泄,为加快肾排出放射性药物,应鼓励实施核医学诊断检查的患者多饮水、多排泄,特别是儿童。

5. 要为患者提供书面和口头的指导, 以便他们在离开医院后还能有效的限制护理、安抚人员和公众的接触性受照,特别是与未成年人和孕妇的接触。

6. 应避免为哺乳妇女、妊娠妇女或拟妊娠妇女施用放射性药物治疗,接受放射性药物治疗的哺乳妇女,应按表 9-3 的建议终止一段时间的哺乳。为挽救生命对孕妇进行放射性药物治疗时,若胎儿接受剂量不超过 100 mGy,可以不终止妊娠,但应进行监测和询问并作出评估,对准备妊娠妇女已接受放射性药物治疗,应按表 9-4 给出的建议在一段时期内不要妊娠。对已妊娠妇女,^{99m}Tc 放射性药物通常较难穿过胎盘屏障,但若使用其他放射性核素(如:碘或镓),则需进行胎儿剂量估算和风险评估,对容易穿过胎盘的碘标记放射性药物,要注意避免对胎儿引起的事故性照射,一般胎儿甲状腺在妊娠的第 10 周起开始浓集碘,在给予孕妇 1 MBq 的 ^{131}I 时,妊娠第 5 个月时胎儿甲状腺吸收剂量可达到 580 mGy。治疗用量的放射性腆可造成胎儿产生严重后果:可能发生永久性甲状腺功能减退症,或出生后患甲状腺癌的危险度增高。

表 9-3　施用不同类型放射性药物一定活度后的哺乳中断时期的建议

放射性药物	施用活度	哺乳中断时期建议
^{67}Ga-柠檬酸盐	185(5.0)	中断
^{99m}Tc-DTPA	740(20)	不用中断
^{99m}Tc-MAA	148(4)	中断 12 h
^{99m}Tc-TcO$_4$-	185(5)	中断 4 h
^{131}I-NaI	5 550(150)	中断
^{51}Cr-乙二胺四乙酸	1.85(0.05)	不用中断
^{99m}Tc-二异丙基亚氨二醋酸	300(8)	不用中断
^{99m}Tc-葡庚糖酸盐	740(20)	不用中断
^{99m}Tc-HAM	300(8)	不用中断
^{99m}Tc-MIBI	1 110(30)	不用中断
^{99m}Tc-MDP	740(20)	不用中断
PYP	740(20)	不用中断
^{99m}Tc-体内标记红细胞(RBC)	740(20)	中断 12 h
^{99m}Tc-体外标记 RBC	740(20)	不用中断
^{99m}Tc-SC	444(12)	不用中断
^{111}In-白细胞(WBC)	0.5(0.135)	不用中断
^{123}I-NaI	14.8(0.4)	中断
^{123}I-邻碘马尿酸钠(OIH)	74(2)	不用中断
^{123}I-MIBG	370(10)	中断 48 h
^{125}I-OIH	0.37(0.01)	不用中断
^{131}I-OIH	11.1(0.3)	不用中断
^{201}Tl	111(3)	中断 96 h
^{99m}Tc-DTPA 喷雾剂	37(1)	不用中断
^{99m}Tc-WBC	185(5)	中断 48 h
^{99m}Tc-MAG3	370(10)	不用中断
^{133}Xe 气体	—	不用中断

表 9-4　放射性核素治疗后建议避免妊娠的时间①

放射性药物及形态	疾病	最大放射性活度(MBq)	避免妊娠时间(月)
^{131}I(碘)	甲状腺功能亢进症	800	4
^{131}I(碘)	甲状腺癌	5 000	4
^{131}I-MIBG	嗜铬细胞瘤	5 000	4
^{32}P-磷酸盐	真性红细胞增多症	200	2
^{89}Sr-氯化物	骨转移癌	150	24
^{90}Y-胶体	关节炎、滑膜炎	400	0
^{90}Y-胶体	癌症	4 000	1
^{198}Au-胶体	癌症	10 000	2
^{169}Er-胶体	关节炎、滑膜炎	400	0

注：① GB 16361—2012；即使施用活度小于表列的值，避免妊娠的时间也按此表建议处理。

7. 男性患者施用治疗剂量的离子化学状态较长寿命放射性核素时，精液中含有的放射性核素可能会影响到精子的质量。已接受 ^{131}I(碘)、^{32}P(磷酸盐)或放射性锶(SrCl)治疗的男性患者，建议在 4 个月内不要行房事。

第三节　核医学诊疗患者的防护要求

对有正当理由施予临床核医学诊疗的患者，也应当避免一切不必要的辐射照射，在达到提供必要的诊断信息或治疗目的前提下，尽量降低所产生的照射危害。核医学诊治患者的防护必须符合本章第二节的要求和应注意的问题，加强临床核医学的质量保证，从仪器设备、设施、放射性药物、诊治技术、操作和管理等各环节确保获取最佳诊治效果，避免失误和重复性检查。

对核医学诊断中典型成年患者所用的放射性药物的活度应参考医疗照射指导水平，以保证施用放射性药物的合理性，对儿童应根据临床实际需要和患儿的体重、体表面积或其他适用的准则尽可能减少放射性药物服用量(详见本章第二节)。临床核医学活度指导水平的使用原则：

1. 当施行某种检查时，如果受检者的施用活度超过相应指导水平，则应加以评审，对该医疗过程和设备进行检查，以判断防护是否已达到适当的最优化；如果没有最优化，则应在确保获取必需的诊断信息的同时，尽量降低受检者所受照射。反之，如果施用活度显著经常低于相应指导水平，而照射不能提供有用的诊断信息和给受检者带来预期的医疗利益，就应对影像质量进行评审，按照需要采取纠正行动。

2. 不应将医疗照射指导水平视为在任何情况下都能保证达到最佳性能的指南。指导水平值仅适用于一般成年患者，在实施诊断检查时，应考虑患者体质、病理条件、体重、身高和年龄等个体情况。在可靠的临床判断表明需要时，可以灵活应用，允许偏离通常施用量。

3. 当技术改进后,如有必要,应对指导水平的使用进行适当的修改。鼓励核医学专家对常用的诊断程序中典型成年患者使用的活度开展调查;对显像施用活度与影像质量的关系进行评估,探讨最优化的活度水平。

我国规定,临床核医学科检查应对施用了放射性药物患者的陪护、探视者及家庭成员提供必要的防护措施及相应的书面指导,并对其所受剂量加以约束。对成年陪护、探视者及家庭成员,使其在患者的诊疗期间所受的剂量不超过 5 mSv;对儿童陪护、探视者及家庭成员,使其在患者的诊疗期间所受的剂量不超过 1 mSv。对接受放射性药物治疗的患者,只有在对成人家庭成员的剂量不可能超过 5 mSv,对家庭成员中的婴儿和儿童及公众的剂量不可能超过 1 mSv 时才能出院。接受了 ^{131}I 治疗的患者,其体内的放射性活度降至低于 400 MBq 之前不得出院。

第四节　临床核医学工作场所的放射防护要求

临床核医学的工作场所应按照《电离辐射防护与辐射源安全基本标准》(GB 18871—2002)非密封源工作场所分级规定进行分级,并采取相应放射防护措施。

一般临床核医学的活性实验室、病房、洗涤室、显像室等工作场所属于《电离辐射防护与辐射源安全基本标准》(GB 18871—2002)规定的乙级或丙级非密封源工作场所。为便于操作,针对临床核医学实践的具体情况,《临床核医学放射卫生防护标准》(GBZ 120—2006)依据计划操作最大量放射性核素的加权活度,把工作场所分为Ⅰ、Ⅱ、Ⅲ三类(表 9-5)。

表 9-5　临床核医学工作场所具体分类

分类	操作最大量放射性核素的加权活度 *(MBq)
Ⅰ	>50 000
Ⅱ	50~50 000
Ⅲ	<50

*: 加权活度=(计划的操作最大活度×核素的毒性权重因子)/操作性质修正因子。

表 9-6　核医学常用放射性核素的毒性权重因子

类别	放射性核素	核素的毒性权重因子
A	^{75}Se、^{89}Sr、^{125}I、^{131}I	100
B	^{11}C、^{13}N、^{15}O、^{18}F、^{51}Cr、^{67}Ge、^{99m}Tc、^{111}In、^{113m}In、^{123}I、^{201}Tl	1
C	^{3}H、^{14}C、^{81m}Kr、^{127}Xe、^{133}Xe	0.01

表 9-7　不同操作性质的修正因子

操作方式和地区	操作性质修正因子
贮存	100
废物处理 闪烁法计数和显像 候诊区及诊断病床区	10
配药、分装以及施给药 简单放射性药物和制备 治疗病床区	1
复杂放射性药物制备	0.1

按表 9-5 划分的三类核医学工作场所室内表面及装备结构的基本放射防护要求见表 9-8。

表 9-8　不同类别核医学工作场所的室内表面及装备结构要求①

分类	地面	表面	通风橱②	室内通风	管道	清洗及去污设备
I	地板与墙壁接缝无缝隙	易清洗	需要	应设抽风机	特殊要求③	需要
II	易清洗且不易渗透	易清洗	需要	有较好通风	一般要求	需要
III	易清洗	易清洗	不必	一般自然通风	一般要求	只需清洗设备

注：①依据 ICRP 第 57 号出版物。
②仅指实验室。
③下水道宜短，大水流管道应有标记以便维修检测。

针对开放型放射性核素操作容易引起表面污染、容易产生内照射危害的特点，对核医学诊疗场所环境及设备有一些特殊要求。

地板应光滑、无缝隙、无破损。所用材料能耐酸碱，易去除放射性污染。木材及水泥地面不宜单独使用，应覆盖一层聚氯乙烯板或硬橡胶板。板与板的接缝应衔接平整。在地板与墙连接处，塑料板应上翻到离地面 20 cm 以上。地面应有一定坡度，在最低处尽可能设置地漏。

乙级场所的地面与墙面或墙面与天花板交接处应做成圆角，以利去污。丙级场所中离地面 1.5~2 m 以下的墙壁应刷上浅色油漆。乙级以上场所的墙壁和天花板应全部刷漆。

所有工作台面均应铺上耐酸碱而又光滑的材料，如钢化玻璃台面或上釉陶瓷砖等。在瓷砖的交接处用环氧树脂、水玻璃等抹缝。有的可用不锈钢台面。

为便于去污和防止表面聚积放射性物质，场所的所有门窗及各种家具都应刷漆。

乙级以上场所要有冷水、热水供给设备。水龙头最好采用长臂或脚踏开关。应采用上釉陶瓷水池。放射性下水池应有明显的标志，以便和非放射性水池分开。乙级场所放射性下水道和非放射性下水道应分开。丙级场所的高毒性放射性废水必须经处理后才能直接排放。乙级以上场所的放射性废水，只能通入废水储存池，以便集中进行去污处理。

室内应设置放射性污物桶和非放射性污物桶。放射性污物桶应有明显标志。桶内衬塑料膜口袋,当装满废物时,便于把整个塑料袋一起拿出,直接集中处理。临床核医学工作场所应备有收集放射性废物的容器,容器上应有放射性标志。放射性废物应按长半衰期和短半衰期分别收集,并给予适当屏蔽。固体废物如污染的针头、注射器和破碎的玻璃器皿等应贮于不泄漏、较牢固并有合适屏蔽的容器内。放射性废物应及时按《医用放射性废物的卫生防护管理》(GBZ 133—2009)进行处理。

室内灯光要足够明亮,乙级场所的日光灯和电线最好安装在天花板内,成封闭式照明。通风橱应从外面提供照明或采用封闭式照明,照明灯的功率要大于一般照明用的功率。

整个场所要有良好的通风,气流方向只能从清洁区到污染区,从低放射性区到高放射性区。规模较大的放射性单位,应根据操作性质和特点,合理安排通风系统,严防污染气体倒流。合成和操作放射性药物所用的通风橱,工作中应有足够风速(一般风速不小于 1 m/s),排气口应高于本建筑屋脊,并酌情设有活性炭过滤或其他专用过滤装置,排出空气浓度不应超过有关法规标准规定的限值。

当操作的放射性活度达到乙级场所水平时,应配备相应的 α、β 和 γ 手套箱,以及用以增加操作距离的各种镊子、钳子和其他器械。安装在手套箱上的操作器械,必须有高度的可靠性、易去污,能操作各种形状和大小的物体。β 和 γ 手套箱必须具备足够的屏蔽。

临床核医学诊断及治疗用工作场所(包括通道)应注意合理安排与布局。其布局应有助于实施工作程序,如一端为放射性物质贮存室,依次为给药室、候诊室、检查室、治疗室等。并且应避免无关人员通过。

第五节　核医学操作的防护要求与剂量估算

一、放射性药物操作的防护要求

1. 操作放射性药物应有专门的场所,操作放射性碘化物等挥发性或放射性气体应在通风橱内进行,并按操作情况进行气体或气溶胶放射性浓度的常规检测以及必要的特殊检测,应注意对放射性碘在操作人员甲状腺内沉积的防护。若要求检查床旁给药,则需采取适当防护措施;给药用的注射器应有屏蔽,难以屏蔽时应缩短操作时间。

2. 放射性物质贮存容器或保险箱应有适当屏蔽,放置应合理有序、易于存取,每次取放的放射性物质应只限于需要的那部分。贮存和运输放射性物质应使用专门容器,取放容器中内容物时,不应污染容器,容器在运输时应有适当的放射防护措施;贮存室应定期进行放射防护检测,无关人员不得入内。

3. 操作放射性药物应在衬有吸水纸的托盘内进行,工作人员应穿戴个人防护用品。工作人员操作后离开工作室前应洗手和作表面污染监测,如其污染水平超过规定值,应采取去污措施。

4. 根据《女职工劳动保护特别规定》(国务院令第 619 号),女职工禁忌在孕期和哺乳期从事非密封源放射性物质的操作、参与核事故与放射事故的应急处置。

5. 在控制区和监督区内不得进食、饮水、吸烟和化妆,也不得进行无关工作及存放无关物件。从控制区取出任何物件应进行表面污染水平监测,超过规定的表面污染控制水平的物品不得带出控制区。

6. 为体外放射免疫分析目的而使用含 ^{3}H、^{14}C 和 ^{125}I 等核素的放免药盒可在一般化学实验室进行。但存储的放射性物质应登记建档,登记内容包括生产单位、到货日期、核素种类、理化性质、活度和容器表面放射性污染擦拭试验结果等。

7. 避免使用容易导致皮肤破损的容器和玻璃器具。手若有小伤,要清洗干净,妥善包扎,戴上乳胶手套才能进行水平较低的放射性操作,如伤口较大或患有严重伤风感冒,需停止工作。不准用有机溶剂(乙醚、氯仿、乙酸乙酯、甲苯等)洗手和涂抹皮肤,否则会增加皮肤对放射性物质的通透性。如果皮肤被污染,切忌用有机溶剂洗涤。

二、临床核医学诊断中的防护要求

1. 诊断场所的布局应有助于工作流程,如一端为放射性贮存室,依次为给药室、候诊室、检查室,无关人员避免通过。

2. 给药室与检查室应分开,如必须在检查室给药,应具有相应的防护设备。给药前的候诊区应与注射后候诊区分开,候诊室应靠近给药室和检查室,在患者候诊区域,宜有患者专用厕所。

三、临床核医学治疗中的防护要求

1. 使用治疗量 γ 放射体药物的区域应划为控制区;用药后病人床边 1.5 m 处或单人病房应划为临时控制区。控制区入口处应有放射性标志,除医护人员外,其他无关人员不得入内,病人也不应该随便离开该区。

2. 配药室应靠近病房,尽量减少放射性药物和已接受治疗的病人通过非限制区。应根据使用放射性核素的种类、特性和活度,确定核医学治疗病房的位置及其放射防护要求,病房应有防护栅栏,以控制已给药患者同其他人保持足够距离,必要时可使用附加屏蔽防护措施。

3. 接受治疗的病人应使用专用便器或设有专用浴室和厕所;使用过的放射性药物注射器、绷带和敷料,应作污染物件处理或作放射性废物处理。治疗病人的被服和个人用品使用后应作去污处理,并经表面放射性污染监测合格后方可作一般物品处理。

4. 治疗患者的出院,须考虑剂量约束值,以控制患者家庭与公众成员可能受到的照射。对近期接受过放射性药物治疗的病人,外科手术处理应遵循下列原则:①应尽可能推迟到病人体内放射性水平降低到可接受水平不需要辐射安全防护时,再作手术处理;②进行手术的外科医师及护理人员应佩戴个人剂量计;③对手术后的手术间应进行辐射监测和去污,对敷料、覆盖物等其他物件也应进行辐射监测,无法去污时可作放射性废物处理。

5. 对近期使用过治疗量放射性核素的病人其死后尸体的处理应遵循如下原则:①按

表 9-9 中的要求,对没有超出表中列出的不同放射性核素上限值以下时尸体的掩埋、火化、防腐无需特殊防护;②尸检应符合上文中关于外科手术处理的原则;③尸检样品的病理检查,如所取组织样品放射性明显应待其衰变至无显著放射性时进行。

表 9-9　无须特殊防护即可处理的含放射性核素尸体的活度上限值(MBq)

放射性核素	死后防腐	掩埋	火化
^{131}I	10	400	400
^{198}Au(微粒)	10	400	100
^{125}I	40	4 000	4 000
^{90}Y	200	2 000	70
^{198}Au(胶体)	400	400	100
^{32}P	100	2 000	30
^{89}Sr	50	2 000	20

四、个人防护衣具

个人防护用具分为两类:基本的个人防护衣具和附加的个人防护衣具。可以根据实际需要,合理组合使用这两类个人防护衣具。

基本个人防护衣具是通常情况下穿戴的工作帽、防护口罩、工作服、工作鞋和防护手套等。

1. 工作帽

常以棉织品或纸质薄膜制作。留长发的工作人员应当把头发全部罩在工作帽内。

2. 防护口罩

常用的是纱布或纸质口罩,或超细纤维滤膜口罩。这些口罩对放射性气体核素没有过滤效果,仅对放射性气溶胶粒子有过滤效果。对气溶胶粒子的过滤效率比较好的口罩是超细纤维滤膜口罩,过滤效率达 99% 以上。

3. 工作手套

常用的是乳胶手套。戴手套之前应当仔细检查手套质量,漏气或破损的手套不能使用。戴脱手套的概念正好与外科医生戴脱手套的概念相反,即手套表面是受污染面,手套内表面是清洁面, 不能使手套的内面受污染。切勿戴着受污染的手套到清洁区打电话,或取拿、传递开门钥匙。

4. 工作服

常以白色棉织品或以特定染色的棉织品制作。丙级工作场所的工作服以白色为常见。乙级工作场所的工作服则以上、下身分离的工作服为常见。切勿穿着受污染的工作服和工作鞋进入清洁区办事。

附加个人防护衣具是在某些特殊情况下需要补充采用的某些个人防护衣具。例如:气衣、个人呼吸器、塑料套袖、塑料围裙、橡胶铅围裙、橡胶手套、纸质鞋套和防护眼镜等。

五、核医学内照射剂量估算方法

内照射剂量的估算是指摄入的放射性核素在体内滞留期间所造成的机体全身剂量或器官剂量的累积值。由于进入体内的放射性核素是在动态的自然衰变和生物排泄两个因素综合作用的结果;因此,进入体内核素每次衰变造成机体器官或全身剂量的数学模型和排泄规律较为复杂,可采用待积剂量进行估算。待积剂量包括:待积吸收剂量、待积当量剂量和待积有效剂量等。放射性工作人员待积剂量的积分时间确定为 50 年,一般群众和儿童定为 70 年。

随着计算机技术的发展,在实际应用中内照射剂量的估算常用三种方法:一种是美国核医学会的医用内辐射剂量委员会 (MIRD) 所制定的剂量计算方法 (也叫吸收分数法);第二种方法是蒙特卡罗法(Monte Carlo)法;第三种方法是剂量点核卷积法。每一种计算方法都有专用程序,可直接用来计算吸收剂量值等。

(一)MIRD 方法

MIRD 方法是建立在"标准参考人"及核素在源器官内或图像体素内均匀分布假设基础上的,这种方法只能求得某器官或体素的平均吸收剂量,这只是一种粗略的近似计算,该方法适合于临床内照射诊疗中估算某器官或全身的吸收剂量。

计算平均吸收剂量首先要明确源器官和靶器官,有放射性核素分布的器官称为源器官(S),源器官核素发射出的射线可到达它周围的器官称为靶器官(T)。某一源器官内的放射性核素在靶器官内产生的吸收剂量由下列公式给出:

$$D(\text{T} \leftarrow \text{S}) = \frac{\bar{A}_S}{M_T} \sum_i \Delta_i \phi_i$$

式中,$D(\text{T} \leftarrow \text{S})$ 为靶器官 S 内的放射元素在靶器官 T 内产生的吸收剂量;$\bar{A}_S$ 为源器官 S 中核素的时间累积活度,即在考虑的时间内核衰变的次数;M_T 为靶器官 T 的质量;Δi 为核素每次衰变释放出的第 i 种射线的平均能量;ϕ_i 为第 i 种射线的吸收分数。

如果有多个源器官时,靶器官 T 的吸收剂量为各个源器官在靶器官 T 内产生的吸收剂量之和:

$$D = \sum_S D(\text{T} \leftarrow \text{S})$$

吸收分数的含义是"标准人"的各个器官均可以是源器官或靶器官,对不同能量的射线,各对源、靶器官的吸收分数可通过 MIRD 工作手册查表获得。S 值是为了实际工作的方便及简化吸收剂量的计算过程, 将上述的内辐射剂量计算公式中右边涉及物理学和解剖学的参数合并为一个新的因子 S 值(也称为 S 因子)。S 值的物理意义为在给定放射性核素的源器官及靶器官条件下,源器官的单位累积活度在靶器官中产生的吸收剂量。MIRD 工作手册中列出了多种核素的 S 值。

对于累积活度 $\bar{A}_S$ 的计算:源器官的累积活度 $\bar{A}_S$ 取决于所给予的活度 A_0、有效半衰期及放射性药物的生物动力学模式。将随时间变化的活度对时间积分,即可求得累积活度 $\bar{A}_S$:

$$\bar{A}_S = \int_0^\infty A_S(t)\, dt$$

式中，$A_S(t)$ 为源器官 t 时刻的放射性活度。在取积分上限时，应取核素在体内基本衰变完或排尽所经历的时间，可取无穷大。

(二)蒙特卡罗法

蒙特卡罗方法是一种随机模拟方法，也称统计实验方法，它是通过不断产生随机数序列来模拟随机过程。可以模拟自然界中的随机现象，比如核素的衰变过程，射线在介质中的传输过程，也可以借助概率模型来解决不直接具有随机性的问题。

蒙特卡罗方法的基本思想就是根据待求随机问题的变化规律，或者人为地构造一个合适的概率模型，进行大量的统计实验，使它的某些统计参数正好是待求问题的解。由于从核素衰变到射线与物质相互作用再到射线被吸收，每一过程都是随机的，因此可用蒙特卡罗法在计算机上产生符合要求的随机数，来模拟任一过程求得最终的吸收剂量。

蒙特卡罗法是用计算机做实验的模拟方法，其模拟结果与真正的实验结果有同等效力，它可以处理各种复杂条件下的剂量计算问题。

蒙特卡罗法计算吸收剂量的过程，以核素发射 γ 射线在人体模型中传输、然后与组织发生相互作用、直到最终被吸收为例，蒙特卡罗法的主要计算过程归纳为以下几个步骤：①确定 γ 射线的发射点；②确定 γ 光子的作用点；③确定作用类型；④确定相互作用产生的次级粒子的发射方向和能量；⑤追踪次级电子；⑥按②步骤追踪康普顿散射光子及次级电子产生的轫致辐射，直至光子的能量被吸收，或离开体模，或能量小到可以忽略为止；⑦再从①步骤开始追踪下一个要衰变的核素，如此进行下去；⑧对⑤步骤给出的能量沉积数据进行汇总，就求出了吸收剂量在体模中的分布。

随着蒙特卡罗方法研究的深入、应用范围的扩大及计算机的发展，现在已有许多蒙特卡罗方法应用软件，在实验核物理中著名的软件有 ETRAN 程序、TIGER 程序系列、EGS 程序、MCNP 程序、MORSE 程序等。

(三)剂量点核卷积法

剂量点核卷积法的关键是确定剂量点核，然后在放射源分布的空间内进行积分。

1. β 辐射源剂量点核

辐射源周围距离源 r 处的剂量点核是 r 的函数，可以用 $J(r)$ 来表示，它的物理意义是在距离单位活度的 β 点源 r 处的吸收剂量率，即当点源一次衰变时 r 处介质的吸收剂量。也称为 β 源剂量点核函数、β 点源剂量分布函数或 β 点源剂量分布、β 点源剂量函数。

在 MIRD 方法中，吸收剂量是由比吸收分数来描述的，点核函数 $J(r)$ 与比吸收分数 $\phi(r)$ 的关系为：

$$J(r)=\Delta\phi(r)$$

Δ 为点源一次衰变发射出的平均能量。

比吸收分数 $\phi(r)$ 的物理意义为：点源衰变时，距源为 r 处的单位质量的介质所吸引的能量与衰变发射出的能量的比值。

由比吸收分数引出一个刻度剂量点核 $F(r/r_0)$ 的概念：

$$F(r/r_0)=4\pi\rho r^2 r_0\phi(r)$$

式中，r_0 为 90% 的能量被吸收时所走的距离或最大射程，r/r_0 为刻度距离。

在一些文献中，点源的吸收剂量分布是用比吸收分数或刻度剂量点核来表达的，现在使用的剂量点核则是由蒙特卡罗模拟实验法确定的。有的学者将剂量点核随距离变化的数据拟合成了经验公式。因此剂量点核的表达形式有两种，即数据列表和公式。

目前剂量点核的公式有数种，所有的公式与蒙特卡罗计算结果都有偏差，特别是在近距和远距处偏差更大，但有的公式在一定的射程范围内达到了一定的精度。

2. γ 源的剂量点核

由于 γ 射线为单能射线，因此 γ 源的剂量点核要比 β 源的剂量点核简单得多。常用的 γ 源的剂量点核常采用发表在 MIRD 第一号小册子上的剂量点核公式。

对于一些规则形状的放射源，比如：面源、线源、球源、圆柱源等，可以利用剂量点核公式直接积分获得结果。临床上许多情况下可将放射源视为规则形状，例如：核素敷帖治疗，可以将放射源视为面源；血管内治疗，可以视为圆柱源；定点注射玻璃微球治疗，可以视为球源。但对不规则形状的放射源，只能采用剂量点核数据表，进行数值积分逐点求出吸收剂量率，该计算较复杂，只能通过编程来实现。

第十章　肿瘤放射治疗中的放射防护

　　临床放射治疗涉及肿瘤放射治疗、核医学核素治疗和放射源植入治疗等,放射治疗是利用放射线如放射性同位素产生的 α、β、γ 射线，和各类射线装置如 X 射线治疗机或加速器产生的 X 射线、电子束、中子束、质子束及其他粒子束等治疗疾病的一种方法,按照放射线在组织中的射程,放射治疗又分为远距离和近距离放射治疗。

　　放射治疗已有近百年的历史,现代科学技术的进步使得放射治疗呈现出加速发展趋势,超高压治疗机、计算机及其辅助工具的使用、改进和经验积累,放射治疗效果得到显著提高,目前放射治疗已成为癌症治疗中的最重要手段之一。

　　放射治疗分为远距离放射治疗和近距离放射治疗两种形式，一些患者可接受两种形式的放射治疗。远距离放射治疗,也叫外射束治疗,是指辐射源至皮肤间距离不小于50 cm 的放射治疗。远距离放射治疗技术利用各种辐射束及其组合建立高剂量辐射场进行治疗,由于辐射束及其组合方法的不同将产生不同的远距离放射治疗技术,临床上远距离放射治疗包括:常规放射治疗、立体定向放射治疗、三维适形放射治疗、调强适形放射治疗和影像引导放射治疗等。

　　近距离放射治疗是将一个或多个密封源植入患者腔内、组织间隙或表浅部位进行的放射治疗。这种方法由于治疗距离近,贴近肿瘤组织,把握得好,可以降低肿瘤周围正常组织的放射损伤。核医学放射性药物(非密封源)进入体内,虽然也到达了治疗靶区,但不属于近距离放射治疗,因为它不是密封源。近距离治疗分为短暂性植入和永久性植入治疗，将放射源经施源器植入肿瘤部位，治疗后再拔出者称为短暂性植入近距离治疗;永久性植入者称为永久性植入近距离治疗。用手动或遥控的传动方式将一个或多个密封放射源从储源器传送到预先定好位置的施源器后进行腔内治疗的技术称为后装技术。高剂量率后装近距离治疗主要应用于鼻咽癌腔内治疗、食管和气管肿瘤的管内治疗、前列腺癌和舌癌组织间插植治疗和手术中置管治疗等。

第一节　肿瘤放射治疗防护的特殊性

　　放射治疗不同于影像学利用放射线成像作用间接服务于临床医学,放射治疗患者接受的剂量是影像诊断的成千上万倍,多有明显的副作用,许可证持有者具有确保患者放射防护与安全的责任,肿瘤放射治疗防护的特殊性主要表现在以下几点:①对肿瘤患者,从挽救生命考虑肿瘤患者接受的照射一般都具有正当理由,所以正当性判断不仅要注意病情、设备、技术方法的变化、经验和知识的积累等,还要考虑每一疗程的正当性,良性疾病一般不应采用放射治疗。②肿瘤放射治疗利用放射线直接杀伤靶区肿瘤组织，低剂量照射不能杀灭肿瘤细胞，所以患者受照剂量很大。③放疗的并发症较突出，防护要求高，应追求高精度、高疗效和低副作用治疗方案，防范放射事件以及事故性医疗照射，最大限度减少对周围正常组织的损害。④放疗设备复杂多样，需要高性能、联锁保护装置、符合标准的设施(备)、靶区定位机等。⑤需要准确靶区剂量给予系统和质量控制技术支撑。⑥专业和人员队伍结构要求高，必须配备医学物理人员，组成合理知识结构团队。

一、远距离和近距离治疗的特点

远距离放射治疗从人体外部照射肿瘤部位施行治疗，放射治疗设备复杂多样，包括 ^{60}Co 治疗机、电子、中子束治疗设备、质子束治疗设备、放射刀治疗设备等，常用的包括工作在大约 50 kV 直至几兆伏或数十兆伏加速电压下的放射治疗设备，这些设备既可产生 X 射线，又可产生快电子束。

远距离放射治疗场所设施规格要求高，由于射线能量高穿透力强，要求的防护墙壁厚度大，改变射束能量将改变其贯穿能力，具有较高能量的光子能到达体内较深处组织，一般光子能量越高，皮肤部位剂量越低，光子的贯穿能力越强。国家标准对治疗室和设备都有特殊要求，并要求医生在放射治疗中通过对不同类型的辐射做出合适的选择，使得治疗部位提供更高的剂量，而非治疗部位的辐射剂量达到尽可能的低。远距离放射治疗射线必须穿过正常组织才能达到深部治疗部位，因此正常组织不可避免地要受到相当的剂量，远距离放射治疗的并发症与剂量和照射部位有关，主要有脱发、放射性皮肤损伤、放射性食管炎、放射性肺炎、放射性心脏损伤、放射性骨损伤和骨髓抑制等。

近距离放疗的特点是放射源的腔道较小，有效治疗距离短，射线能量大部分被组织所吸收，由于放射源的剂量分布遵循距离平方反比定律，即放射源附近的剂量很高，然后随着距离的增加剂量陡然下降，肿瘤周围正常组织受照射量低，通常适合于较小体积的肿瘤，因此近距离和远距离放疗是互补的，各有优势，经常联合使用，近距离放疗的并发症主要是局部剂量过高而产生放射性局部坏死、放射性溃疡、瘘道、组织粘连等。

由于近距离治疗放射源可以进入人体腔隙(腔内或管腔应用)植于肿瘤表面或放置在人体皮肤表面，在某些情况下近距离治疗可能是最好的选择方法，但近距离治疗，比如粒子植入还可能脱落或出现体内位置的变化，造成肿瘤剂量不均匀、周围健康损伤，如果粒子排出体外会造成环境污染等。

二、人员组成和设备条件要求

我国规定放射治疗单位应当配备合格的放射治疗医师、医学物理师和操作技术人员，这些人员都需经过放射卫生防护和相应专业知识的培训，考核合格方可上岗。放射治疗医师根据临床检查结果，对肿瘤患者诊断、分期和治疗方式利弊进行分析，经医学物理师核定照射剂量，或由放射治疗医师会同物理剂量人员、临床医师共同制定有效的放射治疗计划。

放射治疗医师应定期对患者进行检查和分析，根据病情变化需要，调整治疗计划，密

切注意放疗中出现的放射反应和可能出现的放射损伤,采取必要的医疗保护措施。我国对放射治疗相关人员有如下综合要求:

1. 操作人员必须具备熟练的操作技术,熟悉操作规程和安全联锁设备,操作期间佩戴个人剂量计。使用单位必须配备工作剂量仪、水箱等剂量测量设备,并应配备扫描仪、模拟定位机等放射治疗质量保证设备。

2. 对计划照射的靶体积施以所需要剂量的同时,采取适当的屏蔽措施使正常组织在放射治疗期间所受到的照射保持在可以合理达到的最低水平;照射期间,必须有两名操作人员值班,认真做好当班记录,严格执行交接班制度。

3. 接受外照射线束治疗的患者,治疗前必须有放射治疗医师标明日期并签署的照射处方。处方信息应包括:治疗位置、总剂量、每次剂量、分次数和总治疗周期,应说明在照射体积内会受到危险器官的最大剂量。

4. 对接受近距离放射治疗的患者,除上述要求外还要补充靶区体积大小、源的数量及剂量分布、放射性核素和在参考日期的源强度。

5. 应有实施辐射照射的书面程序和靶区计划,并将放射治疗可能产生的危险告知患者。

6. 避免对妊娠或可能妊娠的妇女施行腹部或骨盆受照射的放射治疗;儿童患者注意对骨骺、脊髓、性腺及眼晶状体的防护。

第二节　实施放射治疗的防护一般要求

一、放射治疗应遵循的原则

(一)放射治疗正当化

对肿瘤患者实施放射治疗的目的是保证生命的延续和提高生活质量。肿瘤患者接受放射治疗的正当性必须注意两个方面的问题,一是治疗结果的正当性判断,是否能控制癌症而不危及生命？二是正常组织受到过量照射产生的潜在危害。

如果肿瘤患者生命不能得到有效的延续,而正常组织接受的辐射剂量或照射体积过大,可导致机体免疫功能的破坏和正常组织难以治愈的辐射损伤,引发放射性溃疡、放射性肺炎、肠炎、膀胱炎等,有时甚至危及生命,就必须针对患者的具体情况做全面正当性分析,要准确把握放射治疗的适应证,避免不正当的放射治疗,严格控制良性疾病的放射治疗。

(二)放射治疗最优化

放射治疗既要使肿瘤控制达到最大化,又要使用适宜的辐射剂量和治疗计划使得正常组织并发症发生率和严重程度降至可以接受的水平。

我国要求对肿瘤患者逐例进行靶区计划设计,最优化必须贯穿放射治疗的全过程,治疗计划优化应当包括:①分析患者已进行过的放射与非放射治疗;②按照病情拟订治疗方案;③选取合适的照射方式;④对计划靶区施用剂量的同时,采取屏蔽及优化设计措施保护患者正常组织与重要器官，使其所受到的照射保持在可合理达到的尽量低的水平。

我国规定，除非有明显的临床指征外，避免对妊娠或可能妊娠的妇女施行腹部或骨盆部位的放射治疗，若确需要治疗，应周密计划以使胚胎或胎儿所受到的照射剂量最小化。

(三)结合患者确定处方剂量

放射治疗从业单位必须建立放射治疗处方管理制度，具备资格的临床医师才可申请放射治疗项目，由于处方剂量没有限值，放疗医师对于接诊的患者要进行认真的正当化判断，根据患者的病情，如肿瘤部位、类型、临床分期、对辐射的敏感程度、周围组织器官、患者的身体状况等进行分析判断来确定处方剂量，确认放射治疗对患者利益大于弊端才能决定开展放射治疗。

二、远距离放射治疗安全操作要求

患者接受电离辐射照射的目的是治病，因而保证治疗效果和治疗安全是患者防护的两个最重要指标。从事放射治疗的职业人员，尤其是放射治疗机的操作人员与维修人员，不可避免地会受到辐射照射，但这种照射在非事故情况下，一般属于全身性长期小剂量慢性照射，因此，放射治疗单位必须有符合《放射诊疗管理规定》及其有关放射治疗的配套标准中规定的人员与设备等方面的条件和要求。对放射治疗工作人员进行个人剂量监测、健康监护以及专业技术和防护知识培训，远距离放射治疗的防护与安全操作要求包括：①每天开始治疗前，按校验单逐项进行检查，确认治疗机工作正常；②了解治疗期间可能出现的情况，并对治疗程序逐一进行解释；③将患者送进治疗室前，查验患者身份和治疗处方；④治疗前关闭治疗室门或防护屏；⑤启动治疗前，核查控制台的定时器或剂量监测器读数；⑥密切注视治疗进程，如患者有明显移动或装置出现故障，立即停止治疗；⑦按规定完成全部照射治疗后，从治疗室移走患者；⑧详细记录患者治疗的情况；⑨将可能的失误或治疗错误，报告有关主管人员；⑩结束时确认机器已关闭、门已上锁。

对远距离放射治疗患者的防护除考虑正当化、最优化和处方剂量外，还应考虑患者身体条件、肿瘤细胞敏感性、病情分期、照射(治疗)方式；放疗医师要根据已有的资料进行模拟定位确定治疗方案，依据肿瘤部位、深度和大小等，选择合适的照射方式、照射野、分次数、剂量率、分次剂量和总剂量，定期对治疗中患者进行检查和分析，根据病情变化需要，调整治疗计划，密切注意放疗中出现的放射反应和可能出现的放射损伤，采取必要的医疗保护措施。

放疗物理师在治疗计划实施、设备、剂量核准、质量控制和放射安全防护方面负有责任，物理师要利用可靠的技术使肿瘤靶区剂量达到处方剂量(相对偏差≤±5%)，周围健康组织的受照剂量尽可能地低，要建立肿瘤剂量分布和剂量验证方案，并建立合理的治疗计划系统。治疗前要完整核对治疗计划，分次照射的每次摆位要一致，对患者健康组织进行屏蔽等；治疗中要随时向放疗主管医师报告治疗计划的偏差情况；治疗完成后要建立患者的放射治疗记录。

三、近距离放射治疗安全操作要求

近距离放射治疗防护应重点注意辐射源的照射、污染及源丢失三个方面;通过时间、距离和屏蔽措施可以设法减少放射线的照射;对密封源放射性污染主要考虑射线的泄漏,应定期进行泄漏检验;对放射源的丢失,应严格执行放射源库存放登记制度。

第三节 近距离放射治疗的防护

一、近距离放射治疗工作条件

近距离治疗包括腔内、管内照射、组织间照射及术中置管照射等,近距离治疗的特点是把施用器放置在合适肿瘤区域或把针插植到合适部位然后拍片确认的后装技术,以及放射源高活度、微型化和计算机进行治疗计划设计等。

组织间、腔内或管内照射在临床上应用得较多,特别是近距离治疗具有局部高剂量、一次连续照射和疗程短的优势,但它的剂量分布不均匀,近放射源处较高,然后剂量陡然下降等。因此,近距离放射治疗的工作条件和人员组成与远距离放射治疗要求相同,我国对开展广泛的粒子植入等又有具体补充规定和要求。

开展粒子植入的单位必须是二甲以上综合医院或肿瘤医院,具有卫生行政部门核准登记的《放射诊疗许可证》和《放射性药品使用许可证》、《辐射安全许可证》,开展肿瘤临床诊疗工作5年以上,具有全部影像导引技术设备(CT、平板DSA、MRI、超声),具备进行抢救手术意外必要的急救设备和药品。对口腔颌面部恶性肿瘤放射性粒子植入治疗还要求三级综合医院、口腔医院或肿瘤医院,并具有卫生行政部门核准登记的口腔颌面外科或头颈外科资质条件。

对粒子植入工作人员要求是:①取得《医师执业证书》、执业范围为开展本技术相关专业的本院在职医师。②有5年以上与开展本技术相关的专业临床诊疗工作经验,具有副主任医师及以上专业技术职务任职资格,从事放射性粒子植入工作不少于3年。③其他相关卫生专业技术人员,要经过放射性粒子植入治疗相关专业系统培训并考核合格。④有10年以上口腔颌面外科或头颈肿瘤外科临床诊疗工作经验,具有副主任医师及以上专业技术职务任职资格。

二、近距离治疗的防护

近距离治疗既有外照射也有内照射,由于粒子植入具有精度高、创伤小和疗效确定等优势,临床应用显示了广阔的前景。粒子植入工作中要用到定位模板、植入针、施源器或植入枪等,有些植入操作要在X射线影像学引导下进行,工作人员在使用放射性粒子植入治疗过程中如不遵守操作规程、不注意辐射防护,有可能受到外照射的损害,也会给患者造成治疗外的不必要的照射,对于患者粒子植入主要是内照射。

(一)治疗单位的管理要求

1. 近距离种子源的贮存应该在适当屏蔽厚度的铅罐中，铅罐应放置在保险柜里，并由专人保管。种子源应设有专用的贮存室，并定期进行剂量检测，无关人员不得入内。

2. 种子源要定期检测密封源包壳的完整性，使用时用活度计逐例检测源的强度，保证没有废源或过期源使用，种子源运输包装表面的辐射剂量率必须小于国家允许辐射剂量率水平。

3. 建立近距离放射源采购、储存、使用、回收相关制度，贮存的粒子应及时登记，包括生产单位、到货日期、核素种类、活度和贮存的容器；应定期清点，记录，并应与记载相符。治疗设备维修后必须通过验收检测，合格后方可使用并详细记载检修运行记录，保证联锁装置和监视器完好无损。

4. 建立放射性粒子遗落、丢失、泄漏等情况的应急预案；保留粒子购买证明文件，保留相关信息，建立数据库。

5. 建立患者治疗后随访制度，并按规定进行随访、记录。

(二)操作人员的防护要求

1. 治疗室与贮存室应分开，但不宜相距太远，以便于源的取用。当容器密闭时，容器表面的辐射水平应低于规定水平。放射源贮存的容器前应使用铅块屏蔽，并在屏蔽铅块前放置防护铅屏风，屏风上方应有适当厚度的铅玻璃，操作人员应站在屏风后实施操作。

2. 操作前要穿戴好防护用品。主要操作人员应穿铅防护衣，戴铅手套、铅玻璃眼镜和铅围脖等。防护衣厚度不应小于 0.25 mm 铅当量。对性腺的防护，可考虑再穿 0.5 mm 铅当量的三角裤或三角巾。

3. 在实施治疗前，应制定详细可行的实施计划，并准备好所需治疗设备，如植入模板、分装器具和植入枪等，尽可能缩短操作时间。

4. 拿取种子源应使用长柄器具如镊子，尽可能增加种子源与操作人员之间的距离。在整个工作期间，所有人员尽可能远离放射源，快速完成必要的操作程序。

5. 种子源使用当天，用活度计测量同批(或单个)种子源活度，或对出厂的源活度进行衰变校正。

6. 使用前应至少抽取 2%的种子源，采用适当方法进行泄漏检查，确认它的完整性和安全性。发现泄漏，应将同批次种子源退回厂家。

7. 如种子源破损引起泄漏而发生污染，应封闭工作场所，将种子源密封在一个容器中，控制人员走动，以避免放射性污染扩散，并进行场所和人员去污。

(三)患者的管理要求

1. 种子源植入手术前应分析确定肿瘤体积，根据治疗计划报告确定所需的种子源总活度及靶区所需种子源的个数。治疗医师应正确勾画实际肿瘤靶区，在 B 超或 CT 引导下或术中通过施源器准确无误地将种子源植入肿瘤靶区，保护靶区相邻的重要器官；种子源植入后应尽快对靶区正、侧位进行 X 射线拍片，确认植入的种子源的个数；手术结束后应对手术区域进行检测，以排除种子源在手术植入过程中遗漏的可能。

2. 对住院患者应在植入部位穿戴 0.25 mm 铅当量的铅背心、围脖或腹带，植入种子源的患者床边 1.5 m 处或单人病房应划为临时控制区,控制区入口处应有电离辐射警示标志,除医护人员外,其他无关人员不得入内。植入种子源的患者应使用专用便器或设有专用浴室和厕所,治疗期间不清扫房间,除食物盘外,房内任何物品不得带出房间;前列腺植入种子源的男性患者应戴避孕套,以保证放射性种子源植入体内后不丢失到周围环境;为防止随尿液排出,在植入后两周内,宜对尿液用 4 cm×4 cm 见方的药用纱布过滤,如果发现植入的种子源流失到患者的膀胱或尿道,应用膀胱内镜收回种子源并放入铅罐中贮存。

3. 患者在植入种子源后的 4 个月内,尤其是前两周内,应与配偶保持一定距离;当患者或家庭成员发现患者体外有种子源时,应当用勺子或镊子取夹种子源,放在预先准备好的铅容器内(放射治疗医师应事先给予指导),该容器必须返还给责任治疗医师,如患者出现危急情况或死亡应立即通知治疗医生。

4. 对出院患者应建立登记制度,信息卡内容包括:患者姓名、住址、电话、年龄、身份证、植入部位、植入源个数、医院及电话、陪护者或探视者姓名、植入时间、出院种子源数量、检查日期等。种子源植入前列腺的患者在 2~3 周后可以过性生活,宜使用避孕套。患者出院 2 个月内,陪护者或探视者与患者长时间接触时,距离至少应保持在 1 m 远处;儿童和孕妇不得与患者同住一个房间;患者不能长时间接触或拥抱儿童。患者在接受治疗期间,对家庭和亲属成员的剂量约束值应控制在 5 mSv 以下,对妊娠妇女和儿童的剂量约束值应控制在 1 mSv 以下。不允许妊娠妇女近距离接触患者,探视时距离患者至少 1 m 以外。植入种子源的患者,在植入 240 天后,方能到公众场所活动。

5. 如果住院患者死亡,医师应从患者治疗部位取出种子源,如果治疗一定时间后死亡,患者体内放射性活度的火化和掩埋上限值不得大于:^{125}I(4 000 MBq)、^{131}I(400 MBq)、^{198}Au(火化 100 MBq,掩埋 400 MBq),火化后遗物不能散落在环境中。

第十一章　介入放射学与整骨复位的放射防护

第一节　介入放射学的防护

一、介入放射学概述

介入放射学指在进行诊疗程序中利用 X 射线等图像作为工具的医学实践活动,它是在影像学方法引导下,采用穿刺插管等方法对患者进行血管造影、采集细胞,或开展灌注、引流、血管栓塞、扩张成形等微创方法进行诊断和治疗疾病的一门新兴学科。介入放射学具有方法简便、创伤轻、痛苦小、临床并发症少等特点,发展很快,但是它给人类带来巨大利益的同时人们也开始考虑它可能给操作者和病人造成一定的辐射损害。

ICRP 第 85 号和第 105 号出版物指出:目前透视引导的介入程序被越来越多的临床医师在使用,而这些操作的临床医师没有经过足够的放射防护安全或放射生物学方面的适当培训,操作者不清楚这些程序可能会引起潜在危害或者不知道降低危害的简单方法,也没有告知患者潜在危害并对患者进行随访观察。有些患者皮肤所受的剂量已经接近癌症患者分次放疗所受照射的剂量,由于使用不适当设备或技术操作的差异,已有很多引发患者皮肤损伤报道,一些年幼患者可能还会面临以后增加癌症的风险。

介入放射学是病人和医师接受辐射剂量最大的医用电离辐射来源之一。目前介入放射学已成为与内科、外科治疗学并驾齐驱的第三大治疗学科,它的出现使放射科医师从单一的辅助性诊断走向诊断与治疗的临床第一线,同时也使临床医师进入到了放射医学行列,因此介入学医师必须提高自身的业务水平和操作的熟练程度,增强防护意识,加强对介入放射学的防护管理,开展防护知识的培训,建立切实可行的有效防护措施,把介入操作者和患者的辐射危害降低到最低限度,使介入放射学健康发展,更好地造福人类。

二、操作人员和患者的剂量

介入操作职业人员和患者所受到的辐射剂量因使用 X 线机类型、产地、疾病类型、防护条件和操作技术熟练程度等不同而有较大差异。ICRP 按患者皮肤最大累积剂量将介入操作分为高、中、低三种类型,高剂量操作指>100 mGy 剂量的操作,中剂量指<100 mGy 剂量的操作,低剂量操作指<10 mGy 剂量的操作。

从目前患者受照剂量监测结果看,国内介入操作绝大部分属于高、中剂量操作,不同疾病介入诊疗时由于曝光条件、时间等差异,病人剂量悬殊,单次局部皮肤剂量最大的主要是经皮腔内冠状动脉成形术(PTCA)、经皮颈静脉肝内门体支架分流术(TIPS)、射频心导管剥离、瓣膜成形术、经皮经肝胆管引流术等,病人剂量范围为 0.05~43 Gy。

国内统计,每次介入手术 X 射线曝光时间平均在 30 min 左右,射频心导管剥离术病人最长照射时间达到 190 min,病人局部皮肤累积剂量为 8.4 Gy,而一般栓塞治疗约需 24 min,局部皮肤剂量为 1.1 Gy。Donald L 等对美国七个医疗中心的 2142 例介入患者接触剂量进行测定,发现 52% 的患者累积剂量超过了 1 Gy,6% 的病例累积剂量超过 5 Gy,主要是栓塞形成、经颈静脉肝内门体静脉分流术、肾/内脏动脉支架放置等。表 11-1 列出了运用内置电离室剂量测量系统 X 线机获得的病人剂量–面积乘积和累积剂量测量值。当患者最大累积剂量接近或超过 1~3 Gy 时,应在患者的病例中记录下来,或应对这些病例进行随诊。

表 11-1 介入操作病人累积剂量(CD)和剂量–面积乘积(DAP)

介入操作类型	例数	DAP(cGy·cm²)		CD(mGy)	
		均值	范围	均值	范围
TIPS	135	33 535	1 427~136 443	2 039	104~7 160
胆汁引流术	123	7 064	302~38 631	907	21~4 831
肾造瘘术					
梗阻	79	2 555	41~21 225	257	3~2 169
取结石	64	4 514	47~41 850	611	10~6 178
肾/内脏血管成形术					
非支架置入	53	15 749	2 619~104 075	1183	157~5 482
支架置入	103	19 004	983~72 420	1605	104~7 160
肺血管造影					
下腔静脉滤器置入	17	10 826	2 596~26 514	465	76~987
下腔静脉滤器置入	106	7 731	957~41 416	342	34~1 479
单纯下腔静脉滤器置入术	279	4 451	170~20 327	166	9~680
髂内血管成形术					
非支架置入	24	16 356	2 060~30 099	885	189~1 562
支架置入	93	21 282	1 148~88 650	1 335	211~4 567
支气管动脉灌注栓塞	27	13 943	2 821~39 289	1 123	248~2 764
骨盆动脉灌注栓塞	143	32 509	416~98 028	2 286	15~6 990
胃肠道出血诊断、治疗	94	34 757	2 713~129 465	2 367	105~7 016
头、脑部介入操作 (动静脉畸形、动脉瘤、肿瘤)	382	32 674	398~135 111	3 808	43~13 410
颈动脉支架放置	18	16 785	3 193~51 544	1 382	326~4 405
脊椎整形术	98	7 813	642~33 533	1 253	146~3 993
肝化疗栓塞	126	28 232	1 712~90 415	1 406	61~9 198

引自:Donald L, etal. Radiation doses in interventional radiology procedures: The RAD –IR Study. Part 1: Overall measures of dose. Journal of Vascular and Interventional Radiology, 2003, 14: 711–728.

对于操作者的受照剂量,我国报道介入操作者单次操作吸收剂量率均值在21~390 μGy/h 之间, 也有高达 700 μGy/h 的报道。国外报道冠状血管成形术年有效剂量为25 mSv(手为 438 mSv,眼晶状体为 265 mSv), 腔内血管成形术年有效剂量为 4 mSv(手为360 mSv、眼晶状体剂量可为 41 mSv)。

介入操作者高剂量照射的部位主要是手、头、胸、腹部,床上球管机型头胸部照射剂量较大,床下球管机型腹部照射剂量大,床上球管操作人员受照剂量大于床下球管,图11-1 是我国单次介入操作者身体不同部位剂量均值,表 11-1 是不同介入操作类型病人累积剂量(CD)和剂量-面积乘积(DAP)。

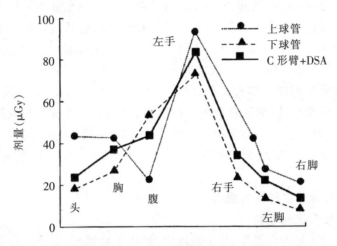

图 11-1　介入放射操作者体表剂量分布

三、介入放射学的人体生物效应

ICRP 第 85 号出版物指出,急性照射(患者)剂量达 2 Gy 时可能造成皮肤红斑和眼晶状体白内障,7 Gy 可造成永久脱发,达 2 Gy 时可造成迟发性皮肤坏死;而长期操作的介入放射学医师持续受到照射,3 个月内眼晶状体累积剂量达 2~4 Gy 可能导致白内障。

当前,ICRP 第 118 号出版物对近期介入放射学流行病学证据的评议提示,有些组织反应,尤其是那些很晚才会表现出来的效应,阈剂量低于或可能低于以前的考虑。对于眼晶状体,以吸收剂量表示的白内障的阈剂量现在考虑为 0.5 Gy。对于计划照射情况下职业照射的眼晶状体当量剂量限值,ICRP 现在建议:规定的连续 5 年期间,年平均当量剂量为 20 mSv;任何一年中的当量剂量为 50 mSv。国际基本安全标准(IBSS)2011 年暂行版已采纳了 ICRP 的这一新建议。

ICRP 以前并未将循环系统疾病列为器官和组织受照后产生的健康危害, 因为只在最近几年才有这类专题的证据引起较多关注。证据来自于放疗实践,以及核和其他放射活动后的流行病学研究。至于心血管疾病的超额相对危险是否高于卒中或脑血管疾病,目前还没有明确的研究结果。根据当前的证据可以判断出心、脑血管疾病两者的急性照射阈剂量均为 0.5 Gy。在此基础上,0.5 Gy 照射可导致受照个体在照射后>10 年时的发病率约为 1%。该发生率是附加在这些疾病的高自然发生率(在大部分发达国家,循环系统疾病死亡占所有疾病死亡的比例是 30%~50%)之上的。在一些复杂的介入操作过程中，患者心脏和脑血管系统的受照剂量可能达到 0.5 Gy。

因此，有关医务人员必须知道这一新的阈剂量，并且保证对辐射防护最优化给予特别重视。然而需要强调的是，在该辐照剂量水平判断这些疾病的风险时还有明显的不确定性。根据现有的证据还无法判断急性照射、分割照射和慢性照射的阈剂量是否相同，ICRP 第 118 号出版物假定所有这三种照射的阈剂量是相同的(即约为 0.5 Gy)。

从我国的监测结果看，接受经皮腔内冠状动脉成形术、经皮穿刺血管成形术、瓣膜成形术、射频心导管剥离等介入诊疗的病人，局部皮肤剂量都有可能达到 2 Gy 以上。美国食品和药品管理局(FDA)收集的 27 例接受介入放射诊疗致皮肤放射损害病人中，射频心导管剥离占 13 例，化疗中的导管放置 1 例，TIPS 3 例，冠状血管扩张术 4 例，肾血管扩张术 2 例，多次肝胆放射性介入操作 3 例，多次操作胆管引流 1 例。

国内对介入放射学工作人员体检结果表明介入操作医师各项生物学指标的异常率明显高于一般医用 X 射线工作人员和对照组，表现为乏力、头晕、睡眠障碍等神经衰弱症候群和皮肤损伤改变，白细胞总数异常检出率、淋巴细胞微核率和染色体断片、断裂等畸变率增高等。由于介入放射学操作者的放射工龄、年操作例数、年龄、个人机体状况以及诊治疾病类型等不同，他们接触的辐射剂量差别较大，因此，产生的生物效应差别也较大。

(一)介入诊疗操作者的辐射损伤

1. 血液和免疫系统的影响

由于介入放射学是近台操作，防护难度大，操作工龄越长，累积的辐射剂量越大，对操作者的身体健康危害也越大。已有报道，介入放射学工作人员外周血白细胞总数、血小板计数低于正常对照组和普通 X 射线诊断组，淋巴细胞比值高于对照组，CD3、CD4、CD8 及 CD4/CD8、RBC-C3b 花环率均低于对照组，且与从事介入操作工龄呈正相关。说明介入放射操作人员的血液系统、免疫功能已受到一定程度的影响。

2. 眼晶状体的影响

Kleiman 等对介入心脏学医师所做调查显示，晶状体后囊下浑浊(放射性白内障早期特异改变)的发生率高达 18/42(其中，12/18 是很少或从未使用眼防护，13/18 未使用悬吊式铅屏)。在无眼部防护的情况下介入放射学操作者眼晶状体年剂量可达 450~900 mGy。

我国职业性放射性疾病确诊病例分布中，放射性白内障长期以来高居第二位(23.4%)。从事介入放射学的医务人员与日俱增，重视和加强眼晶状体剂量监测，对眼部提供有效的屏蔽防护极为重要。研究表明，在介入放射学操作中，单独使用铅眼镜(0.75 mmPb 当量)或一次性防散射屏蔽钨锑帘(0.25 mmPb 当量)，可分别使操作者晶状体剂量率降低 80%~90% 和 80%~96%，这两种防护方法联合应用则可使晶状体剂量率降低 96% 或更多；如在低剂量透视时应用可伸缩悬吊式透明铅屏(0.5 mmPb 当量)效果更好。

3. 遗传学的影响

对 120 个从事介入放射学诊疗工作的医生进行研究，年龄分别在 22~60 岁之间，从事介入操作工龄 1~15 年不等，个人年接受的剂量在 0.21~28 mSv 之间，经淋巴细胞染色体和微核率分析,其染色体畸变率明显高于对照组,染色体畸变类型主要为断片,其中单断、断裂、双着丝粒出现频率较高。外周血淋巴细胞微核率为2.95%,阳性检出率占受检人数的25%。

(二)介入诊疗患者的辐射损伤

介入放射学对病人的确定性效应,国内外已有许多报道,表11-2列出了我国皮肤损伤的典型病例报告, 可看出射频心导管剥离和冠状血管扩张术引起的皮肤放射损伤例数最多,应重点加以防护。

表 11-2　皮肤损伤的典型病例报告

病人	性别	年龄	操作类型	损伤程度
A	男	40	2 次冠状血管扩张术和 PTCA	皮肤坏死,要求 12 cm×10 cm 的植皮
B	女	41	射频心导管剥离	Ⅱ度皮肤损伤 7.5 cm×12.5 cm
C	女	25	射频心导管剥离	皮肤溃疡 3 周(操作后)
D	女	34	射频心导管剥离	皮肤干裂损伤 3 周(操作后)
E	女	62	胆管引流	皮肤损伤,要求植皮
F	女	61	肾血管扩张术	皮肤坏死,要求植皮

四、介入放射学的剂量估算方法

传统的 X 射线诊断检查可以通过直接量度进行剂量估算,但介入放射学检查受照区域变化大,照射条件可变因素多,加之每一病人受照射的时间不均等,使人体吸收剂量和有效剂量的估算复杂化。由于介入操作是在自动曝光和自动照射量控制下进行,所以要准确和真实反映介入放射学操作者和病人的全身有效剂量较为困难,需要同时考虑 X 射线束流的变化和照射野的改变,然后求出加权的平均结果。

(一)病人剂量估算方法

介入放射学操作中患者的受照剂量目前还没有统一的标准测量方法和评价指标,常用的指标有最高皮肤剂量(PSD)、入射皮肤剂量(ESD)、累积剂量(CD)、剂量-面积乘积(DAP)、有效剂量(E)、透视时间和摄影帧数等。

PSD 是评价确定性效应的较好指标,但测量较复杂,目前还没有被广泛使用;CD 与PSD 之间有较好的相关性,CD 可直接通过 X 线机内置剂量测量系统获得;ESD 定量描述确定性损伤的严重程度,可采用直接的热释光剂量计等仪器测定;DAP 是一种较客观的评价随机性效应的有用测量方法; 透视检查时间和摄影帧数则是广泛采用的间接剂量指标。

1. 直接热释光剂量计(TLD)

测量这种剂量估算是将 TLD 直接布放在所要考虑的剂量分布区内, 得出的各部位入射皮肤剂量 ESD,应用组织权重因子(W_T)进行加权,求出不均匀照射有效剂量(E)的加权平均值。

2. 剂量-面积乘积(DAP)

DAP 法是根据介入放射学投照面积剂量分布的不均匀性提出来的, 是测得吸收剂量与照射面积乘积的表达方法,它的国际单位是 Gy·cm²。目前已有 X 线机内置剂量测量系统可直接获得 DAP,也可分别测定吸收剂量和照射野面积,然后计算面积剂量。对于数字设备系统,还可以用准直装置和照射修正因子来计算,但误差较大。

3. 由 DAP 估算有效剂量(E)

有效剂量是全身均匀或不均匀受照当量剂量的加权平均值。采用蒙特卡罗模拟方法可以估算由面积剂量推算有效剂量的转换因子。只要知道射线的类型和能量、成像的解剖位置和拍片方案等参数,就可以通过这些转换因子将面积剂量估算为相应的有效剂量。

现代介入透视装备的照射条件是随着人体大小、胖瘦自动调整的,由于受自动照射量率控制的作用,管电压一直在变化。为了消除人体间的个体差异,一般将所有的成像解剖区域分为 6 个部分,即:①大脑/颈动脉,②胸,③肝/腹,④肾/骨盆,⑤股动脉,⑥四肢。表 11–3 列出了一些介入操作的主要解剖部位及其相应转换因子的典型值。

表 11–3　介入操作不同区域面积与有效剂量转换因子

放射性介入操作名称		解剖部分	转换因子$[\mathrm{mSv}/(\mathrm{Gy}\cdot\mathrm{cm}^2)]$
诊断	脑血管造影	大脑/颈动脉	0.10
	颈动脉血管造影	大脑/颈动脉	0.10
	上肢血管造影	四肢	0.01
	动静脉漏管血管造影	胸	0.14
	胸部血管造影	胸	0.14
	肾血管造影	肾/骨盆	0.16
	经皮肝胆管造影术(PTC)	肝/腹	0.16
	动脉–门静脉 CT 摄影术	肝/腹	0.16
	肝血管造影	肝/腹	0.16
	经颈静脉肝活检	肝/腹	0.16
	腹部血管造影(不包括肾和肝)	肝/腹	0.16
	股动脉血管造影	股动脉	0.16
	下肢血管造影	四肢	0.01
治疗	大脑栓塞	大脑/颈动脉	0.10
	AV 漏血管扩张术	胸	0.14
	胸部治疗操作	胸	0.14
	Stent 移出或插入	肝/腹	0.16
	TIPS	肝/腹	0.16
	肾造口术	肾/骨盆	0.16
	肾血管扩张	肾/骨盆	0.16
	腹部治疗操作(不包括肾和肝)	肝/腹	0.16

(二)介入操作者剂量估算

介入操作者剂量估算可在胸部佩戴一个或在身体的多个关键部位佩戴剂量计进行累积剂量测量,然后估算有效剂量。这属于放射工作人员的剂量监控,也可使用辐射监测仪在现场直接测量,测得操作人员身体各部位的空气比释动能率($\mu Gy/h$)间接估算人体剂量。

五、介入放射学的放射防护

(一)一般要求

1. 对开展介入放射学工作单位的要求

开展介入放射学工作的医疗机构,应对介入放射学实践中的放射防护与安全工作全面负责。做好以下工作:介入放射学工作场所及其防护设施的选址、设计和建造。装备与开展的介入放射学工作相适应的仪器设备和防护用品。配备与获准开展介入放射学工作相适应的各种专业人员,其人员结构合理,应有:①具有中级及以上专业技术职务任职资格的介入医师,全面负责诊断、介入程序、介入操作、临床观察、病人随访等;②大学本科及以上学历或中级及以上专业技术职务任职资格的放射影像医(技)师;③医学物理人员(放射影像医技师),负责设备调试、操作、维护、剂量监测、计量评估和随防等;④护理人员,负责物资准备、病人观察、临时处置等。加强有关人员的专业素质教育与放射防护培训。建立放射防护规章制度和明确的质量保证大纲,并认真实施。

开展介入放射学工作的医疗机构应为患者配备保护辐射敏感器官(例如乳腺、性腺、晶状体、甲状腺等)的防护用品,其铅当量不应低于 0.5 mm。应制定辐射事故应急预案,应急预案要有明确的职责分工和切实可行的应急措施。应急措施的实施应由训练有素的专职或兼职辐射防护负责人负责,平时应加强应急准备和演练。

2. 对介入放射学设备的要求

开展介入放射学工作应使用专用的 X 射线介入放射学设备。其电气、机械安全技术要求及测试方法应符合《医用电气设备　第 2-43 部分:介入操作 X 射线设备安全专用要求》(GB 9706.23—2005)的规定。

介入放射学设备的控制台上应能显示管电压、管电流、焦点大小、过滤、源影像接收器距离、照射野的大小、曝光时间、辐射剂量(最好是能显示"最大皮肤剂量",否则至少能显示"参考点空气比释动能"或"比释动能–面积乘积"之一)等参数。

介入放射学设备应配备准直器、防散射滤线栅和附加过滤。附加过滤应能根据病人的体厚和机架的角度自动或手动设置。

介入放射学设备在首次用于临床前,以及在大修或更换主要部件后应按《医用成像部门的评价及例行试验　第 3-3 部分:数字减影血管造影(DSA)X 射线设备成像性能验收试验》(GB/T 19042.3—2005)要求进行验收检测,检测合格后方可投入使用。设备正常运行后应每年至少进行 1 次状态检测。

3. 对介入放射学机房的要求

介入放射学机房应有足够的面积;机房布局应便于病人的诊疗和急救,不得堆放与诊疗工作无关的杂物。机房应具备良好的通风能力。

介入放射学机房门外应设置规范的电离辐射警告标志,并安装醒目的工作指示灯。

介入放射学机房的各屏蔽墙应有足够的屏蔽厚度,诊疗室墙体可达界面外 30 cm 处,因透射产生的空气比释动能率不大于 2.5 μSv/h。设于多层建筑中的机房,应充分注意上下邻室的防护与安全,天棚、地板应有足够的屏蔽能力。机房的门窗应合理设置并与其所在侧墙壁有相同的屏蔽能力。

4. 对介入放射工作人员的要求

从事介入放射学工作前,临床医生、放射学技师、医学物理人员和护理人员应接受专业技术能力的培训,熟练掌握所从事的专业技术,达到相应技能水平。

介入放射工作人员上岗前应接受放射防护和有关法规知识培训,考核合格后方可参加相应的工作,培训时间不少于 4 天。放射工作单位应定期组织本单位的放射工作人员接受放射防护和有关法规知识培训。从事介入放射学工作后接受再教育培训的时间间隔不超过 2 年,每次培训时间不少于 2 天。放射工作单位应将每次培训的情况及时记录在《放射工作人员证》中。

介入放射工作人员还应接受高剂量辐射可能导致严重病理反应的知识培训。内容至少应包括电离辐射生物效应,影响患者剂量的因素、减少患者剂量的措施,患者最大皮肤剂量的估算方法,放射损伤事故预防及处理等内容。对患者出现的放射损伤应及时报告卫生行政部门。

(二)正当性判断

所有介入放射学程序,开具处方前都应进行正当性判断。依次考虑:所实行的介入放射学程序应有足够的净利益;在能取得相同净利益的情况下,应尽可能采用非电离辐射的替代方法;在无替代方法时,应权衡利弊,仅当该介入放射学程序给受诊疗的个人带来的利益大于可能引起的辐射危害时,才是正当的。

开展新型的介入放射学程序,只有在经过适当、客观的试验,且证明有效之后才可以用于常规临床工作。每一项新操作技术的评估都应包括辐射剂量及其后果。应确保患者所受到的照射是达到预期诊疗目标的最小辐射剂量。

除非在临床上有充分理由,要避免对已妊娠或可能妊娠的妇女进行会引起腹部或骨盆受到直接照射的介入放射学检查。对育龄妇女进行介入诊疗前,应明确是否已妊娠,并了解月经情况,诊疗应控制在月经来潮后的 10 天以内进行或在诊疗前进行妊娠试验。对妊娠早期(8~15 周)妇女的其他部位进行介入诊疗时,应对其下腹部采取屏蔽防护措施。

(三)术前规划准备

1. 患者危险告知

手术医生应提供给患者（或其代理人）足够的有关其所要进行的介入手术的信息。应把介入手术的辐射危险作为患者知情同意的一部分内容告知病人(例如:电离辐射危害效应通常是延迟出现的;多次介入操作辐射效应可以叠加,时间间隔较短会更严重)。当介入操作中照射野内包含甲状腺或女性乳腺等器官时,应该向患者告知辐射致癌的可能性。手术医生应把医患对辐射危险进行交流讨论和患者对辐射危险的理解等内容记录在患者的病历中。

　　患者如果同意接受介入手术,应签署辐射危险知情同意书。知情同意书的内容一般应包括手术过程中可能使用大剂量的 X 射线,存在出现皮疹(在非常罕见的情况下,出现皮肤破裂或严重的皮肤溃疡),暂时性或永久性脱发等潜在辐射危险。这些症状的发生与介入手术的复杂程度、个人对辐射敏感程度、近期接受的其他辐射照射、疾病以及遗传等情况有关。如果在手术过程中确实使用了大剂量的 X 射线,应通知病人或者家庭(代理人),指导其家庭成员注意观察是否有上述症状的出现。

　　2.术前治疗方案规划

　　临床医生应严格掌握诊疗疾患的适应证、相对禁忌证和绝对禁忌证,保护患者免受不必要的照射。应审阅患者以前所做过的相关影像检查,应尽量查阅其原始影像。

　　手术前的医学影像检查,建议使用非介入的断层成像方式(例如超声、磁共振成像、CT 扫描、多排 CT 血管造影等),应优先选择非电离辐射的成像方式。使用 CT 时,应注意减少诊断检查的剂量,从而减少患者的总辐射剂量。

　　治疗方案应包括患者皮肤剂量的有关内容。治疗方案应综合考虑下列因素来减少患者的辐射剂量:检查的部位、观察的次数或每次透视的时间;防散射滤线栅的使用;动态成像中相应的图像存储技术(例如每秒帧数)等。

　　诊疗时患者不同体位的皮肤入射剂量差异很大,在便于手术的情况下,设计诊疗方案时应考虑患者体位对其皮肤入射剂量的影响。

　　在制定当前的临床诊疗方案时,应将患者以前接受的辐射照射(包括放射治疗)考虑在内。临床医生应尽可能了解病人是否已接受过介入治疗操作,包括术者情况、透视、图像采集、部位以及大概的皮肤剂量等内容。

　　(四)手术过程中的剂量控制

　　1.手术中的辐射剂量管理

　　手术进行过程中,医学物理人员、护理人员或其他符合要求的人员应记录辐射剂量,及时将结果告知手术医生。手术医生应分析患者的受照剂量,综合考虑为完成手术还应接受的照射,以及其他因素对手术进行代价–利益评价,不能仅仅考虑辐射危害因素而终止介入手术。

　　2.降低患者受照剂量的方法

　　介入手术应使用脉冲透视,在获得足够的影像质量的前提下,使用最低的脉冲频率;在获得足够影像质量的前提下,应使用最低的透视剂量率、最短的透视时间和最少的摄影帧数;应使用准直器,增加过滤、终末图像存储等技术;应保证 X 射线球管到影像接收器的距离最大,患者到影像接收器的距离最小。如果患者由于体重较轻或者影像接收器不能靠近其身体时,可以不使用滤线栅系统;应尽量将 X 射线束对准关注区域,患者体表实际照射野不应大于关注区域的 10%;只有在临床上确有必要时才使用影像放大技术;在不影响手术进行的前提下,应使机架的角度尽量多样化,避免患者体表同一部位接受较长时间的照射;对于在 CT 引导下的介入手术,完成定位采像扫描后,可以通过降低局部扫描的 mAs、减少扫描的层数、增加螺距等方法降低患者剂量。

(五)术后档案管理与随访

1. 剂量档案

应在患者病历中记录最大皮肤剂量和(或)比释动能–面积乘积。如果所用的设备不能显示最大皮肤剂量,可以用参考点空气比释动能代替。如果机器只能用透视时间来作为辐射剂量的指示,则应记录总的透视时间和摄影帧数。

对于涉及正在进行其他辐射照射手术规划的患者,或 60 天内已经接受过涉及辐射照射手术的患者,即使本次剂量未超过显著辐射剂量,也应在病历中注明其接受的辐射剂量。

2. 患者随访

患者如果接受了显著辐射剂量,应在手术后进行随访。对于成年人,显著辐射剂量如下:最大皮肤剂量达到 3 000 mGy;或参考点空气比释动能 5 000 mGy,或比释动能–面积乘积 500 Gy·cm²;对没有剂量显示只能显示透视时间的设备,透视时间大于 60 min。透视时间不是一个单独的剂量指示参数,只是显示辐射剂量的一个参考。

在某些特殊情况时,较低的辐射剂量也需要进行随访,例如相同的部位近期接受过其他辐射照射。接受了显著辐射剂量的患者,在其出院指导书中应注明需要随访的内容。患者应把受照射部位的自我检查结果(阳性或阴性)通知手术医生和(或)合格的医学物理人员。如果检查结果是阳性,则应进行随访。医学物理学人员应从辐射剂量学角度提出阳性病人评估报告,及时与手术医生交流评估结果,并辅助手术医生进行随访。如果出现皮肤损伤,应建议病人去皮肤科就诊,并提供介入操作及皮肤剂量方面的详细情况。

(六)质量控制

临床医生和医学物理人员应将防护与安全方面存在的问题及时向医疗卫生机构报告,采取相应措施确保患者的防护与安全。临床医生应定期分析评价介入诊疗结果,以便更好地选择合适的病例、技术及操作种类,改善临床诊疗效果,减少辐射损伤并发症的发生。

医学物理人员应制定完善的介入放射诊疗质量保证计划,其内容包括放射防护培训及辐射剂量控制技术的评估等。医学物理人员应定期对介入放射学设备进行维护并开展介入放射诊疗的质量保证和质量控制工作,保证机器的各项性能指标符合相关标准的要求。

(七)介入放射学工作人员所受职业照射的防护要求

开展介入放射学工作的单位应为介入放射工作人员提供合适而足够的个人防护用品和设备,包括铅围裙、甲状腺防护器、眼防护用品和手套,对于所需的防护设施应由辐射防护负责人确定。

介入放射工作人员在诊疗过程中应正确使用个人防护设备。防护衣具设计原则应尽可能最大面积屏蔽人体。从事手术操作的临床医生防护服的铅当量不应低于 0.35 mm;其他的防护用品的铅当量不应低于 0.25 mm(手套除外)。

介入操作时应佩戴个人剂量计。应在腰部位置铅衣内侧和颈部(衣领位置)铅衣外侧各佩戴一个,用以检测估算放射工作人员的全身有效剂量;颈部(衣领位置)铅衣外侧各佩戴的剂量计可用来估算甲状腺和眼晶状体的受照剂量。有条件的可在手部和眼晶状体部位佩戴个人剂量计。有效剂量计算公式为：

$$E=0.5H_w+0.025H_n$$

式中，E：有效剂量；H_w：腰部铅衣下剂量计的测量剂量；H_n：颈部铅衣外剂量计的测量剂量。

介入操作时，工作人员应使用防护屏和个人防护用品、监控透视剂量，以减少介入受照剂量。在不影响操作效果的前提下，第一、第二术者以外的操作人员应尽可能增加与病人之间的距离，选择受照剂量较低的区域为站立区域。射线束为水平方向或接近水平方向时，操作人员应站在影像增强器一侧以减少剂量；射线束为垂直方向或接近垂直方向时，应尽量保持球管在病人身体下面以减少剂量。

介入操作时，应将射束严格准直到感兴趣区域，操作人员肢体和手指应尽可能避开直射束。介入程序中应仅采集需要的影像数量，并严格限制序列数量。

第二节　整骨复位中的放射防护

骨折、关节脱位手法闭合复位是传统骨伤治疗方法，随着医学影像技术的应用，在 X 线透视影像引导下对骨折、关节脱位等骨伤患者的诊断、治疗技术越来越普及，方法和种类也越来越多。临床骨伤科复位治疗方法三种类型是：①X 线透视影像引导手法闭合复位；②夹板外固定，或手法复位结合经皮内固定；③ X 射线透视下开放式手术(OUR)。三种复位方法有两种涉及医学影像学技术，患者和整骨医生均要接触到放射线的照射。

整骨复位包括对骨折、关节脱位的手法复位、整骨、固定、穿针、取异物，安装髓内钉或外固定支架等，这些技术因其定位准确、创口小、软组织损伤少、术后感染率低、缩短疗程等特点在全国得到广泛应用，X 线透视影像引导下的整骨复位需要连续、长时间频繁 X 线照射定位和动态观察，医师及患者都暴露在较大剂量 X 线照射下，因此，整骨复位的 X 线防护问题也越来越引起人们的重视。

一、X 射线引导下整骨复位的特点

在整骨创伤中，骨折块只有在术中麻醉下精确复位固定后才不会发生位置改变，一般要在多方位 X 线透视(或摄影)下获取的骨损伤图像，将解剖结构准确定位、整复，并在术中对手术工具(内固定物)进行引导，整骨复位人员受到 X 射线有用线束、漏射线和散射线照射的剂量较大，整骨复位 X 线照射具有如下特点：

(一)所需 X 线的能量高、发射量大

骨骼是密度最大的人体组织器官，四肢骨、髋关节、骨盆、脊柱等厚度大，整骨复位 X 线下操作所需要射线的能量和发射量都比人体其他部位投照要求高。我国各种 X 线诊断检查中，脊柱、髋关节等骨骼检查的剂量较高，仅次于需要长时间曝光的各种造影检查。

(二)X线曝光和医师操作时间长

整骨复位往往是一个长时间的诊治过程,尤其闭合复位内固定手术、整骨脊柱手术等需要术中X线定位,往往要连续几小时频繁间断照射;骨折复位和固定,对于有经验的操作者,根据手术复杂程度,累积曝光时间最短需要6 s,最长300 s,复位术有时可达半小时到数小时不等。

(三)直接在照射野内操作

整骨复位需要借助X线影像的引导,操作者双手常常要进入照射野内,手部、眼晶状体、甲状腺等敏感器官距离有用线束较近,受照剂量大(见表11-4)。

表11-4　不同操作者敏感器官吸收剂量

人员类型	球管距离 (m)	敏感器官吸收剂量(μGy)		
		晶状体	甲状腺	性腺
手术者	0.3~0.5	1.50~40.6	3.90~232.0	2.30~34.50
器械护士	0.7~1.0	0.40~6.30	0.80~14.80	2.40~8.02
机械操作人员	1.5~1.7	0.10~2.10	0.40~4.80	0.25~2.67
巡回护士	1.5~2.0	0.06~1.10	0.20~2.48	0.14~1.44

(四)个体防护困难,医师的防护意识淡薄

整骨操作要求高,闭合复位往往在X线下借助术者"手感"来进行精细操作,不便戴防护手套,有些医师疏忽穿戴铅防护服和铅眼镜等,同时骨伤科医师长期以来未列入放射工作人员管理,他们未受过专业X线防护知识的系统学习和培训,对X线的危害认识不足,防护意识淡薄。

二、受照剂量与影响因素

(一)职业人员与患者的剂量分布

国外报道,操作医师每例胫骨骨折闭合手法复位内固定为0.15~0.43 mSv,股骨骨折闭合手法复位内固定为0.27~0.6 mSv。国内乡镇医院,尺、桡骨骨折复位为0.4 mSv,胫骨腓骨骨折复位为2.5 mSv,拇指骨折为2.37 mSv。

操作人员手部皮肤剂量最高,不同操作人员敏感器官的吸收剂量以甲状腺为高,但如果佩戴铅围脖,甲状腺吸收剂量可以降低70/71倍以上,表11-4列出了模拟常用整骨复位投照条件下,一次手术各敏感器官的吸收剂量。

对于骨折病人手术照射平均剂量为40 mSv/min左右;股骨骨折内固定术约为14 mSv/次;胫骨折和股骨骨折内固定术中病人的性腺剂量均值分别为0.023 mSv和1.36 mSv。

2012年ICRP给出的成年人分次照射骨骼,当累积剂量达到50 Gy(成年骨)和25 Gy(生长骨)可引发骨折效应,可以看出骨组织对放射线不敏感,但整骨复位中对患者的骨髓和操作者眼晶状体、甲状腺和性腺的损伤必须引起重视。

(二)影响X线受照的因素

整骨复位操作人员、病人受到的X线照射剂量主要受使用X线机的类型和防护性能,操作类型,是否进行了有效的固定防护和个体防护,操作者技术熟练程度、工作量大

小,受检者的受照部位、面积、人对辐射源的朝向等因素影响。

1. X 线机类型

国内整骨复位常用 X 线机有:普通 50~500 mA X 线机、手提式 X 线机、带影像增强器专用于整骨 X 线机、C 形臂 X 线电视透视仪等。由于整骨复位术在不同大小医院中均有开展,一些个体诊所还有采用小于 100 mA 管电流的 X 线机操作,不同 X 线机类型造成医师和病人照射剂量有很大差别,床上球管 X 线机呈淋浴式发射,操作人员平均受照射剂量较大;床下球管 X 线机使用时操作床和病人能吸收部分射线,操作人员辐射剂量低于上球管;乡镇医院采用低容量、防护性能差的 X 线机或二手 X 线机,防护性能一般很难保证。

2. 患病类型和条件设置

不同操作类型曝光条件存在较大差异,临床 X 线透视下整骨整形复位,大腿、髋关节所用管电压和管电流一般为 85~90 keV、2.5~4.5 mA;上肢、胫骨、腓骨:55~65 keV、1~2.5 mA;脊柱:60~100 keV、2~4.8 mA。

调查发现,曝光时间相同的同一操作类型,工作人员所受 X 线量可相差 5~10 倍,熟练操作每例颈椎手术累积曝光 5~10 s;股骨颈骨折内固定、Gamma 钉、股骨 GK 钉、胫骨 GK 钉、外固定架需累积曝光时间在 90~180 s 之间;同种复位术使用固定针时,不同曝光时间差别也很大,如股骨内固定,用 Marchetti-Vincenzi 钉要比用 Russell-Taylor 钉缩短 2/3~3/4 的曝光时间。

整骨复位各类操作人员离 X 线球管距离差别较大,整骨医师受照剂量最大,其他人员接受的辐射剂量列于表 11-4 中。数据显示距离在 0.7~1 m 以上空气照射量率已经很低,工作人员受照剂量与受照时间、管球距离、工作电压电流等条件有关。

3. 固定防护与个体防护

研究显示使用整骨复位辐射防护专用装置可使医师、患者辐射剂量降低 80%~99%,是否使用铅防护围领,术者甲状腺剂量相差达 70 倍以上。

4. 操作熟练程度与工作量大小

英国 Sanjeev M 报道,胫骨、股骨髓内钉固定术专科医师操作平均时间为 0.54 min,中级医师为 1.45 min,而初级医师操作平均曝光时间达 4.6 min,他们统计每例股骨髓内固定术初级医师四肢和皮肤可受到 1.27 mSv 照射, 如果按照 ICRP 规定不超过 500 mSv 的限值计算,年操作手术例数不得超过约 400 例。因此工作量大小和熟练程度与年累积剂量有直接的关系。

5. 患者部位、面积和源朝向的影响

患者的受照部位离敏感器官越近,对病人的危害越大,如同为股骨髓内固定术,X 线有用线束照射野离男性生殖腺要比女性生殖腺近,男性生殖腺吸收剂量要大于女性。同一种手术,侧位投照要比正位投照所用的投照条件要大得多,所产生的辐射场剂量、病人吸收剂量也要大得多。照射面积越大辐射损害也大。

三、对操作人员的健康影响

Sander 等估算整骨医师完成 7 614 例 X 线辅助手术所接受的剂量可达到人体损伤

的剂量阈值;ICRP认为345例手术接受的照射剂量即达到损伤皮肤的最低限值;Charles等发现距管球91 cm的护士,每次X线在69 keV电压、曝光5 min条件下,累计5 000例手术可达到手或皮肤损伤的最低阈值。

国内已有整骨医师因长期手法复位致再生障碍性贫血、白血病死亡的报道。整骨复位中对操作人员的危害主要是手部皮肤放射性损伤,可引起急、慢性放射性皮肤损伤和放射性皮肤癌。

急性放射性皮肤损伤见于对X线缺乏了解的乡村、个体医师采取术中持续曝光,多为暴露部位皮肤红斑、I度急性放射性皮肤损伤。慢性放射性皮肤损伤以前常有报道,近年来已经很少见到。Ⅲ度慢性放射性皮肤损害常见于工龄长、技术精的一些老骨伤科医师,累积接触剂量估计在15 Gy以上,主要是双手等。

四、整骨复位的防护原则

整骨复位中使用X线属于医用X线诊断范畴,但由于其自身工作特点和接触X线方式的特殊性,整骨复位中X线辐射防护应遵循以下三个原则。

(一)强调X线应用的最优化

骨折多属于急症、重症,进行整骨复位已是正当的,因此,防护的重点是对每一位患者的最优化考虑,即在进行整骨复位操作时,应该充分利用最好技术(个人技术和先进设备),在保证影像质量能提供足够有用信息的前提下,使患者剂量保持在可以合理达到的最低水平。

(二)固定防护与个人防护并重

某些手术使用固定防护设施因妨碍操作难以被整骨医师接受,整骨医师手部不可避免地要进入X线有用线束中,应同时重视固定防护与个体防护,即对X线机本身的固有安全防护和X线机房的固定防护设施与手术操作人员、病人的个人防护用品都必须同时进行。

(三)操作人员与患者防护兼顾

骨折复位手术中辐射场辐射剂量较高,因此,在设计防护设施时,必须全面考虑,不能只有利于手术操作人员,而忽视其他人员(患者、陪护等)的防护,做到操作人员与患者防护兼顾。

目前我国整骨复位人员没有纳入放射工作人员的管理范畴,整骨医师普遍缺乏必需的放射防护知识储备,整骨复位操作应根据患者的具体情况制定出最优化的照射计划和对非照射野的屏蔽防护,允许暂时无工作任务的器械护士、巡回护士等人员回避到铅屏风后。

应充分利用技术和设备条件,推广使用先进X线装置,如使用计算机辅助整骨X线透视导航技术等,通过最优化分析选择合适的投照条件,制定最佳的手术和X线透视程序,尽可能缩短累积曝光时间,并采用间断曝光,力求在能够获得满意的影像信息的同时,使患者所受照射减少至最低限度。对于那些条件较差的医院,可以通过减少年、月手术例数来减少累积接触时间,禁止裸手在有用射线束中的操作,保证医师的健康。

第十二章 医疗照射实践的质量保证

第一节 质量保证与许可证制度

一、医疗照射质量保证

(一)有关术语和定义

质量保证(QA)指为了对某一物项、过程或服务能够满足特定质量要求(例如许可证中规定的)建立充分的信心所需采取的有计划和有系统的行动。

质量控制(QC)指为达到规定的质量要求所采取的作业技术和活动,是旨在核实结构、系统和部件符合预定要求的质量保证的组成部分。它包括病人的选择、控制标准建立、操作规程、仪器稳定性能等。质量控制的目的在于使医疗照射的实践活动达到国家规定的要求。

就 X 射线诊断影像的质量管理而言,《医用常规 X 射线诊断设备影像质量控制检测规范》(WS 76—2011)的通俗定义是:QA 指为获得稳定的高质量 X 射线诊断影像,同时又使人员受照剂量和所需费用达到合理的最低值所采取的有计划的系统行动。QC 指通过 X 射线诊断设备性能检测和维护,对 X 射线影像的监测和校正行动,保证诊断影像质量的技术。

(二)医疗照射质量保证的一般要求

1. 医疗照射质量保证大纲

许可证持有者应根据《电离辐射防护与辐射源安全基本标准》(GB 18871—2002)所规定的质量保证要求和其他有关医疗照射质量保证的标准制定一个全面的医疗照射质量保证大纲;制定大纲时,应邀请诸如放射物理、放射药物学等有关领域的合格专家参加。

医疗照射质量保证大纲应包括:①对辐射发生器、显像设备和辐照装置等的物理参数的测量(包括调试时的测量和调试后的定期测量);②对患者诊断和治疗中所使用的有关物理及临床因素的验证;③在给予任何照射以前,确认患者身份的程序;④确保医疗照射符合执业医师处方的程序;⑤有关程序和结果的书面记录;⑥剂量测定和监测仪器的校准及工作条件的验证;⑦对已经建立的质量保证大纲的定期和独立的质量审核与评审。

2. 辐射源的质量保证大纲

辐射源(包括设备及其他有关系统)的质量保证大纲应包括:①要求医疗照射所用的

密封源和非密封源或装置只能从监管部门认可的制造商或经销商处购买；②要求所有的设备都有维护和服务安排的详细说明，因为单有经过验证的安全设计还不足以确保整个设备使用寿命期间的安全,卖方(或制造商)只有保证在合理的期限内提供备件和维护才能获准进口(或安装)设备；③对于捐赠的设备,应该要求接受者确保在同意接受之前设备已经进行了质量控制试验，质量控制试验报告应该包括在装置进口或重新安装的申请书中,监管部门应该要求在安装之后,第一次临床应用之前完成进一步的质量控制试验；④对于翻新设备,应该要求供方进行恰当的试验证明符合标准,试验报告应该包括在进口申请书中；⑤对所有放射性药物在每个患者或人体研究对象给药以前进行鉴定和活度测量；⑥对所有的放射源、设备、系统和附件建立质量保证程序；⑦按照监管部门规定定期进行密封源泄漏试验；⑧按照监管部门确定的间隔进行所有辐射源的正规实物盘点。

3. 校准和临床剂量测定仪器的质量保证

监管部门应该要求许可证持有者或注册者对用于校准和临床剂量测定目的的仪器实行质量保证。质量保证大纲应该规定按国际标准或适用的国家要求定期校准各种仪器。建议采取下列程序：①仪器一旦收到,就应该接受一系列用来确定其初始性能是否符合厂家技术规格书的验收试验。同时,应该进行基准试验,以便提供一些数据,对照这些数据可以通过定期例行测试评定随后的性能。②每天在使用仪器时都应该进行操作检查。应该保存所有试验的详细记录,如果这些记录显示不能令人满意的性能,就应该采取恰当的行动。这种质量保证并不排除对预防性维护程序的需要,应该定期执行预防性维护程序。

(三)诊断放射学和介入放射学质量保证

监管部门要求按照《电离辐射防护与辐射源安全基本标准》(GB 18871—2002)的规定,在有这方面合格专家参加的情况下,同时考虑泛美卫生组织和世界卫生组织规定的原则,制定放射诊断学设施的全面质量保证大纲。

要求这个大纲包括：①图像质量评定；②胶片报废分析；③患者剂量估计；④在调试和其后定期进行的辐射发生器物理参数测量和成像器件(例如胶片冲洗机)的检查；⑤用于患者诊断的物理和临床因素的验证；⑥有关程序和结果的文字记录；⑦剂量测定和监测设备的适当校准及其操作状态的验证；⑧用于补救行动、后续工作和结果评价的程序。

(四)核医学质量保证

核医学注册者或许可证持有者要求制定一个全面的质量保证大纲,大纲包括：①病史和征候、诊断摘要、适应证和禁忌证等；②可靠的用药程序、患者信息和患者准备；③临床程序(即核准的供方和材料、贮存、放射性药物制备、临床环境、患者运送和准备、设备性能、采购规程和废物处置)；④核医学专家、物理学家和技师及其他有关人员的培训和经验；⑤数据分析(即处理规程、设备性能、数据精确度和完整性)；⑥报告(即数据、图像审查、结果和进一步的意见)；⑦临床结果、辐射剂量、患者的满意程度和处方医生的满意程度；⑧监查。

监管部门要求将辐射防护与安全的具体方面纳入注册者和许可证持有者的质量保

证大纲,而且特别注意放射性药物的制备和运送、设备和仪器的性能和事故处理。

(五)放射治疗质量保证

《电离辐射防护与辐射源安全基本标准》(GB 18871—2002) 要求注册者和许可证持有者在有相关领域适当的合格专家参加的情况下,建立一个全面的质量保证大纲,并且进行定期审查和更新, 鼓励注册者和许可证持有者在制订这种大纲和规程的过程中与专业协会合作。

质量保证规程应该涵盖整个的放射治疗过程,包括肿瘤定位、患者固定、治疗计划和剂量给予。质量保证规程应该包括设备、仪器和治疗计划系统(硬件和软件两方面)的质量控制。应该特别注意外部质量监查的作用,外射线束校准或物理剂量测定的最简单的办法是参加 IAEA、WHO 的热释光剂量测定邮寄剂量质量监查,但不应该用这些验证的结果来代替进行一次完整的质量保证规程。

二、放射诊疗的行政许可制度

许可是对具有较高风险实践活动的一种批准方式, 许可证是审管部门在安全审评基础上颁发的,并附有其持有者要遵守的特定要求和条件的许可证书。许可具有法律化意义,是放射防护管理的重要手段。从事放射性活动之前,必须向有关管理机构提出申请,经审查批准,发给许可证后方可从事该项活动;我国放射诊疗活动涉及的主要行政许可制度主要包含以下内容。

(一)《辐射安全许可证》

根据我国《放射性同位素与射线装置安全和防护条例》,国家对生产、销售、使用放射性同位素和射线装置的单位进行许可和备案管理, 环境保护主管部门对全国放射性同位素、射线装置的安全和防护工作实施统一监督管理;公安、卫生等部门按照职责分工,对有关放射性同位素、射线装置的安全和防护工作实施监督管理。

从事生产、销售、使用放射性同位素和射线装置的单位必须申请领取《辐射安全许可证》,并具备下列条件:①有与所从事的生产、销售、使用活动规模相适应的,具备相应专业知识和防护知识及健康条件的专业技术人员;②有符合国家环境保护标准、职业卫生标准和安全防护要求的场所、设施和设备;③有专门的安全和防护管理机构或者专职、兼职安全和防护管理人员,并配备必要的防护用品和监测仪器;④有健全的安全和防护管理规章制度、辐射事故应急措施;⑤有确保放射性废气、废液、固体废物达标排放处理能力或可行的处理方案。

(二)《放射诊疗许可证》

放射诊疗工作按照诊疗风险和技术难易程度分为四类管理:放射治疗、核医学、介入放射学和 X 射线影像诊断。根据《放射诊疗管理规定》(卫生部令第 46 号),县级以上地方人民政府卫生行政部门负责本行政区域内放射诊疗工作的监督管理。

医疗机构开展放射诊疗工作应具备以下条件,方可获得《放射诊疗许可证》:有经核准登记的医学影像诊疗科目;有符合标准和规定的放射诊疗场所和配套设施;有质量控制与安全防护管理人员和管理制度,并配备必要的防护用品和监测仪器;有放射性废物达标排放处理能力和方案;有放射事件应急处理预案;有当地环保部门批准的《辐射安全许可证》。

开展放射诊疗工作应当至少有 1 名具有本科以上学历的技术人员,专职负责辐射安全管理工作,并配备使用安全防护装置、辐射监测仪器和个人防护用品等,放射诊疗设备和场所还应设置电离辐射标志。对新建、扩建、改建放射诊疗建设项目,医疗机构应当在建设项目施工前向相应的卫生行政部门提交职业病危害放射防护预评价报告,申请进行建设项目卫生审查。

医疗机构在放射诊疗建设项目竣工验收前,应当进行职业病危害控制效果评价,并向相应的卫生行政部门提交有关资料,申请进行卫生验收。立体定向放射治疗、质子治疗、重离子治疗、带回旋加速器的正电子发射断层扫描诊断等放射诊疗建设项目,应当提交预评价报告技术审查意见、职业病危害控制评价报告和设备性能检测报告,未取得《辐射安全许可证》和《放射诊疗许可证》,不得开展放射诊疗工作。

医疗机构变更放射诊疗项目,应当向放射诊疗许可批准机关提出许可变更申请,并提交变更许可项目名称、放射防护评价报告等资料;同时向卫生行政执业登记部门提出诊疗科目变更申请,提交变更登记项目及变更理由等资料。

凡未按上述要求执行的单位,由县级以上卫生行政部门给予警告、责令限期改正,并可以根据情节处以罚款;情节严重的,吊销其《医疗机构执业许可证》。

(三)《放射性药品使用许可证》

根据《放射性药品管理办法》(国务院令第 25 号,1989 年)和《核发"放射性药品使用许可证"验收标准》(国家食品药品监督管理局第 199 号,2003 年)规定要求,凡使用放射性药品的医疗机构须向所在省、自治区、直辖市药品监督管理部门提出申请,药品监督管理部门经检查、验收合格,并征求同级卫生、环保部门同意后,发给《放射性药品使用许可证》。

我国《放射性药品使用许可证》分为四个类别,第一类为使用体外诊断含放射性核素的分析药盒。第二类为体内诊断、治疗用的一般放射性药品如简单稀释或不稀释的 ^{131} 碘化钠口服溶液、邻 ^{131} 碘马尿酸钠注射液、氯化亚 ^{201} 铊注射液等,以及即时标记的放射性药品和生产企业提供的已配制完成的含 ^{99m} 锝注射液。第三类为除了使用第二类规定的放射性药品外,还采用放射性核素发生器及配套药盒自行配制的体内诊断及治疗用放射性药品,以及采用市售自动合成装置自行制备的正电子类放射性药品。第四类为除了使用第三类规定的放射性药品外,可研制和使用放射性新制剂以适应核医学诊治新方法、新技术的应用单位;研制范围仅限国内市场没有或技术条件限制而不能供应的品种;在研究配制放射性制剂并进行临床验证前,应当根据放射性药品的特点,提出该制剂的药理、毒性等资料,由省、自治区、直辖市卫生行政部门批准,并报卫生部(现为卫计委)备案,该制剂只限本单位内使用。

《放射性药品使用许可证》由食品药品监督管理局核发和管理,有效期为 5 年,期满前 6 个月,医疗单位应当向原发证的行政部门重新提出申请,经审核批准后,换发新证;无许可证的医疗单位不得临床使用放射性药品。

应当注意的是,我国《放射工作人员职业健康管理办法》(卫生部令第 55 号)要求,在放射工作单位从事职业放射性工作者,要取得《放射工作人员证》。按照行政许可法和国务院有关规定,《放射工作人员证》不属于行政许可范畴,但在我国的职业放射工作人员管理中,上岗人员必须经过放射防护和有关法律知识培训,考核合格并取得《放射工作人员证》方可上岗。

第二节　诊断放射学和介入放射学的质量控制

放射诊疗必须遵循放射防护基本原则,采取安全措施,尽可能减少或避免导致重大照射事件的发生及不良后果。

一、诊断 X 射线机防护性能的通用要求

X 射线管必须装在限束装置的 X 射线管套内,将辐射窗限制到合适的尺寸,除乳腺摄影用 X 射线设备外,X 射线源组件中遮挡 X 射线束部件等效滤过应不小于 0.5 mmAl;应用工具才能拆卸的滤片和固有滤过(不可拆卸的)的总滤过应不小于 1.5 mmAl。

除牙科和乳腺摄影设备外,投向患者 X 射线束的等效总滤过应不小于 2.5 mmAl;标称 X 射线管电压不超过 70 kV 的牙科设备,其总滤过应不小于 1.5 mmAl。

二、普通摄影、乳腺和牙科 X 射线机的专用要求

普通 200 mA 以上摄影用 X 射线机应有可更换附加过滤板的装置,有能调节照射野的限束装置,并提供可标示照射野的灯光野指示装置,灯光野与照射野偏差之和不应超过 X 射线管焦点到灯光野垂直距离的 2%。

对不超过 50 kV 的钼靶乳腺专用 X 射线机,总过滤应不小于 0.03 mm 厚铝制过滤片,用于几何放大乳腺摄影的 X 射线机,应配备能阻止使用焦距小于 20 cm 的装置,乳腺摄影 X 射线支撑台的质量等效过滤应不大于 0.3 mmAl。

牙科 X 射线机的工作电压、焦皮距应满足《医用 X 射线诊断放射防护要求》(GBZ 130—2013)的要求,全景断层摄影 X 射线机应有限束装置,防止 X 射线束超出 X 射线影像接收器平面;口内片摄影 X 射线源组件,可借助集光筒来实现对 X 射线束的限制,使 X 射线束限制在直径不超过 6 cm 的圆周内,曝光开关电缆长度不应短于 2 m 或者配置遥控曝光开关。

三、介入放射学和近台同室操作设备的专用要求

介入放射学和近台同室操作(非普通荧光屏透视)用 X 射线设备,应具有可准确记录受检者受照剂量的装置,并尽可能将每次诊疗后患者受照剂量记录在病历中,借助 X 射线透视进行骨科整复、取异物等诊疗活动时,不应连续曝光,并应尽可能缩短累计曝光时间,除存在临床不可接受的情况外,图像采集时工作人员应尽量不在机房内停留。

在设备上要求透视曝光开关应为常断式开关,并配有透视限时装置,在机房内应具备工作人员在不变换操作位置情况下能成功切换透视和摄影功能的控制键,应配备能

阻止使用中焦皮距小于 20 cm 的装置，保证受检者入射体表空气比释动能率应符合 WS-76 的规定，确保铅屏风和床侧铅挂帘等防护设施能正常使用，在透视防护区测试平面上的空气比释动能率应不大于 400 μGy/h。

四、诊断 X 射线机机房设施的技术要求

X 射线设备机房应充分考虑邻室(含楼上和楼下)及周围场所的人员防护与安全，每台 X 射线机(不含移动、携带、床旁、车载 X 射线机)应设有单独的机房，应满足使用设备的空间要求。对新建、改建和扩建的 X 射线机房，其最小有效使用面积、最小单边长度应不小于表 12-1 要求。

表 12-1 X 射线设备机房 (照射室) 使用面积及单边长度

设备类型	机房内最小有效使用面积/m²	机房内最小单边长度/m
CT 机	30	4.5
双管头或多管头 X 射线机①	30	4.5
单管头 X 射线机②	20	3.5
透视专用机③、碎石定位机、口腔 CT 卧位扫描	15	3
乳腺机、全身骨密度仪	10	2.5
牙科全景机、局部骨密度仪、口腔 CT 坐位扫描/站位扫描	5	2
口内牙片机	3	1.5

注：①双管头或多管头 X 射线机的所有管球安装在同一间机房内。
　　②单管头、双管头或多管头 X 射线机的每个管球各安装在 1 个房间。
　　③透视专用机指无诊断床、标称管电流小于 5 mA 的 X 射线机。

应合理设置机房门、窗和管线口位置，门窗应有与墙壁相同当量的防护厚度，多层建筑中的机房(不含顶层)顶棚、地板(不含下方无建筑物的)应满足相应照射方向的屏蔽厚度要求；带有自屏蔽或距 X 射线设备表面 1 m 处辐射水平<2.5 μGy/h 时，可不使用带有屏蔽防护的机房；避免有用线束直接照射门窗位置，不得在机房堆放与工作无关的杂物，应设置动力排风装置，并保持良好的通风。

机房门外应有电离辐射警告标志、放射防护注意事项、醒目的工作状态指示灯，灯箱处应设警示语句；机房门应有自动关闭装置，工作状态指示灯和与机房门要有效联动；应配备操作者和受检者使用的各种辅助防护用品，以及固定特殊受检者体位的设备。不同类型设备机房屏蔽防护应不小于表 12-2 的要求。

表 12-2 不同类型 X 射线设备机房屏蔽防护铅当量厚度要求

机房类型	有用线束方向铅当量/mm	非有用线束方向铅当量/mm
标称 125 kV 以上的摄影机房	3	2
标称 125 kV 及以下的摄影机房、口腔 CT、牙科全景机房(有头颅摄影)	2	1
透视机房、全身骨密度仪机房、口内牙片机房、牙科全景机房(无头颅摄影)、乳腺机房	1	1
介入 X 射线设备机房	2	2
CT 机房		2(一般工作量)[①] 2.5(较大工作量)

注:① CT 扫描以扫描厚度 10 mm、每层扫描 250 mAs 为参考扫描条件的周归一化工作负荷(W)分区如下:

一般工作量	120 kVp	W > 5 000 层/周
	140 kVp	W > 2 500 层/周
较大工作量	120 kVp	W ≥ 5 000 层/周
	140 kVp	W ≥ 2 500 层/周

第三节 临床核医学的质量控制

一、核医学工作场所要求

(一)选址及布局

核医学科属于操作非密封源工作场所,应设在单独的建筑物内,或者集中于一般建筑物内的一端或一层,与非放射性工作科室有明显的分界隔离,有单独的出口及入口,注意远离妇产科、儿科等部门,避免注射过放射性药物的患者途经妇产科、儿科及人口密集的门诊大厅等区域,在核医学出、入口处要有辐射警示标志。

核医学布局总原则为:①将放射性区域和非放射性区域分开,避免相互交叉;②各功能区域的布局应符合工作流程,便于工作;③工作人员通道与注射了放射性药物的患者通道分开,避免交叉。

(二)功能分区与工作场所分级

核医学科各功能单元房间的布局要合理,其工作场所根据管理需要分为:非放射性区和放射性区,放射性区又分为监督区和控制区,工作场所分为甲、乙、丙三个级别。

(三)工作场所的分类与要求

针对临床核医学的具体情况,我国《临床核医学放射卫生防护标准》(GBZ 120—2006)依据日操作最大量放射性核素的加权活度,将核医学工作场所分成Ⅰ、Ⅱ、Ⅲ三类。

Ⅰ类工作场所和开展放射性药物治疗的单位,应设有放射性污水池,以存放放射性污水直至符合排放要求时方可排放;废原液和高污染的放射性废液应专门收集存放。三种类型的核医学工作场所室内表面及装备结构的基本防护要求见本书相关章节。

二、核医学设备质量控制

(一)核医学设备质量控制分类

1. 常规质量控制

常规质量控制(简称为质控)指日常定期对设备进行的性能测试,以确保设备工作在最佳状态,并能及时发现设备性能降低程度。按照测试的频度分为:日质控、周质控、月质控、年质控等。常规质量控制对部分关键性能指标进行测试,各性能指标有不同的测试频度。

2. 验收质量控制

验收质量控制指设备安装后对设备进行的全面性能测试,以确保设备达到厂家标定的技术及操作性能。若验收测试结果表明设备没有达到厂家标定的性能,设备不可使用,应由厂家工程、维修人员对设备进行维修调试,达到最佳效果时,才能使用。验收测试必须严格按照依据的标准〔例如:国标、NEMA(美国电器制造商协会)标准等〕进行,并且应有厂家或供应商代表在场。

3. 参考质量控制

参考质量控制指对设备性能进行全面测试,提供全面性能指标的参考数据,使常规测试与之比较,评估设备性能。验收测试可作为一段时间内的参考测试。在设备出现较大故障及大修或调试后,或当机器搬迁到新址时,必须进行参考测试。

(二)SPECT 质量控制

SPECT 探头性能决定平面图像的质量。测试指标分固有性能和系统性能。固有性能为卸下准直器时 γ 相机探头的性能;系统性能为安装准直器后 γ 相机探头的性能,系统性能与准直器性能有关。同一性能指标又分有效视野(UFOV)和中心视野(CFOV)之分。UFOV 由厂家设定,为成像的射野;为 UFOV 的 75%。SPECT 平面成像质量控制和断层成像质量控制项目列于表 12-3。

表 12-3　SPECT 质量控制项目

SPECT 平面成像	SPECT 断层成像
(1) 空间分辨率	(1) 断层均匀性
(2) 空间线性	(2) 空间分辨率
(3) 固有能量分辨率	(3) 旋转中心
(4) 均匀性	(4) 断层对比度
(5) 多窗空间配准度	(5) 断层灵敏度和总灵敏度
(6) 计数率特征	全身成像还须增加如下项目:
(7) 灵敏度	①全身扫描空间分辨率
(8) 探头屏蔽性能	②全身扫描系统均匀性

SPECT 验收质量控制对所有的项目进行测试,与出厂指标进行比对,常规质量控制中,均匀性及能量分辨率为要求测试频度最高的项目,每周测试。固有空间分辨率及空间线性、系统灵敏度、系统空间分辨率、断层分辨率及全身分辨率甚少每年测试。常规质量控制结果与验收质量控制的结果进行对比。

(三)PET 质量控制

1. PET 常规质量控制

通常 PET 系统附带常规测试的程序,按程序要求即可进行常规测试。不同厂家的 PET 系统常规测试的方法及要求略有不同,常规质量控制主要包含:①探头性能检查:在每天工作之前对校正源进行扫描,检查各小探测器的状态。②线路与晶体设置:当探头性能漂移检查发现探头性能的变化量超过一定值时应执行线路与晶体设置程序。另外,每次更换关键硬件之后,需进行。③更换棒源:目前有些 PET 的校正源采用 ^{68}Ge,它的半衰期为 271 天,随着使用时间的增加,放射性会逐渐减弱,需定期更换;一般 1.5 年左右更换一次。④性能测试:对 PET 的性能指标进行测试,例如,空间分辨率至少每年测试一次。

2. PET 验收质量控制

PET 验收质量控制要求对下列所有性能指标进行测试,与出厂指标进行对比:空间分辨率,灵敏度,散射分数,计数率随活度变化(测试总符合计数率 R_{total}、真实符合计数率 R_{trues}、随机符合计数率 $R_{randoms}$、散射符合计数率 $R_{scatter}$ 和噪声等效计数率 R_{NEC} 随活度的变化,报告 R_{trues} 及 R_{NEC} 的峰值位置及峰值);计数丢失及随机符合校正精度;图像质量;衰减校正和散射校正精度。

(四)PET/CT 及 SPECT/CT 的质量控制

PET/CT 及 SPECT/CT 的质量控制分为三部分,PET 及 SPECT 质量控制分别见本节前文部分;PET/CT 及 SPECT/CT 中的 CT 与诊断用设备基本一致,参照 CT 质量控制进行。PET/CT 及 SPECT/CT 整体质量控制主要为 PET 图像与 CT 图像的融合精度,其主要的影响因素为检查床在行走过程中的偏差及软件的配准精度,包括:检查床的移动精度、PET 及 SPECT 图像和 CT 图像的融合精度。

第四节 肿瘤放射治疗的质量控制

一、放疗设备或装置的质量控制要求

加速器辐射安全、电气、机械安全技术要求及测试方法必须符合国家有关规定,必须有防止超剂量照射的技术条件,如安全联锁、控制台显示装置、启动与辐照参数显示、剂量监测显示、双保险紧急停机开关等;有用线束内杂散辐射剂量比值、相对表面剂量(表面吸收剂量与最大吸收剂量之比)应符合要求。稳定性、等中心性、照射野均整度及光野与照射野之间的边界偏差等指标应符合国标的要求。

γ 远距离治疗设备放射源应符合国家标准《医用 γ 射束远距治疗防护与安全标准》(GBZ 161—2004)的要求,设备使用的 ^{60}Co 放射源,其活度应不小于 37 TBq,治疗的源皮距不得小于 600 mm,有用射束在模体校准深度处吸收剂量的相对偏差不大于±3%,辐射野内有用射束非对称性不大于±3%,计时器给出的输出剂量与仪器测出剂量相对偏差不大于±2%,半影区宽度不得超过 10 mm,灯光野边界线与照射野重合度不大于 2 mm,照射野均整度在 80% 的范围内,最大和最小剂量相对于中心轴剂量的百分偏差不大于±3%,

机械等中心在束轴垂直参考平面上的投影轨迹最大直径不大于 2 mm，源置于贮存位置时，周围杂散辐射空气比释动能率的限值为：距源防护屏表面 5 cm 处不大于 0.2 mGy/h，距源 1 m 的任何位置不大于 0.02 mGy/h，载源器表面放射源泄漏物质所造成的 β 污染水平低于 4 Bq/cm²。

后装放射治疗用 γ 放射源，必须符合《后装 γ 源治疗的患者防护与质量控制检测规范》(WS 262—2006)的规定，放射源须有厂家提供的说明书及检验证书，说明书应载明源编号、核素名称、等效活度、表面污染与泄漏检测日期和生产单位名称等，放射源更换必须由合格专业技术人员在防护人员监督下进行，放射源的运输必须符合《放射性物质安全运输规程》(GB 11806—2004)的规定，退役放射源应退还原生产厂家或送指定的放射性废物库统一处理或妥善保存。

二、放疗环境设施的质量控制要求

(一)加速器治疗室防护要求

治疗室选址、布局和防护设计应符合《电离辐射防护与辐射源安全基本标准》(GB 18871—2002)的要求，有用线束直接投照的防护墙(包括天棚)按初级屏蔽要求设计，其余墙壁按次级辐射屏蔽要求设计，屏蔽设计应符合标准要求；加速器迷宫门应有联锁装置，安装醒目的指示灯及辐射标志，控制室和加速器机房墙外 30 cm 处的周围剂量当量率应不大于 2.5 μSv/h，穿越防护墙的导线、导管等不得影响其屏蔽防护效果，X 射线能量超过 10 MV 的加速器应考虑中子辐射防护，治疗室和控制室之间应安装监视和对讲设备，治疗室应有足够的使用面积，新建治疗室不应小于 45 m²，治疗室通风换气次数应不小于每小时 4 次。

(二)γ 射线远距离治疗建筑设施的要求

治疗室的设置应保证周围环境的辐射安全，入口应采用迷路形式并有指示灯及辐射警示标志；治疗室应单独建造，条件有限时可建筑在多层建筑物底层的一端，治疗室的面积需不少于 30 m²，层高不低于 3.5 m，治疗室须与控制室、检查室、候诊室等辅助设施相互分开，治疗室墙壁和顶棚必须有足够屏蔽厚度，墙体外表面 30 cm 处剂量当量率应低于 2.5 μSv/h，应安装有能紧急停止放射源照射的应急开关和监视对讲设备。治疗室通风应良好。通风照明好的治疗室不设置窗户。距离一般建筑≥30 m，单独建筑的治疗室可以在屋顶或者非有用线束投照方向的墙壁高处设置窗户，窗户面积不大于 1 m²。治疗室的通风主要以机械通风为主，通风换气次数一般每小时 3~4 次。

第五节　医疗照射质量控制检测

医疗照射质量保证要求许可证持有者根据国家要求制定全面的医疗照射质量保证大纲，遵守质量保证检测规范，配备专(兼)职管理人员负责放射诊疗工作的质量保证和安全防护。

一台设备从正常运转到发生故障，一般要经历几个月到几年的时间，在这段时间内机器的质量参数(如管电压、电流、曝光时间及输出剂量等)往往发生某种程度的变异，它一方面可能导致病人和医务人员接受过量照射;另一方面,影像设备性能下降使得影像的清晰度减少,容易造成漏诊与误诊。因此,设备的质量控制检测是必不可少的,质量控制检测常用人体模型来代替病人进行模拟检测,人体模型也称为体模(phantom),是由组织等效材料构成的人体模拟物,如果用水作为等效材料制备的体模称为水体模型。

设备的质量检测包括四大类:①出厂检测,由生产厂所在地省级放射卫生防护部门或主管医疗照射产品质量的检测部门协同厂技术检测部门,进行性能参数的定量检测;②验收检测,新设备安装完毕后或现有设备进行重大维修后,为鉴定其是否符合约定指标而使用专门的仪器和模具进行性能参数的定量检测;③状态检测,对正在使用的设备进行状态检测,我国规定医疗照射设备应每年进行一次状态检测,其目的是及时发现机器的性能变异,重点是控制照射剂量,保证医疗照射的质量,使设备始终保持在最佳状态下工作;④稳定性检测,为确定医疗照射设备在给定条件下形成的影像或照射剂量,相对于设备初始状态的变化是否在允许的变化范围内, 或为鉴定设备性能及影像形成过程的早期变化而进行的检测即稳定性检测。

一、X 射线诊断设备影像质量控制检测

我国的卫生行业标准《医用常规 X 射线诊断设备影像质量控制检测规范》(WS 76—2011)中将检测分为验收、状态及稳定性检测三类,由于出厂检测在购买设备时已经完成,一般采用非介入检测方法,要求检测仪器应根据有关规定进行标定,检测结果应有溯源性,检测中使用的模体由衰减层和结构元件组成,它们可以独立或组合方式使用,验收检测和状态检测应由取得资质的机构进行,稳定性检测可由医疗单位自主完成。X 射线摄影和透视设备检测项目与技术要求见表 12-4 和表 12-5。

表 12-4　X 射线摄影设备检测项目与技术要求

检测项目	检测方法及条件	验收检测要求	状态检测 要求	状态检测 周期	稳定性检测 要求	稳定性检测 周期
管电压指示的偏离	数字式高压检测仪	±5%或±5 kV 内,以较大者控制	±5%或±5 kV 内,以较大者控制	1 年		
输出量	剂量仪	建立基线值	基线值±20%	1 年	基线值±20%	3 个月
输出量重复性	测量 5 次	±10%内	±10%内	1 年	±10%内	3 个月
输出量线性	相邻两档间	±10%内	±10%内	1 年		
有用线束半值层	80kV	≥2.3 mmAl	≥2.3 mmAl	1 年		
曝光时间指示的偏离	t≥0.1 s	±10%内	±10%内	1 年		
	T<0.1 s	±2 ms 内或±15%内	±2 ms 内或±15%内	1 年		
自动照射量控制响应(两种方法选一种)	影像光密度	±0.3 内	±0.3	1 年	基线值±0.30OD	3 个月
	空气比释动能	±20%内	±20%内	1 年	基线值±25%	3 个月
自动照射量控制重复性(两种方法选一种)	曝光后管电流时间积读数	平均值±20%内	平均值±20%内	1 年		
	影像光密度	平均值±0.2 OD 内	平均值±0.2 OD 内	1 年		

续表

检测项目	检测方法及条件	验收检测要求	状态检测		稳定性检测	
			要求	周期	要求	周期
SID 值的偏离		±1.5%内	±1.5%内	1 年		
有用线束垂直度偏离		≤3°	≤3°	1 年	≤3°	3 个月
光野与照射野四边的偏离	1 m SID	任一边±1 cm 内	任一边±1 cm 内	1 年	任一边±1 cm 内	3 个月
光野与照射野中心的偏离	1 m SID	≤1 cm	≤1 cm		≤1 cm	
照射野与影像接受器的偏离	1 m SID	任一边±1 cm 内	任一边±1 cm 内	1 年		
滤线栅与有用线束中心对准	SID 与会聚式滤线栅会聚距离一致	中心点密度最高,两边对称	中心点密度最高,两边对称	1 年		
有效焦点尺寸	星卡或线对卡	见 WS 76—2011 附录 A 表 A.2				

表 12-5　X 射线透视设备检测项目与技术要求

检测项目	检测方法及条件	验收检测要求	状态检测		稳定性检测	
			要求	周期	要求	周期
透视受检者入射体表空气比释动能率典型值 mGy/min	透视荧光屏	≤50	≤50	1 年		
	影像增强器	≤25	≤25	1 年	≤25	半年
透视受检者入射体表空气比释动能率最大值 mGy/min	介入放射学用设备	≤100				
透视荧光屏灵敏度（cd/m²)/(mGy/min)		≥0.011	≥0.008	1 年		
高对比分辨力 lp/mm	透视荧光屏	≥0.8	≥0.6	1 年		
	影像增强器系统	见 WS 76—2011 附录 B 表 B.2	≥0.6	1 年	±20%基线值	半年
低对比分辨力	对比灵敏度测试卡	≤4%	≤5%	1 年	≤5%	半年
	低对比分辨力测试板	≤2%,7 mm	≤4%,7 mm	1 年	≤4%,7 mm	半年
影像增强器入射屏前空气比释动能率 μGy/min		见 WS 76—2011 附录 B 表 B.3	见 WS 76—2011 附录 B 表 B.3	1 年		
影像增强器系统亮度自动控制	不同厚度衰减层时亮度变化	≤10%		1 年	≤±30%基线值	半年
照射野与影像接受器中心偏差		≤2% SID				
最大照射野与普通荧光屏尺寸相同时的台屏距 mm		250				
透视影像小于影像增强器 mm		≤10				
透视方形野的长和宽		不得超过影像接受区直径				

对计算机摄影设备(CR)质量控制检测均采用非介入检测方法进行,验收检测前应对 CR 系统的所有供货清单盘点和核查,先对每一块成像板和暗盒进行目视检查,检查暗盒开启和合拢是否灵活等,对主机设备的外围附属设备,如工作站影像监视器、胶片观片灯箱都应进行初始调试和检验;对管电压、曝光时间及有效焦点尺寸检测结果有异议时,应采用介入检测方法和狭缝检测方法进行检测。新安装的 CR 系统投入临床使用后,应定期进行状态检测和稳定性检测,前后的检测条件应严格保持一致,使各次检测结果有可比性,验收或状态检测表明其性能满意后,应进行初始稳定性检测,建立相关参数的基线值。

　　CR 系统的检测项目包括通用检测项目和专用检测项目两部分,专用检测方法按照执行《计算机 X 射线摄影(CR)质量控制检测规范》(GBZ 187—2007)。专用检测项目与技术要求见表 12-6。对于检测结果不符合相应标准或合同时,处理程序可参考前述医用常规 X 射线诊断设备的处理方法。

表 12-6　CR 系统专用检测项目与技术要求

检测项目	验收检测要求	状态检测		稳定性检测	
		要求	周期	要求	周期
目视检查	IP 及暗盒质量状况 IP 盒初始清除和擦除	IP 及暗盒质量状况,必要时清洁	1 年	IP 及暗盒质量状况,必要时清洁	每周
IP 暗噪声	照射量指示值应在保证值之下,影像均匀,无伪影	照射量指示值应在保证值之下,影像均匀,无伪影	1 年	照射量指示值应在保证值之下,影像均匀,无伪影	每周
IP 响应均匀性及一致性	在±10%(单板与多板)内	在±10 %(单板与多板)内	1 年	在±10%(单板与多板)内	半年
照射量指示校准	在±20%(单板)内 在±10%(多板)内	在±20%(单板)内 在±10%(多板)内	1 年	在±20%(单板)内 在±10%(多板)内	每月
IP 响应线性	在±20%内	在±20%内	1 年	在±20%内	半年
激光束功能	无颤动或颤动在±1 像素尺寸内	无颤动或颤动在±1 像素尺寸内	1 年	无颤动或颤动在±1 像素尺寸内	每月
空间分辨力与分辨力重复性	$R_{水平}/f_{Nyquist}>0.9$ $R_{垂直}/f_{Nyquist}>0.9$ $R_{45°}/(1.41×f_{Nyquist})>0.9$ 网格影像均匀,无模糊区域	$R_{水平}/f_{Nyquist}>0.9$ $R_{垂直}/f_{Nyquist}>0.9$ $R_{45°}/(1.41×f_{Nyquist})>0.9$ 网格影像均匀,无模糊区域	1 年		
低对比度细节探测	参照厂家数据	参照厂家数据	1 年	基线值±1 个细节变化	半年
空间距离准确性	在±2%内	在±2%内	1 年	在±2%内	半年
IP 擦除完全性	不存在 Pb 板幻影,达到暗噪声水平	不存在 Pb 板幻影,达到暗噪声水平	1 年	不存在 Pb 板幻影,达到暗噪声水平	半年
滤线栅效应(混叠)	未发现混叠伪影	未发现混叠伪影	1 年		
IP 通过量	在±10%内	在±10%内	1 年		

对乳腺摄影 X 射线设备,新安装及大修后都应进行验收检测,使用中应定期进行状态检测和稳定性检测,各种检测都应有严格的检测记录,验收检测和状态检测还应有检测报告,测量自动曝光控制系统应采用至少三种不同厚度的专用检测模体,分别为 20 mm、40 mm、60 mm,模体厚度的误差应在±0.1 mm 范围以内,半圆形模体的半径至少 100 mm,矩形模体的尺寸至少 100 mm×120 mm,检测半值层所用的标准铝吸收片,其纯度应不低于 99.9%,厚度尺寸误差应在±0.1 mm 范围以内,应使用适合测量乳腺摄影 X 射线专用的探测器,按照国家标准《乳腺 X 射线摄影影像质量控制检测规范》(GBZ186—2007)执行,具体检测项目与要求见表 12-7。

表 12-7　乳腺摄影 X 射线设备的检测项目与技术要求

检测项目	检测方法及条件	验收检测要求	状态检测		稳定性检测	
			要求	周期	要求	周期
标准照片密度	4 cm 厚模体		与基线值相比在±0.2D 内	1 年	与基线值相比在±0.2D 内	每周
胸壁侧的射野准直	胶片	射野全部覆盖胶片	射野全部覆盖胶片	1 年	射野全部覆盖胶片	每周
胸壁侧射野与台边的准直	胶片	超出台边<5 mm	超出台边<5 mm	1 年	超出台边<5 mm	半年
光野/照射野的一致性	胶片	三边分别在±8 mm 内	三边分别在±8 mm 内	1 年	三边分别在±8 mm 内	半年
自动曝光控制	2、4、6 cm 厚模体		4cm 的值相比在±0.2D 内	1 年	4cm 的值相比在±0.2D 内	每周
管电压指示的偏离	数字式高压检测仪	在±1 kV 内	在±1 kV 内	1 年	在±1 kV 内	半年
辐射输出量的重复性	剂量仪	在±5%内	在±5%内	1 年	在±5%内	半年
乳腺平均剂量	4 cm 厚模体、剂量仪	<2 mGy（有滤线栅）	<2 mGy（有滤线栅）	1 年	<2 mGy（有滤线栅）	半年
高对比分辨率	线对卡	>10 lp/mm	>10 lp/mm	1 年	>10 lp/mm	半年
辐射输出量率	剂量仪	>7.0 mGy·s⁻¹	>7.0 mGy·s⁻¹	1 年		
特定辐射输出量	剂量仪 1 m,28 kVp	>45 μGy mA·s⁻¹	>30 μGy mA·s⁻¹	1 年		
X 射线管的焦点尺寸	星卡、针孔、狭缝或多针孔	见 GBZ 186—2007 附录 A 表 A2				
半值层(HVL)	28 kV	0.3 mmAl	0.3 mmAl	1 年		
曝光时间指示偏离	>200 ms	在±10%内	在±10%内	1 年		
	<200 ms	在±15%内	在±15%内			

对 X 射线计算机断层摄影装置(CT)质量保证检测,应使用多功能 X 射线机检测仪、专用数据软件、电缆、CT 专用电离室和剂量测试模体进行质控检测,按照国家标准《X 射线计算机断层摄影装置质量保证检测规范》(GB 17589—2011)执行,具体检测项目与要求见表 12-8。

表 12-8　CT 机质量控制检测项目与技术要求

检测项目	检测要求	验收检测评价标准	验收检测评价标准	稳定性检测	周期
诊断床定位精度(mm)	定位	±2	±2	2	每月
	归位	±2	±2	2	
定位光精度		±2	±3		
扫描架倾角精度(°)		±2			
重建层厚度偏差(s,mm)	S≥8	10%	±15%	与基线值相差±20%或±1 mm,以较大者控制	每年
	8>s>2	±25%	±30%		
	S≤2	±40%	±50%		
CTDIw(mGy)	头部模体	与厂家说明书指标相差±10%以内	与厂家说明书指标相差±15%以内,若无说明书技术指标参考,应<50	与基线值相差±15%以内	每年
	体部模体	与厂家说明书指标相差±10%以内	与厂家说明书指标相差±15%以内,若无说明书技术指标参考,应<30		
CT 值(水)(HU)	水模体	±4	±6	与基线值相差±4 以内	每月
均匀性(HU)	水或等效水均有模体	±5	±6	与基线值相差±2 以内	每月
噪声(%)	头部模体 CTDIw<50 mGy	<0.35	<0.45	与基线值相差±10%以内	半年
高对比分辨力(lp/cm)	常规算法 CTDIw<50 mGy	线对数 >6.0 MTF_{10}	线对数 >5.0 MTF_{10}	与基线值相差±15%以内	半年
	高对比算法 CTDIw<50 mGy	MTF_{10} >11 MTF_{10}	线对数 >10 MTF_{10}		
低对比可探测能力		<2.5	<3.0		
CT 值线性(HU)		<2.5	60		

二、放射治疗设备质量控制检测

医用直线加速器质量要使用专用检测设备和工具,包括模体等检测,加速器初次安装和维修后,有监测资质的检测机构应会同仪器制造厂家联合进行验收检测,加速器设备正常工作中,使用单位应进行稳定性检测,并委托有相应监测资质的机构进行状态检测,按照国家标准《电子加速器放射治疗放射防护要求》(GBZ 126—2011)执行,具体检测项目与要求见表12-9。

表 12-9　加速器质量控制检测项目和周期

检测项目	验收检测	状态检测		稳定性检测	
		检测项目	检测周期	检测项目	检测周期
剂量监测系统校准控制				√	每周
重复性	√	√	每年	√	6个月
线性	√	√	每年	√	6个月
日稳定性	√	√	每年	√	6个月
移动束治疗的稳定性	√	√	每年	√	6个月
输出量和设备预定标称剂量的差异	√	√	每年	√	6个月
X射线的深度剂量特征	√			√	每周
电子辐射深度剂量特征	√	√	每年	√	6个月
方形X射线照射野的均整度	√	√	每年	√	6个月
方形X射线照射野的对称性	√	√	每年	√	6个月
最大吸收剂量率	√	√	每年	√	6个月
楔形过滤器的X射线照射野	√	√	每年	√	6个月
电子照射野的均整度	√			√	每周
电子照射野的对称性	√			√	每周
照射野的半影	√	√	每年	√	6个月
X照射野的数字指示	√	√	每年	√	每月
辐射束轴在患者入射表面的位置指示	√			√	每周
辐射束轴在患者出射表面的位置指示	√			√	每周
辐射束轴相对于等中心点的偏移	√	√	每年	√	6个月
到等中心距离的指示	√	√	每年	√	每月
到辐射源距离的指示	√	√	每年	√	6个月
前后照射野的重合性	√	√	每年	√	
治疗床的垂直运动	√	√	每年	√	每月
治疗床的等中心旋转	√	√	每年	√	每月

深部治疗X射线机的检测,医学物理师每天应检验照射的启动、终止及其相应的照射状态显示器以及治疗室门联锁装置;治疗单位每周应对治疗机组合照射条件和紧急中断照射设备进行实验检查,并用放射治疗剂量测量仪检验辐射输出量。治疗机生产厂家应开展型式试验,以便验证产品是否满足技术规范要求;管理部门应对定型产品进行定期检验;管理部门对使用中的治疗机的年度检验,应对辐射输出量的重复性、线性和治疗机的泄漏辐射(每2年一次)进行检验,对安全联锁应进行模拟实验核查。治疗机更

换 X 射线管或其他大修后,维修部门、用户和管理部门应对影响到的治疗机性能指标进行相应的检验,具体检测项目与要求见表 12-10。

表 12-10　X 射线治疗机质量控制检测项目与技术要求

检测项目	验收检测评价标准	状态检测	
		评价标准	周期
治疗状态下 X 射线源组件泄漏辐射	管电压>150 时,距源组件表面 50 mm 处,空气比释动能率≤300 mGy/h;距 X 射线管焦点 1 m 处,空气比释动能率≤10 mGy/h	管电压>150 时,距源组件表面 50 mm 处,空气比释动能率≤300 mGy/h;距 X 射线管焦点 1 m 处,空气比释动能率≤10 mGy/h	1 年
	管电压≤150 时,距 X 射线管焦点 1 m 处,空气比释动能率≤1 mGy/h	管电压≤150 时,距 X 射线管焦点 1 m 处,空气比释动能率≤1 mGy/h	1 年
	管电压≤150 时,距源组件表面 50 mm 处,空气比释动能率≤1 mGy/h	管电压≤150 时,距源组件表面 50 mm 处,空气比释动能率≤1 mGy/h	1 年
非治疗状态下 X 射线源组件泄漏辐射	距 X 射线管焦点 1 m 处,空气比释动能率≤0.02 mGy/h;距源组件表面 50 mm 处,空气比释动能率≤0.2 mGy/h	距 X 射线管焦点 1 m 处,空气比释动能率≤0.02 mGy/h;距源组件表面 50 mm 处,空气比释动能率≤0.2 mGy/h	1 年
可卸式限束器的泄漏辐射	限束器出束口处屏蔽铅板的尺寸为照射野横(纵)向相应尺寸的 1.5 倍时,可卸式限束器的相对泄漏辐射≤0.5%	限束器出束口处屏蔽铅板的尺寸为照射野横(纵)向相应尺寸的 1.5 倍时,可卸式限束器的相对泄漏辐射≤0.5%	1 年
	限束器出束口处屏蔽铅板的尺寸为照射野横(纵)向相应尺寸的 1.1 倍时,可卸式限束器的相对泄漏辐射≤2%	限束器出束口处屏蔽铅板的尺寸为照射野横(纵)向相应尺寸的 1.1 倍时,可卸式限束器的相对泄漏辐射≤2%	1 年
除 X 射线源组件外,距 X 射线机任一部件表面 50 mm 的任何位置上的空气比释动能率	≤0.02 mGy/h	≤0.02 mGy/h	1 年
累积辐射输出量的重复性	管电压≤150 时,≤5% 管电压>150 时,≤3%	管电压≤150 时,≤5% 管电压>150 时,≤3%	1 年
累积辐射输出量的线性	非线性≤5%	非线性≤5%	1 年

对钴-60 治疗机质量控制检测可分为型式实验、出厂检验、验收检测、状态检测等几类,具体检测项目与要求见表 12-11。新安装的 γ-刀和 X-刀治疗设备在投入使用前,应由具备检测资质的技术机构对其剂量学参数核防护安全等性能进行验收检测,确认合格后方可启用,使用中的设备及其配套的影像设备,在大修或更换重要部件后应由具备检测资质的技术机构对其剂量学参数核防护安全等性能进行检测,确认符合国家标准要求后方可启用,并对使用设备定期进行稳定性检测和状态检测,禁止在设备工作状态不稳定的情况下进行治疗。按照国家标准《医用 X 射线治疗卫生防护标准》(GBZ 131—2002)执行,具体检测项目与要求见表 12-12 和表 12-13;后装治疗机质量控制检测项目与要求见表 12-14。

表 12–11　γ 远距离治疗设备质量控制检测项目与技术要求

检测项目	验收检测评价标准	状态检测	
		评价标准	周期
放射源活度	≥37 TBq	≥37 TBq	1 年
源皮距	≥600 mm,指示值与实际值偏差≤3 mm	≥600 mm,指示值与实际值偏差≤3 mm	1 年
有用射束在模体校准深度处吸收剂量的相对偏差	≤±3%	≤±3%	1 年
辐射野内有用射束非对称性	≤3%	≤3%	1 年
输出剂量相对偏差	≤±2%	≤±2%	1 年
有用射束在不同准直器位置时,束轴在与其垂直的参考平面上的投影点的变化范围	≤2 mm	≤2 mm	1 年
经修整的半影区宽度	≤10 mm	≤10 mm	1 年
灯光野边界线与照射野边界线之间的重合度	每边≤2 mm	每边≤2 mm	1 年
辐射野的均整度	在辐射野边长 80%的范围内,最大、最小剂量相对于中心轴剂量的百分偏差≤±3%	在辐射野边长 80%的范围内,最大、最小剂量相对于中心轴剂量的百分偏差≤±3%	1 年
机械等中心在与束轴垂直的参考平面上的投影的轨迹的最大径	≤2 mm	≤2 mm	1 年
放射源置于储存位置时,屏蔽体周围杂散辐射空气比释动能率	距屏蔽表面 5 cm 处,≤0.2 mGy/h;1 m 处,≤0.02 mGy/h	距屏蔽表面 5 cm 处,≤0.2 mGy/h;1 m 处,≤0.02 mGy/h	1 年
治疗状态下,透过准直器的泄漏辐射的空气比释动能率	不超过在相同距离处,照射野为 10 cm×10 cm 的辐射束轴上最大空气比释动能率的2%	不超过在相同距离处,照射野为 10 cm×10 cm 的辐射束轴上最大空气比释动能率的2%	1 年
最大有用射束外泄漏辐射	在正常治疗距离处,以辐射束轴为中心并垂直辐射束轴、半径 2 m 圆平面中最大辐射束以外的区域内,最大泄漏辐射的空气比释动能率不得超过辐射束轴与 10 cm×10 cm 照射野平面交点处的最大空气比释动能率的 0.2%;平均泄漏辐射的空气比释动能率不得超过最大空气比释动能率的 0.1%	在正常治疗距离处,以辐射束轴为中心并垂直辐射束轴、半径 2 m 圆平面中最大辐射束以外的区域内,最大泄漏辐射的空气比释动能率不得超过辐射束轴与 10 cm×10 cm 照射野平面交点处的最大空气比释动能率的 0.2%;平均泄漏辐射的空气比释动能率不得超过最大空气比释动能率的 0.1%	1 年
载源器表面 β 辐射污染水平	<4 Bq/cm²	<4 Bq/cm²	1 年

表 12-12 γ-刀剂量学参数和防护安全要求

性能	检测条件		要求
焦点剂量率	直径 18 mm 准直器		≥1.5 Gy/min*
焦点计划剂量与实测剂量的相对偏差	直径 18 mm 准直器		±5%
机械中心与照射野中心的距离	胶片法,直径 4 mm 准直器		≤0.5 mm
照射野尺寸与标称值最大偏差	每个射野		±1.5 mm
焦平面上照射野半影宽度	准直器直径	4 mm	≤4 mm
		8 mm	≤6 mm
		14 mm	≤10 mm
		18 mm	≤12 mm
		22 mm	≤14 mm
透过准直体的泄漏辐射率 (准直器关闭时与开启时辐射水平之比)	处于治疗预定位置的模体中心		≤2%
非治疗状态下设备周围的杂散辐射水平	距设备外表面 60 cm 处		≤20 μGy/h
	距设备外表面 5 cm 处		≤200 μGy/h

*:对新安装设备的验收检测:≥2.5 Gy/min

表 12-13 X-刀剂量学参数和防护安全要求

性能	检测条件		要求
等中心偏差	胶片法		±1 mm
治疗定位偏差	金属球法,头部模体		≤3 mm
照射野尺寸与标称值最大偏差	胶片法		±1 mm
焦平面上照射野半影宽度	照射野直径	≤20 mm	≤4 mm
		>20 mm	≤5 mm
等中心处计划剂量与实测剂量相对偏差	准直器直径 26~30 mm		±5%

表 12-14 后装治疗机的检测项目与技术要求

检测项目	验收检测要求	定期检测		换源检测
		要求	周期	要求
距离贮源表面 5 cm 处任意位置的泄漏辐射空气比释动能率	≤100 μGy/h	≤100 μGy/h	每年	≤100 μGy/h
距离贮源表面 100 cm 处任意位置的泄漏辐射空气比释动能率	≤10 μGy/h	≤10 μGy/h	每年	≤10 μGy/h
后装治疗机控制台的源位指示、声光报警、剂量监测、监视器、对讲机和计时器运行功能的检测	功能良好	功能良好	每日	—
放射源参考点空气比释动能率	不确定度≤5%	不确定度≤5%	每年	不确定度≤5%

续表

检测项目	验收检测要求	定期检测		换源检测
		要求	周期	要求
放射源在传输系统及施源器内的运动状态与返回贮源器的功能	功能良好	功能良好	每日	—
放射源从贮源器至施源器内预定位置传输时间	随机文件中给出	随机文件中给出	每月	—
后装治疗机控制器的误差	计时误差<1%	计时误差<1%	每年	—
γ辐射剂量监测仪表的校验	正常使用	正常使用	每年	—
放射源的表面污染及泄漏	无表面污染	无表面污染	每年	无表面污染
放射源在施源器内驻留位置的偏差	≤1 mm	≤1 mm	每月	≤1 mm
放射源的有效活度及参考点空气比释动能率(衰变校正)	—	—	^{192}Ir:每次照射前 ^{60}Co:每月 ^{137}Cs:每半年	—

三、临床核医学设备质量控制检测

临床核医学设备质量控制检测分为样品计算系统、γ相机、SPECT、胶片处理器和 PET 系统,按照《临床核医学的患者防护与质量控制规范》(GB 16361—2012)执行,具体检测项目与要求见表 12-15。

表 12-15 核医学设备质量控制检验核查项目

设备	验收检测	状态检测	稳定性检测
样品计算系统	计数和(或)定时功能	计数和(或)定时功能	—
	能量校准	能量校准	—
	能量分辨	能量分辨 *	—
	灵敏度	灵敏度	—
	计算精度	计算精度 *	—
	能响线性	能响线性 *	—
	本底	本底	本底
	活度响应线性	活度响应线性	—
	几何响应	几何响应	—
	预设分析仪设施	预设分析仪设施	分析仪峰设置
γ相机及 SPECT	脉冲振幅分析窗口设置	脉冲振幅分析窗口设置	脉冲振幅分析窗口设置
	能响线性	能响线性 *	—
	能量分辨	能量分辨	—
	固有均匀性	固有均匀性 *	—
	系统均匀性	系统均匀性	均匀性
	固有线性	固有线性 *	—

续表

设备	验收检测	状态检测	稳定性检测
γ 相机 及 SPECT	固有空间分辨率	固有空间分辨率 *	—
	系统空间分辨率	系统空间分辨率	—
	计数率特性	计数率特性 *	—
	灵敏度	灵敏度	灵敏度
	全身均匀性	全身均匀性 *	本底
	全身分辨率	全身分辨率	—
	机头屏蔽泄漏	机头屏蔽泄漏 *	—
	像素大小	像素大小 *	—
	计算机计时	计算机计时 *	—
	旋转中心位置	旋转中心位置	旋转中心位置
	断层均匀性	断层均匀性	准直器设置
	断层空间分辨率	断层空间分辨率	—
	总显像特性	总显像特性 *	—
胶片 处理器	本底雾水平	本底雾水平	本底雾水平
	速度	速度 *	—
	灵敏度	灵敏度	—
PET	校准核查	校准核查	校准核查
	均匀性	均匀性	归一化
	空间分辨率	空间分辨率 *	—
	散射系数	散射系数 *	—
	灵敏度	灵敏度	—
	计数率丢失和随机计数	计数率丢失和随机计数 *	空白扫描
	扫描截面积校准	扫描截面积校准	扫描截面积校准
	符合计时的漂移	符合计时的漂移	—
	探测器环的机械运动	探测器环的机械运动	—
	可移动横隔定位	可移动横隔定位	—
	激光准直	激光准直	—
	衰减校正精度	衰减校正精度 *	—
	死时间校正精度	死时间校正精度	—
	散射校正精度	散射校正精度 *	—
	随机符合校正精度	随机符合校正精度 *	—

*：在状态检测时，可不检。

第十三章　放射卫生法规与标准概述

　　1925 年第一届国际放射学大会(ICR)成立了"国际 X 射线单位委员会",即"国际辐射单位与测量委员会(ICRU)"的前身。1928 年第二届国际放射学大会成立了在第一届大会上已酝酿的"国际 X 射线与镭防护委员会",即 ICRP 的前身。作为一个专门致力于电离辐射防护研究的学术团体,ICRP 在电离辐射防护方面具有权威性,其出版物是许多国家制定有关辐射防护的法律、法规、标准的依据。

　　法规泛指国家机关制定的一切规范性文件,它包括法律、法令、条例、规定、规则、决议、命令等。放射防护法规是国务院及有关部委颁布的监督管理放射安全的行政法规。为了保证放射工作人员、公众及其后代的健康与安全,促进电离辐射的合理利用和放射技术的发展,由国家各有关部门制定了相应的法规。除此之外,由原卫生部以及各省市发布的通知和规定等都属于法规。我国的放射卫生防护法规正在逐步完善和健全。

　　标准是对重复性事物和概念所作的统一规定,它以科学技术和实践经验的综合成果为基础,经有关方面协商一致,由主管机构批准,以特定形式发布,作为共同遵守的准则和依据。

　　放射防护标准属于一种技术性规范,是开展放射防护工作的重要依据,它包括放射防护的基本标准和由此衍生出来的各种次级标准。基本标准是为保护放射工作人员和公众免受电离辐射的危害而阐述放射防护的基本原则,并规定出各类人员接受天然本底辐射以外照射的基本限值;次级标准是依据基本标准做出的应用性规定。

　　放射防护基本标准是电离辐射防护领域中最重要标准。其内容包括放射防护基本原理及其在职业照射、医疗照射和公众照射等有关实践中以及对事故照射进行干预时的应用,辐照危害的定量估计以及据此确定各类防护标准和控制水平的方法,采取各种放射防护措施的原理和依据,指导放射源安全应用等。它是制订所有放射防护次级专项标准时最重要的依据。

第一节　放射卫生相关法规的变迁

　　国家和地方人民政府发布的有关放射卫生防护的法律、法规、部门规章和文件是卫生行政执法的法律依据,广义上可以统称为放射卫生法规。我国的放射卫生防护工作开始于 20 世纪 50 年代中期。1956 年国家将同位素应用研究列入十二年科技发展规划。为了保护放射工作从业人员的健康,国务院在 1960 年批准发布了《放射性工作卫生防护暂行规定》,这是我国第一部放射卫生防护法规。该规定发布后,国务院有关部委参考国际上放射卫生防护管理的措施和经验,相继制定并发布了有关放射性同位素管理、工作人员管理、医疗照射管理、食品卫生管理及核工业卫生管理的若干单项法规。

1987 年国务院发布《关于加强放射性同位素和射线装置放射防护管理工作的通知》后,进一步加快了放射卫生法规的编制进度。为了提高法规的针对性和可行性,基本做到一种类型放射工作制定一项规定, 并有相应的标准配套实施。1989 年国务院发布了《放射性同位素与射线装置放射防护条例》, 标志着我国的放射卫生防护管理步入了法制化、规范化的轨道,使该项工作得到了进一步加强。1989 年至 1999 年期间,国务院卫生行政部门根据《放射性同位素与射线装置放射防护条例》陆续制定和修订了多项部门规章和规范,形成了较为完善的法律体系。

1999 年以来,随着我国社会主义市场经济的建立和时间的推移,计划经济时代制定的规章中部分内容已不适应当时卫生体制改革与发展中行政执法的要求。遵照《国务院关于全面推进依法行政的决定》等文件精神,使卫生立法与卫生监督体制改革相结合,并满足我国加入 WTO 的需要, 原卫生部开始对现行放射卫生管理规章进行清理和修订。2001 年发布的《放射工作卫生防护管理办法》、《放射事故管理规定》和《放射防护器材与含放射性产品卫生管理办法》就是清理修订后发布的放射卫生管理规章。

2001 年发布的《中华人民共和国职业病防治法》是适应新形势、保护劳动者职业健康和相关权益的重要法律,也是进行职业卫生和放射卫生管理的主要依据。为了贯彻实施《中华人民共和国职业病防治法》,原卫生部组织制定了《国家职业卫生标准管理办法》(卫生部令第 20 号) 、《职业健康监护管理办法》(卫生部令第 23 号)、《职业病诊断与鉴定管理办法》(卫生部令第 24 号)、《职业卫生技术服务机构管理办法》(卫生部令第 31 号)、《建设项目职业病危害分类管理办法》(卫生部令第 49 号) 等职业卫生管理规章,并于 2002 年以后陆续发布。《中华人民共和国职业病防治法》及其配套的职业卫生管理规章的调整范围包括放射卫生防护,其相应条款规定了对职业性放射性疾病的防治要求,适用于放射卫生防护管理。

为了防治放射性污染,保护环境,保障人体健康,促进核能、核技术的开发与和平利用,第十届全国人民代表大会常务委员会第三次会议于 2003 年 6 月 28 日通过并公布了《中华人民共和国放射性污染防治法》。我国在总结抗击非典型性肺炎的经验后,于 2003 年 5 月 9 日以国务院令第 376 号公布了《突发公共卫生事件应急条例》。2007 年 8 月 30 日我国又以中华人民共和国主席令第 69 号公布了《中华人民共和国突发事件应对法》。《中华人民共和国放射性污染防治法》第八条规定,国务院环境保护行政主管部门对全国放射性污染防治工作依法实施统一监督管理, 国务院卫生行政部门和其他有关部门依据国务院规定的职责,对有关的放射性污染防治工作依法实施监督管理。因此,《中华人民共和国放射性污染防治法》中有关个人剂量监测、人员健康监护及为保障人体健康而规定的防治措施均属放射卫生防护管理的重要内容。放射卫生突发事件的预防与处置应当遵守《中华人民共和国突发事件应对法》、《突发公共卫生事件应急条例》的有关规定。

中央机构编制委员会办公室于 2003 年 12 月 8 日在《关于放射源安全监管部门职责分工的通知》(中央编办发[2003] 17 号)中重新规定了卫生、环保、公安等部门对放射源的监督管理职责。该文明确规定:环保部门负责对放射源实行统一监管,"卫生部门负责职业病危害评价管理工作,负责放射源诊疗技术和医用辐射机构的准入管理,参与放射源的放射性污染事故应急工作,负责放射源的放射性污染事故的医疗应急"。该文虽然是规定放射源安全监管部门职责分工的文件,但是其发布后进行的立法活动实际扩大到放射性同位素和射线装置的安全与防护管理,成为《放射性同位素与射线装置放射防护条例》修订的主要依据。为了适应部门职责调整的需要,国务院令第449号公布了《放射性同位素与射线装置安全和防护条例》,国务院令第44号公布的《放射性同位素与射线装置放射防护条例》同时废止。原卫生部于2006年1月24日发布了《放射诊疗管理规定》(卫生部令第46号),《放射工作卫生防护管理办法》同时废止。原卫生部1997年发布的《放射工作人员健康管理规定》(卫生部令第52号)经过修订,2007年6月3日以《放射工作人员职业健康管理办法》(卫生部令第55号)重新发布,自2007年11月1日起开始施行。

中央机构编制委员会办公室于2010年10月8日下发了《关于职业卫生监管部门职责分工的通知》(中央编办发[2010]104号),重新规定了卫生、安全监管、人力资源社会保障和工会等部门或机构对职业卫生的监督管理职责。为适应新形势下相关部门职责调整和职业卫生监管工作的需要,2011年12月31日第十一届全国人民代表大会常务委员会第二十四次会议通过《关于修改〈中华人民共和国职业病防治法〉的决定》的修正案,同日《中华人民共和国职业病防治法》修正案以国家主席令第52号发布。为贯彻执行修订后的《中华人民共和国职业病防治法》和中央编办发[2010]104号的精神,原卫生部2012年发出了《卫生部关于印发〈放射卫生技术服务机构管理办法〉等文件的通知》;国家安全生产监督管理总局2012年相继发布了《工作场所职业卫生监督管理规定》(国家安全生产监督管理总局令第47号)、《职业病危害项目申报办法》(国家安全生产监督管理总局令第48号)、《用人单位职业健康监护监督管理办法》(国家安全生产监督管理总局令第49号)、《职业卫生技术服务机构监督管理暂行办法》(国家安全生产监督管理总局令第50号)、《建设项目职业卫生"三同时"监督管理暂行办法》(国家安全生产监督管理总局令第51号)和《国家安全监管总局办公厅关于印发建设项目职业病危害预评价报告审核(备案)申请书等文书的通知》(安监总厅安监[2012]69号)。新的《中华人民共和国职业病防治法》及其有关部门的配套规章和文件为新时期开展建设项目职业病危害评价等放射防护工作提供了法律依据。

除国务院卫生行政部门和国家安全生产监督管理总局外,环境保护部和其他有关行政部门也根据各自管理工作需要制定了与职业健康、防护安全相关的部门规章,其中部分条款也是职业卫生和放射卫生法律体系中的组成部分。

第二节　放射卫生相关法规体系

放射防护法规是国务院及有关部委颁布的监督管理放射安全的行政法规。

我国的放射卫生防护法规正在逐步完善和健全,为保证放射工作人员、公众及其后代的健康与安全,促进电离辐射的合理利用和放射技术的发展,由国家各有关部门制定了相应的法规。除此之外,由卫生部门以及各省市发布的通知和规定等都属于法规。

我国现行的放射卫生相关法律、法规中,国家法律是最高层次的放射卫生管理依据,包括《中华人民共和国职业病防治法》、《中华人民共和国放射性污染防治法》和《中华人民共和国突发事件应对法》。在法律的基础上,国务院制定了相应的行政管理法规,《放射性同位素与射线装置安全和防护条例》针对放射性同位素与射线装置的安全和防护,《突发公共卫生事件应急条例》针对包含辐射事件在内的突发公共卫生事件处置。原卫生部、国家安全生产监督管理总局和国家环境保护部依据上述法律法规制定并发布了若干部门规章,下表列出了与放射卫生相关的部分法律、法规。

表 13-1　部分放射卫生相关法律、法规

名　称	发布文号
中华人民共和国职业病防治法	国家主席令第 60 号(国家主席令第 52 号第一次修订,国家主席令第 48 号第二次修订)
中华人民共和国放射性污染防治法	国家主席令第 6 号
中华人民共和国突发事件应对法	国家主席令第 69 号
放射性同位素与射线装置安全和防护条例	国务院令第 449 号
突发公共卫生事件应急条例	国务院令第 376 号
女职工劳动保护特别规定	国务院令第 619 号
放射工作人员职业健康管理办法	卫生部令第 55 号
放射诊疗管理规定	卫生部令第 46 号
放射性同位素与射线装置安全和防护管理办法	环保部令第 18 号
放射性同位素与射线装置安全许可管理办法	环保总局令第 31 号
国家职业卫生标准管理办法	卫生部令第 20 号
职业病诊断与鉴定管理办法	卫生部令第 91 号
工作场所职业卫生监督管理规定	国家安监总局令第 47 号
职业病危害项目申报办法	国家安监总局令第 48 号
用人单位职业健康监护监督管理办法	国家安监总局令第 49 号
职业卫生技术服务机构监督管理暂行办法	国家安监总局令第 50 号
建设项目职业卫生"三同时"监督管理暂行办法	国家安监总局令第 51 号

依据国家法律的更新以及国务院下属各部门在放射卫生管理职能方面的调整,原卫生部陆续发布了一些有关放射卫生管理的规定。这些文件是为实施放射卫生相关管理规章,适应当时管理工作的需要而制定的,具有很强的针对性、可操作性和时效性,是放射卫生法律体系不可或缺的组成部分。但是随着核与辐射应用的发展、防护情况的变化和管理规章的修订,部分文件会失效、部分失效或废止。一般情况下,不同文件的规定不一致时,以最新发布者为准。

第三节　主要法律法规

一、职业病防治法

《中华人民共和国职业病防治法》于 2001 年 10 月 27 日经第九届全国人民代表大会常务委第二十四次会议通过；2011 年 12 月 31 日第十一届全国人民代表大会常务委员会第二十四次会议通过《关于修改〈中华人民共和国职业病防治法〉的决定》的修正案，同日《中华人民共和国职业病防治法》修正案以国家主席令第 52 号发布；2016 年 7 月 2 日第十二届全国人民代表大会常务委员会第二十一次会议通过对《中华人民共和国职业病防治法》的修正，当日公布并施行。该法适用于中华人民共和国领域内的职业病防治活动。该法规定：职业病防治工作坚持预防为主、防治结合的方针，实行分类管理、综合治理。国务院安全生产监督管理部门、卫生行政部门、劳动保障行政部门依照本法和国务院确定的职责，负责全国职业病防治的监督管理工作。国务院有关部门在各自的职责范围内负责职业病防治的有关监督管理工作。县级以上地方人民政府安全生产监督管理部门、卫生行政部门、劳动保障行政部门依据各自职责，负责本行政区域内职业病防治的监督管理工作。县级以上地方人民政府有关部门在各自的职责范围内负责职业病防治的有关监督管理工作。

职业病是指企业、事业单位和个体经济组织（以下统称用人单位）的劳动者在职业活动中，因接触粉尘、放射性物质和其他有毒、有害物质等因素而引起的疾病。在全国人大法制工作委员会、全国人大教科文卫委员会、国家卫生部共同组织编写的《职业病防治法条文释义》一书中对《职业病防治法》适用范围条款中的"放射性物质"作了如下解释：放射性物质是指放射性同位素或射线装置发出的阿尔法射线、贝塔射线、伽马射线、中子射线等电离辐射。可见，《职业病防治法》中的放射性物质不仅包括能够自发地放出射线的含有放射性同位素的实体物质，还包括自放射性物质和射线装置放出的粒子射线与电磁波。因此，《中华人民共和国职业病防治法》适用于放射卫生中的职业照射和职业性放射疾病的防治与诊断。

放射性危害属于严重的职业病危害。放射事故不仅会造成人员伤亡和财产损失，还往往使大范围人群产生严重的心理恐惧，影响社会的安定和相关产业的可持续发展。因此，在《职业病防治法》中对放射性危害和放射性职业病防治做出了特别规定。

（1）国家对从事放射性、高毒、高危粉尘等作业实行特殊管理。具体管理办法由国务院制定。

（2）对可能发生急性职业损伤的有毒、有害工作场所，用人单位应当设置报警装置，配置现场急救用品、冲洗设备、应急撤离通道和必要的泄险区。对放射工作场所和放射性同位素的运输、贮存，用人单位必须配置防护设备和报警装置，保证接触放射线的工作人员佩戴个人剂量计。对职业病防护设备、应急救援设施和个人使用的职业病防护用品，用人单位应当进行经常性的维护、检修，定期检测其性能和效果，确保其处于正常状态,不得擅自拆除或者停止使用。

(3)向用人单位提供可能产生职业病危害的化学品、放射性同位素和含有放射性物质的材料的,应当提供中文说明书。说明书应当载明产品特性、主要成分、存在的有害因素、可能产生的危害后果、安全使用注意事项、职业病防护以及应急救治措施等内容。产品包装应当有醒目的警示标识和中文警示说明。贮存上述材料的场所应当在规定的部位设置危险物质标识或者放射性警示标识。

(4)存在隐瞒技术、工艺、设备、材料所产生的职业病危害而采用;隐瞒本单位职业卫生真实情况;可能发生急性职业损伤的有毒、有害工作场所、放射工作场所或者放射性同位素的运输、储存不符合规定;使用国家明令禁止使用的可能产生职业病危害的设备或者材料;将产生职业病危害的作业转移给没有职业病防护条件的单位和个人,或者没有职业病防护条件的单位和个人接受产生职业病危害的作业;擅自拆除、停止使用职业病防护设备或者应急救援设施;安排未经职业健康检查的劳动者、有职业禁忌的劳动者、未成年工或者孕期、哺乳期女职工从事接触职业病危害的作业或者禁忌作业;违章指挥和强令劳动者进行没有职业病防护措施的作业的情况,由安全生产监督管理部门处罚、责令停止产生职业病危害的作业或者责令关闭。

(5)医疗机构放射性职业病危害控制的监督管理,由卫生行政部门实施。

二、放射性同位素与射线装置安全和防护条例

《放射性同位素与射线装置安全和防护条例》2005 年 8 月 31 日由国务院第104 次常务会议通过,2005 年 9 月 14 日以国务院令第 449 号公布,同年 12 月 1 日起实施。该条例适用于在中华人民共和国境内生产、销售、使用放射性同位素和射线装置,以及转让、进出口放射性同位素的单位和个人。条例中涉及放射卫生监督管理的内容包括:

(1)国务院环境保护主管部门对全国放射性同位素、射线装置的安全和防护工作实施统一监督管理。国务院公安、卫生等部门按照职责分工和条例的规定,对有关放射性同位素、射线装置的安全和防护工作实施监督管理。

(2)生产、销售、使用放射性同位素和射线装置的单位申请领取许可证,应当有与所从事的生产、销售、使用活动规模相适应的,具备相应专业知识和防护知识及健康条件的专业技术人员;有符合国家环境保护标准、职业卫生标准和安全防护要求的场所、设施和设备;有专门的安全和防护管理机构或者专职、兼职安全和防护管理人员,并配备必要的防护用品和监测仪器;有健全的安全和防护管理规章制度、辐射事故应急措施;产生放射性废气、废液、固体废物的,具有确保放射性废气、废液、固体废物达标排放的处理能力或者可行的处理方案。

(3)使用放射性同位素和射线装置进行放射诊疗的医疗卫生机构,还应当获得放射源诊疗技术和医用辐射机构许可。

(4)生产、销售、使用放射性同位素和射线装置的单位,应当对直接从事生产、销售、使用活动的工作人员进行安全和防护知识教育培训,并进行考核;考核不合格的,不得上岗。

(5)生产、销售、使用放射性同位素和射线装置的单位,应当严格按照国家关于个人

剂量监测和健康管理的规定,对直接从事生产、销售、使用活动的工作人员进行个人剂量监测和职业健康检查,建立个人剂量档案和职业健康监护档案。

(6)使用放射性同位素和射线装置进行放射诊疗的医疗卫生机构,应当依据国务院卫生主管部门有关规定和国家标准,制定与本单位从事的诊疗项目相适应的质量保证方案,遵守质量保证监测规范,按照医疗照射正当化和辐射防护最优化的原则,避免一切不必要的照射,并事先告知患者和受检者辐射对健康的潜在影响。

(7)县级以上人民政府环境保护主管部门应当会同同级公安、卫生、财政等部门编制辐射事故应急预案,报本级人民政府批准。

(8)发生辐射事故时,生产、销售、使用放射性同位素和射线装置的单位应当立即启动本单位的应急方案,采取应急措施,并立即向当地环境保护主管部门、公安部门、卫生主管部门报告。

环境保护主管部门、公安部门、卫生主管部门接到辐射事故报告后,应当立即派人赶赴现场,进行现场调查,采取有效措施,控制并消除事故影响,同时将辐射事故信息报告本级人民政府和上级人民政府环境保护主管部门、公安部门、卫生主管部门。

(9)辐射事故发生后,有关县级以上人民政府应当按照辐射事故的等级,启动并组织实施相应的应急预案。

县级以上人民政府环境保护主管部门、公安部门、卫生主管部门,按照职责分工做好相应的辐射事故应急工作;卫生主管部门负责辐射事故的医疗应急。

环境保护主管部门、公安部门、卫生主管部门应当及时相互通报辐射事故应急响应、调查处理、定性定级、立案侦查和医疗应急情况。

(10)发生辐射事故的单位应当立即将可能受到辐射伤害的人员送至当地卫生主管部门指定的医院或者有条件救治辐射损伤病人的医院进行检查和治疗,或者请求医院立即派人赶赴事故现场,采取救治措施。

(11)县级以上人民政府环境保护主管部门和其他有关部门应当按照各自职责对生产、销售、使用放射性同位素和射线装置的单位进行监督检查。

(12)劳动者在职业活动中接触放射性同位素和射线装置造成的职业病的防治,依照《中华人民共和国职业病防治法》和国务院有关规定执行。

三、《放射诊疗管理规定》

《放射诊疗管理规定》2006年1月24日以卫生部令第46号发布,自2006年3月1日起施行。该规定适用于开展放射诊疗工作的医疗机构,对放射诊疗工作按照诊疗风险和技术难易程度实施分类管理。

放射诊疗项目按诊疗风险和技术复杂程度共分为四类:放射治疗、核医学、介入放射学、X射线影像诊断。这种分类管理方式与国际相关标准一致,符合医疗机构放射诊疗科室设置的实际情况,有利于防止潜在照射的发生,控制患者、工作人员和公众的受照剂量。

《放射诊疗管理规定》中对于放射诊疗单位应具备的一般条件和放射治疗、核医学、介入放射学和X射线影像诊断的分科条件,包括人员、设备、防护设施等内容进行了详细的规定。这些条件是保证放射诊疗质量、保障患者和公众安全所必需的最低条件。不同放射诊疗种类的部分执业条件见下表。

表 13-2　不同放射诊疗种类的执业条件

	放射治疗	核医学	介入放射学	X 射线影像诊断
人员	1.中级以上专业技术职务任职资格的放射肿瘤医师； 2.病理学、医学影像学专业技术人员； 3.大学本科以上学历或中级以上专业技术职务任职资格的医学物理人员； 4.放射治疗技师和维修人员	1.中级以上专业技术职务任职资格的核医学医师； 2.病理学、医学影像学专业技术人员； 3.大学本科以上学历或中级以上专业技术职务任职资格的技术人员或核医学技师	1.大学本科以上学历或中级以上专业技术职务任职资格的放射影像医师； 2.放射影像技师； 3.相关内、外科的专业技术人员	专业的放射影像医师
诊疗设备	至少有一台远距离放射治疗装置，并具有模拟定位设备和相应的治疗计划系统等设备	核医学设备及其他相关设备	带影像增强器的医用诊断 X 射线机、数字减影装置等设备	医用诊断 X 射线机或 CT 机等设备
安全防护设施、设备、用品	按照相应标准设置多重安全联锁系统、剂量监测系统、影像监控、对讲装置和固定式剂量监测报警装置；配备放疗剂量仪、剂量扫描装置和个人剂量报警仪	设有专门的放射性同位素分装、注射、储存场所，放射性废物屏蔽设备和存放场所；配备活度计、放射性表面污染监测仪	配备工作人员防护用品和受检者个人防护用品	配备工作人员防护用品和受检者个人防护用品
警示标志	电离辐射标志； 电离辐射警告标志； 文字说明； 工作指示灯	电离辐射标志； 电离辐射警告标志； 文字说明； 工作指示灯	电离辐射警告标志； 工作指示灯	电离辐射警告标志； 工作指示灯

　　医疗机构设置放射诊疗项目应依法履行的审批程序包括：建设项目卫生审查、竣工验收和放射诊疗许可和诊疗项目登记。放射诊疗项目实行分级审批，即不同种类的放射诊疗项目分别由省、市、县三级卫生行政部门办理许可审批。同时开展不同类别放射诊疗工作的，向具有高类别审批权的卫生行政部门申请办理。例如：①某医院开展普通 X 射线机影像诊断、X 射线 CT 影像诊断和 DSA 介入放射诊疗工作，其放射诊疗许可应当由市级卫生行政部门负责办理。②某医院开展普通 X 射线机影像诊断、X 射线 CT 影像诊断和医用加速器治疗工作，其放射诊疗许可应当由省级卫生行政部门负责办理。

　　《放射诊疗管理规定》中对放射诊疗单位的日常监管，包括人员、设备、安全防护、质量保证措施等方面的基本要求包括：医疗机构应当配备专(兼)职的管理人员，负责放射诊疗工作的质量保证和安全防护；对人员进行培训。新安装、维修或更换重要部件后的设备，应当经省级以上卫生行政部门资质认证的检测机构对其进行检测，合格后方可启用；定期进行稳定性检测、校正和维护保养，由省级以上卫生行政部门资质认证的检测机构每年至少进行一次状态检测；按照国家有关规定检测或者校准用于放射防护和质量控制的检测仪表；放射诊疗设备及其相关设备的技术指标和安全、防护性能，应当符合有关标准与要求。医疗机构应当定期对放射诊疗工作场所、放射性同位素储存场所和

表 13-3　各级卫生行政部门审批放射诊疗许可的范围

卫生行政部门	许可项目
省级	放射治疗 　　立体定向(γ 刀、X 刀)治疗、医用加速器治疗、质子等重粒子治疗、钴-60 机治疗、后装治疗、深部 X 射线机治疗、敷贴治疗、其他放射治疗项目 核医学 　　PET 影像诊断、SPECT 影像诊断、γ 相机影像诊断、骨密度测量、籽粒插植治疗、放射性药物治疗、其他核医学诊疗项目
市级	介入放射学 　　DSA 介入放射诊疗、其他影像设备介入放射诊疗
县级	X 射线影像诊断 　　X 射线 CT 影像诊断、CR、DR 影像诊断、牙科 X 射线影像诊断、乳腺 X 射线影像诊断、普通 X 射线机影像诊断、其他 X 射线影像诊断

防护设施进行放射防护检测,保证辐射水平符合有关规定或者标准。放射诊疗工作人员应当按照有关规定佩戴个人剂量计。

医疗机构应当按照有关规定和标准,对放射诊疗工作人员进行上岗前、在岗期间和离岗时的健康检查,定期进行专业及防护知识培训,并分别建立个人剂量、职业健康管理和教育培训档案。

医疗机构应当制定与本单位从事的放射诊疗项目相适应的质量保证方案,遵守质量保证监测规范。

放射诊疗工作人员对患者和受检者进行医疗照射时, 应当遵守医疗照射正当化和放射防护最优化的原则,有明确的医疗目的,严格控制受照剂量。

四、放射工作人员职业健康管理办法

《放射工作人员职业健康管理办法》于 2007 年 6 月 3 日以卫生部令第 55 号发布,自 2007 年 11 月 1 日开始施行,适用于中华人民共和国境内对放射工作单位和放射工作人员的职业健康管理,共分为 7 章 46 条。

管理办法中的放射工作单位是指开展放射性同位素(非密封放射性物质和放射源)的生产、使用、运输、贮存和废弃处理;射线装置的生产、使用和维修;核燃料循环中的铀矿开采、铀矿水冶、铀的浓缩和转化、燃料制造、反应堆运行、燃料后处理和核燃料循环中的研究活动;放射性同位素、射线装置和放射工作场所的辐射监测;卫生部规定的与电离辐射有关的其他工作的企业、事业单位和个体经济组织。放射工作人员,是指在放射工作单位职业活动中受到电离辐射照射的人员。

管理办法要求放射工作人员应当年满 18 周岁;经职业健康检查,符合放射工作人员的职业健康要求;放射防护和有关法律知识培训考核合格;遵守放射防护法规和规章制度,接受职业健康监护和个人剂量监测管理;持有《放射工作人员证》。

放射工作人员上岗前, 应当由所在单位负责向所在地县级以上地方人民政府卫生行政部门申请领取《放射工作人员证》。

放射工作人员上岗前应当接受放射防护和有关法律知识培训，培训时间不少于 4 天。

放射工作单位应当定期组织本单位的放射工作人员接受放射防护和有关法律知识培训。放射工作人员两次培训的时间间隔不超过 2 年，每次培训时间不少于 2 天。

管理办法规定，外照射个人剂量监测周期一般为 30 天，最长不应超过 90 天，与《职业性外照射个人监测规范》的要求一致。内照射个人剂量监测周期按照有关标准，即《职业性内照射个人监测规范》执行。

为保障放射工作人员的职业健康和人身安全，避免意外受照，管理办法对于放射工作人员进入放射工作场所做出了必须遵守的三项规定：按照《职业性外照射个人监测规范》的要求正确佩戴个人剂量计；操作结束离开非密封放射性物质工作场所时，按要求进行表面污染监测，发现污染要及时处理，做好记录并存档；进入强辐射工作场所时，除佩戴常规个人剂量计外，还应当携带报警式剂量计。

为保证个人剂量监测质量，保障放射工作人员的职业健康和相关权益，管理办法中明确规定：个人剂量监测工作应当由具备资质的个人剂量监测技术服务机构承担。个人剂量监测技术服务机构的资质审定由中国疾病预防控制中心协助卫生部组织实施。

管理办法对放射工作人员上岗前职业健康检查、在岗期间职业健康检查、离岗时职业健康检查、应急照射或事故照射健康检查和医学救治方面放射工作单位的责任做出了规定。在岗期间定期健康检查的时间间隔不应超过 2 年，必要时可增加临时性检查。放射工作单位不得安排未经职业健康检查或者不符合放射工作人员职业健康标准的人员从事放射工作。

管理办法规定放射工作单位应当为放射工作人员建立职业健康监护档案，保存期限为终生；规定了职业健康监护档案应包括的主要内容；放射工作人员有权索取本人的职业健康监护档案。

第四节　放射卫生防护标准的发展

放射卫生法律、法规中涉及的放射卫生防护评价需要相应的防护标准作为依托。在放射防护基本标准方面具有重要国际影响的，是国际放射防护委员会（ICRP）基本建议书和国际原子能机构（IAEA）安全丛书发表的国际基本安全标准。我国的放射卫生防护标准是在遵循 ICRP、IAEA 等国际组织有关出版物的基本防护原则和要求的基础上，结合中国国情和具体情况制定的。

伦琴在 1895 年发现了 X 射线，但当时的人们并不知道电离辐射存在损伤效应，只是在以后不断的辐射实践中，连续出现人员的放射损伤，由此开始认识到辐射对人体有危害，并采取了相应的防护，例如采用适当的屏蔽防护措施；可是，与辐射剂量测量相关的知识和防护标准方面的知识，当时并不充分。

1902 年，W. Rollins 试图找到 X 射线引起皮肤损伤的界限剂量，就以软 X 射线照射照相底片 7 分钟而无曝光现象作为无害的界限剂量。于是他提出以"皮肤红斑量"为软 X

射线引起体皮肤损伤的界限剂量。这是世界上放射防护史上最早的对辐射危害定量的表示方法。

1921 年英国设立世界上最早的放射防护组织 X 射线与镭防护委员会。1928 年国际 X 射线与镭防护委员会(IXRPC)成立,该委员会于 1950 年更名为国际放射防护委员会 (ICRP),是世界上公认的放射防护方面的权威机构。半个多世纪来 ICRP 依据辐射效应研究的最新成果,提出了辐射防护的基本原则,出版了一系列的建议书或出版物,用于指导各国的放射防护工作。

1937 年,IXRPC 第四次会议,讨论了耐受剂量,并明确了以伦琴为单位时实际剂量和屏蔽物厚度之间的关系。

1950 年,ICRP 发表了 1950 年建议书。这份建议书主要是以美国国家辐射防护委员会从 1946 年到 1950 年所准备的有关内外照射源辐射防护的许多资料为基础。建议书的主要内容是:①以最大容许剂量取代"耐受剂量"。建议职业照射人员个人全身照射的最大容许剂量为 $0.3\ R \cdot W^{-1}$。②给出了 11 种放射性核素的最大容许体负荷的概念。③提出该标准适用于一切所有的辐射照射。

1954 年,ICRP 在其建议中指出"容许剂量"是指按照现有的知识,在一生的任何时期不会被感知的躯体损伤的电离辐射剂量。所谓"被感知的躯体损伤"是指"每个人感到身体不适或由医学权威认为对个人的健康和幸福不产生有害的损伤或影响"。建议,对职业人员造血器官、性腺和眼晶体的最大容许剂量为 $300\ mrem \cdot W^{-1}$,对皮肤为 $600\ mrem \cdot W^{-1}$。

1958 年,ICRP 第 1 号出版物发表。该出版物考虑到核燃料工业的迅速发展和电离辐射源的广泛应用,对容许剂量有必要提出严格的建议。建议指出"个人容许剂量"是指"在长时间的累积剂量或一次受照的剂量"这个剂量从现有的知识看,产生严重的躯体损伤或遗传损伤的概率是微不足道的;或者引起比较常见的只限于性质轻微的效应,而受照者本人或专门医生都认为是可以接受的。建议中指出,职业照射人员个人受全身均匀照射的最大容许剂量不能超过 5 rem。按每年工作 50 周计,这个剂量相当于 $0.1\ mrem \cdot W^{-1}$,相当于 1954 年建议值的 1/3。建议同时指出,个人在连续 13 周内受到的累积照射剂量不能超过 3 rem。这些剂量不包括天然本底辐射照射和医疗照射的受照剂量。

1959 年,ICRP 公布了第 2 号出版物。在这个出版物中,根据最大容许剂量值为 5 rem 导出了大约 250 种放射性核素的最大容许体负荷,并给出了放射性核素在空气中和水中的最大容许浓度。ICRP 1958 年的出版物虽然经过 1959 年出版物的补充和后来 1962 年建议书的修订,可是其基本内容没有重大改变。

1965 年,ICRP 在其报告中指出"辐射防护的目的是防止辐射的急性效应,并把晚发效应的危险性限制到可以接受的水平"。其目的在于限制个人的躯体效应和全体人群的遗传效应。建议中,除了对职业照射个人规定了最大容许剂量以外,还对群体和个人有计划的照射推荐使用"剂量限值"一词。

1977 年,ICRP 公布了其第 26 号出版物。在这个出版物中,对其过去的建议进行了全面修订。把辐射危害分为非随机性效应(后来改称确定性效应)和随机性效应,给出了单位剂量诱发随机性效应的危险度和某些器官的危险度系数。提出了放射防护三项基本原则。明确了放射防护的目的。废除了"最大容许剂量"的用词,代之以"剂量限值"用词;废除了"紧要器官"的用词,代之以"关键器官"用词,随之而来的是"关键人群组"、"关键核素"和"关键途径"废除了"最大容许体负荷"代之以放射性核素"摄入量限值"。ICRP 第 26 号出版物建议,职业照射人员个人的年剂量限值为 50 mSv,眼晶体和其他单个器官或组织的年剂量当量限值分别为 150 mSv 和 500 mSv;特殊照射的一次事件中受照剂量不能大于 100 mSv,一生中的受照剂量不能大于 250 mSv;对孕妇和 16~18 岁学生及徒工的受照剂量每年不能超过 15 mSv,年龄小于 16 周岁者按公众成员个人的年剂量限值控制。对公众成员个人的年剂量限值为 5 mSv;公众成员个人的任何单个器官或组织受照射的年剂量当量限值为 50 mSv; 公众成员个人摄入的放射性核素年摄入量限值为职业照射人员个人年摄入量限值的 1/50。

1990 年,ICRP 第 60 号出版物问世。在这个出版物中, ICRP 根据其第 26 号出版物发表后的 10 余年间在放射生物学、辐射剂量学和放射防护等多方面的科学研究成果,以及来自(并非全是)日本受原子弹伤害的 86 500 名幸存者的辐射流行病学调查结果,确认了归因于辐照照射诱发实体癌的发生概率与 10 多年前相比增高 3 倍。通过比较研究以后,ICRP 在其第 60 号出版物中建议将原来对职业照射人员个人的年有效剂量限值 50 mSv 降到 20 mSv; 公众成员个人的年有效剂量限值为 1 mSv;并根据这一新建议在 ICRP 第 61 号出版物中给出了"工作人员放射性核素摄入量限值"。给出了针对辐射剂量或危险概率的剂量约束概念和豁免准则及水平。放射防护体系的三项基本原则没有改变。

2007 年,ICRP 的新建议在其第 103 号出版物中体现,新建议在过去的基础上,既有许多更新,又有基本保留,并力求清晰阐明如何将委员会的建议书应用于各种电离辐射照射源和接受照射的个人。"基本目的是为防止电离辐射照射对人和环境的有害效应而提出一个适当的防护水平,但又不过分限制可能与照射相关的有利的人类活动"。为此,有关归因于电离辐射照射的健康危害的科学资料是必要的前提, 但是放射防护的社会和经济方面等价值判断也必须考虑在内。ICRP 的新放射防护体系,原则上适用于来自任何"源"的所有电离辐射照射。但必须是通过合理的手段对各种照射来源以及所导致个人受照射剂量的情况可控,才能全部贯彻实施。而有些照射是不可能合理控制或无法控制的,另有一些照射属于控制是不合理的,因此遵照有关法规可以排除在外,或者准予豁免。ICRP 通过广泛调研评判有关电离辐射健康效应的大量文献,认为不需要对放射防护体系作根本性改变。新建议书保留放射防护三原则(实践的正当性、防护的最优化和个人剂量限值)作为放射防护体系的核心,继续采取按不同照射对象区分职业照射、公众照射和医疗照射 3 种照射。进一步充实了放射防护体系,并重新安排这个完整体系具体应用于各种电离辐射源所产生的照射和个人所受到的照射。其中一个重要更新点是,新建议书把所有照射分为计划照射、应急照射、既存照射 3 类。这样一来,新体系就聚焦为,根据放射防护三原则,针对新划分的 3 类不同照射情况中的 3 种不同照射对象具体进行防护安排。

综上所述,1950 年以前的放射防护着眼点是防止急、慢性躯体损伤效应,防护对象主要是 X 射线工作者和用镭治疗病人的医务工作者,剂量限值是以天或周为限。这一时间人们对辐射危害认识程度不深。从 1950 年到 1965 年,这期间的防护对象不只限于职业照射人员,还考虑到公众群体人员;不仅单纯考虑外照射,还考虑到限制放射性核素的摄入量,提出了最大容许体负荷的概念。这十多年来,人们对辐射危害和防护的认识有了长足发展。但是对辐射危害的定量研究欠缺。自 1965 年以后,特别是自 1977 年以来人们对辐射危害和防护研究上了一个新的平台,不仅在躯体效应和遗传效应方面而且在细胞水平和分子水平方面对辐射危害有了更深的认识,甚至于在辐照剂量的微剂量学方面、防护体系和辐射危害定量研究中形成了一系列新概念,对放射防护理论的形成起到实质性作用,促进了辐射源安全应用的快速发展。

国际原子能机构(IAEA),是以加速和扩大原子能对世界和平、健康及繁荣的贡献为宗旨,因而十分重视辐射防护与核安全。IAEA 在 20 世纪 60 年代就依据 ICRP 基本建议制定基本安全标准(BSS)。以 IAEA 安全丛书发表的国际基本安全标准,对协调和加强国际间放射防护日益发挥重要作用。进入 20 世纪 90 年代,在总结苏联切尔诺贝利核事故经验的基础上,人们意识到国际辐射防护与安全的统一协调的重要性,也越来越受到普遍重视。IAEA 在 ICRP 第 60 号出版物发表后,积极组织有关国际机构和成员国有关专家参加研制新标准。1996 年国际原子能机构(IAEA)、联合国粮食与农业组织、国际劳工组织、经济合作与发展组织核能机构、泛美卫生组织和世界卫生组织共同倡议并以国际原子能机构安全丛书第 115 号的形式出版了《国际电离辐射防护与辐射源安全基本标准》(IBSS)。该标准主要是依据 ICRP 第 60 号建议书制定的,但是包含了对辐射防护与辐射源安全更多的审管要求。

ICRP 基本建议书是权威学术团体对涉及放射防护的原理、概念和基本原则,以及应用中的重要问题等提供推荐意见。而以 IAEA 安全丛书发表的国际基本安全标准,是官方国际机构把 ICRP 建议书等推荐意见转化为可应用的规范,同时又具有了各倡议组织的法定章程所决定的约束力,是倡议组织的业务范围和受其援助的活动所必须遵守的基本要求。IAEA 115 号安全丛书是 20 世纪 90 年代国际放射防护领域大协作的产物,对推动各国放射防护有着重要作用。

我国的放射防护标准的建立可以追溯到 20 世纪 60 年代,当时的技术标准是和行政法规融为一体并以法规或技术文件的形式发布实施。1960 年国务院批准了《放射性工作卫生防护暂行规定》,由卫生部和国家科委联合下达在国内执行。该暂行规定是我国最早的电离辐射防护法规标准,主要用于推进我国新起步的原子能事业,而医学上仅有一些 X 射线诊断应用。卫生部与国家科学技术委员会根据该规定同时制定并发布了《电离辐射的最大容许量标准》、《放射性同位素工作的卫生防护细则》和《放射性工作人员的健康检查须知》等三个技术文件,这些文件规定了放射工作人员和放射性工作场所邻近居民接受电离辐射照射的最大容许剂量、从事放射性工作的卫生防护要求和为放射性工作人员开展健康检查的要求,为以后制定放射防护基本标准打下了扎实的基础。

随着核科学技术及其应用的迅速发展,我国很快跨进世界核大国行列。1974 年由国家计划委员会、国家基本建设委员会、国防科学技术委员会和卫生部联合发布的《放射防护规定》是我国第一部实行国家标准编号的放射卫生防护标准。该规定采用了 ICRP 第 1 号、第 6 号、第 9 号出版物推荐的"最大容许剂量"概念和剂量限值。它是在有关文件的基础上,经过补充、修改而编制出来的,集中规定了电离辐射放射防护及其管理的各种技术要求,成为一个比较完整的放射防护基本标准。

1979 年国务院颁布的《中华人民共和国标准化管理条例》推动了卫生标准研制工作的发展。1980 年原卫生部成立了全国卫生标准技术委员会,1981 年在委员会中增设了放射卫生防护标准分委员会,其主要任务就是负责放射卫生防护标准的规划制定、组织编制、审查报批和宣贯解释等标准化管理工作。在该委员会和相关单位的组织下,标准研制工作进展迅速。1984 年发布了《放射卫生防护基本标准》,该标准是围绕 ICRP 于 1977年发布的具有重要里程碑意义的第 26 号出版物,有关专家结合我国实际,在展开深入的研讨后所形成。

其后,为配合《放射性同位素与射线装置放射防护条例》等法规的贯彻实施,围绕《放射卫生防护基本标准》、《辐射防护规定》等基本标准,我国相继制定并发布了大量的放射防护、辐射源安全、环境保护和辐射计量等方面的标准,形成了较为完整的放射防护标准体系。2001 年《职业病防治法》发布后,卫生部门依法将 43 项涉及职业照射的原放射卫生国家标准及时转化为国家职业卫生标准,并于 2002 年重新发布。

我国的放射防护标准采用了国际上先进标准的基本内容,并结合了本国国情进行修改,其职业照射的剂量限值与 ICRP 建议书一致。《放射卫生防护基本标准》主要依据了 ICRP 第 26 号建议书,2003 年 4 月 1 日开始实施的新的基本标准《电离辐射防护与辐射源安全基本标准》等效采用了国际原子能机构安全丛书第 115 号出版物《国际电离辐射防护与辐射源安全的基本安全标准》的主要的技术要求。

表 13-4　我国各版放射防护基本标准对比

放射防护规定 GBJ 8—74	放射卫生防护基本标准 GB 4792—84	辐射防护规定 GB 8703—88	电离辐射与放射源安全 基本标准 GB 18871—2002
1. 总则	1. 引言	1. 总则	1. 前言
2. 电离辐射的最大容许剂量当量和限制剂量当量	2. 放射工作人员的剂量限值	2. 剂量限值体系	2. 范围
	3. 工作中的个人剂量限值	3. 辐射照射的控制措施	3. 定义
3. 放射性物质的最大容许浓度和限制浓度	4. 铀矿及其他矿井下作业人员吸收氡气及其子体的限值	4. 放射性废物管理	4. 一般要求
4. 放射性物质污染表面的控制水平	5. 事故和应急照射	5. 放射性物质安全运输	5. 对实践的主要要求
	6. 放射性物质污染表面的导出限值	6. 选址要求	6. 对干预的主要要求
5. 放射性废物、废水、废气的治理和排放	7. 医用照射的防护	7. 辐射监测	7. 职业照射的控制
	8. 教学中接触电离辐射时的剂量限值	8. 辐射事故管理	8. 医疗照射的控制
6. 开放型放射性工作单位的分类及其工作场所的分级	9. 放射工作场所的划分	9. 辐射防护评价	9. 公众照射的控制
	10. 开放型放射工作单位的分类及其工作场所的分级	10. 辐射工作人员的健康管理	10. 潜在照射的控制-源的安全
7. 对建筑物的主要防护	11. 开放型放射工作单位的卫生防护要求	11. 名词术语的定义和解释	11. 应急照射情况的干预
			12. 持续照射情况的干预
		附录 11 个	附录 9 个
附录 5 个			
	附录 6 个		

近年来,国家加快了放射防护标准研制和修订的步伐,特别是在医用辐射防护领域,为适应我国放射诊疗技术快速发展的需要,一大批涉及 X 射线影像诊断、放射治疗与核医学诊疗的放射卫生防护标准相继发布实施。

第五节　放射卫生防护标准的分类

根据《中华人民共和国标准化法》,我国的标准分为强制性标准和推荐性标准。强制性标准是指具有法律属性,在一定范围内通过法律、行政法规等手段强制执行的标准。药品、食品卫生、兽药、农药和劳动卫生标准,产品生产、贮运和使用中的安全及劳动安全标准,工程建设的质量、安全、卫生等标准,环境保护和环境质量方面的标准,有关国计民生方面的重要产品标准等属于强制性标准。推荐性标准又称为非强制性标准或自愿性标准,是指生产、交换、使用等方面,通过经济手段或市场调节而自愿采用的一类标准。这类标准不具有强制性,任何单位均有权决定是否采用,违反这类标准不构成经济或法律方面的责任。需要注意的是,推荐性标准一经接受并采用或各方商定同意纳入商品经济合同中,就成为各方必须共同遵守的技术依据,具有法律约束力。

我国的标准分为国家标准、行业标准、地方标准和企业标准四级,其制定者分别为国务院标准化行政主管部门,国务院有关行政主管部门,省、自治区和直辖市标准化行政主管部门、企业。

我国的放射卫生标准有多种分类方式:按标准发生作用的范围或标准的审批权限分为国家标准、行业标准、地方标准和企业标准四大类,企业标准规定的技术指标一般较国家标准更为严格;按标准的约束性分为强制性标准和推荐性标准;按标准的性质分为技术标准、管理标准和工作标准。

不同种类标准的代号分别为:国家标准,GB;推荐性国家标准,GB/T;国家职业卫生标准,GBZ;推荐性国家职业卫生标准,GBZ/T;卫生行业标准,WS;医药行业标准,YY;核工业行业标准,EJ。

放射卫生标准多为涉及人体健康、安全,并在全国强制执行的国家强制性技术标准。

放射卫生的涉及领域,大致可以包括以下几个方面:核燃料循环设施从选址、设计和运行直到退役各阶段中各类人员的放射防护;核燃料循环设施以外所有各种涉核应用(最主要的是工业和医学应用)中有关放射性同位素与射线装置的生产、销售、使用过程中的卫生防护;核战争中参战人员和居民的放射防护;核和放射的突发事件以及事故应急中的放射卫生防护及医学救治;天然辐射照射的防护等。我国已发布的涉及放射卫生防护的标准(含放射病诊断标准)140 余项,基本覆盖了上述领域。放射卫生标准分类如下:

(1)基本标准和基础标准:《电离辐射防护与辐射源安全基本标准》是最重要的基本标准,是制定其他相关标准的重要依据。该标准中的剂量限制体系是根据国际放射防护委员会(ICRP)第 60 号报告书制定的。此外,还有为剂量估算、术语定义提供基本参数或基础资料的标准属于放射卫生防护基础标准。

(2)职业照射防护标准:由于放射性同位素和射线装置应用于不同类型的工作场所,不同类型的工作场所其放射源的应用方式不同,防护要求不尽相同,都需要有相应的标准保护放射工作人员与公众免受射线的危害, 所以职业照射的防护标准是放射卫生标准中数量较多的一类。包括工业探伤、油气田测井、核检测仪表和辐照装置、安检系统以及非铀厂矿、核燃料循环设施等方面的职业照射卫生防护标准。

(3)公众照射防护标准:包括以核电站为代表的核燃料循环设施对周围公众的照射、建材放射性和住宅氡照射、含放射性物质消费品所致照射、食品和水中放射性以及其他一些天然照射所致公众受照的卫生防护标准。

(4)医疗照射防护标准:包括 X 射线放射学、放射治疗、临床核医学和介入放射学四方面涉及的职业照射卫生防护标准和患者的医疗照射防护标准以及医用辐射装置的质量控制及其检测规范等。

(5)放射病诊断标准:包括内、外照射急、慢性放射病诊断标准、放射性肿瘤病因判断标准与放射工作人员的健康标准。

(6)核与放射事故应急标准:包括核与放射事故应急计划、应急响应程序、应急情况下的剂量估算、医学应急处理等方面的标准。

(7)监测规范和方法标准:主要有食品、水、空气、土壤、生物样品的 γ 能谱分析标准,放射性核素的 α 能谱分析方法,氡的测量等方法标准和检测规范。

(8)其他标准:如评价报告的规范化、机构准入和人员培训等管理标准以及放射性物质运输标准等。

一般来说,限量标准和监测规范中所用的测量方法是强制性的,而独立的测量方法标准为推荐性的。部分放射诊断与治疗相关标准如下:

《X 线诊断中受检者器官剂量的估算方法》(GB/T 16137—1995)

《放射性核素摄入量及内照射剂量估算规范》(GB/T 16148—2009)

《医用 X 射线诊断受检者放射卫生防护标准》(GB 16348—2010)

《医用 γ 射线远距治疗设备放射卫生防护标准》(GB 16351—1996)

《临床核医学的患者防护与质量控制规范》(GB 16361—2012)

《远距治疗患者放射防护与质量保证要求》(GB 16362—2010)

《X 射线计算机断层摄影装置质量保证检测规范》(GB 17589—2011)

《临床核医学放射卫生防护标准》(GBZ 120—2006)

《后装 γ 源近距离治疗卫生防护标准》(GBZ 121—2002)

《电子加速器放射治疗放射防护要求》(GBZ 126—2011)

《医用 X 射线诊断放射防护要求》(GBZ 130—2013)

《医用 X 射线治疗卫生防护标准》(GBZ 131—2002)

《医用放射性废物的卫生防护管理》(GBZ 133—2009)

《放射性核素敷贴治疗卫生防护标准》(GBZ 134—2002)

《X 射线计算机断层摄影放射防护要求》(GBZ 165—2012)

《X、γ 射线头部立体定向外科治疗放射卫生防护标准》(GBZ 168—2005)

《医疗照射放射防护基本要求》(GBZ 179—2006)

《医用 X 射线 CT 机房的辐射屏蔽规范》(GBZ/T 180—2006)

《乳腺 X 射线摄影质量控制检测规范》(GBZ 186—2007)

《计算机 X 射线摄影(CR)质量控制检测规范》(GBZ 187—2007)

由于放射卫生防护标准是根据有关法律法规进行放射卫生监督所必需的技术依据,因此,其范围和重点是依据放射卫生监督的内容而定,并与相应的法律法规配套。在不同时期,由于有关法律法规和放射卫生监督内容的变化,必然会导致放射卫生防护标准的范围、框架结构和重点有所不同。

第六节　放射防护相关国际组织

电离辐射防护的学术性、技术性很强,为了更好地指导电离辐射的安全应用,国际上成立了很多有关组织机构, 与放射防护相关的几个重要国际机构主要有国际放射防护委员会(ICRP)、国际辐射单位与测量委员会(ICRU)、国际原子能机构(IAEA)、联合国原子辐射效应科学委员会 (UNSCEAR)、世界卫生组织 (WHO)、联合国环境规划署(UNEP)、国际劳工组织(ILO)、国际电工学委员会(IEC)和核能机构(NEA)等,本书在此介绍前面 4 个组织。

一、国际放射防护委员会 (ICRP)

国际放射防护委员会的前身是国际 X 射线与镭防护委员会(IXRPC)。当首次国际放射学大会 (ICR)1925 年在伦敦举行时就讨论了成立国际放射防护委员会的需要, 1928年在斯德哥尔摩召开的第二次国际放射学会议一致同意成立国际 X 射线与镭防护委员会,这次会议规定了"伦琴"(R)为辐射的国际通用单位和相应测试方法。在第二次世界大战间,IXRPC 和 ICRU 暂停活动。

第二次世界大战后的首次会议于 1950 年再次在伦敦举行,会上把 IXRPC 的名称改为 ICRP,当时只有 9 名成员,因此严格地说,ICRP 是 1928 年成立的。从此以后,ICRP 一直是国际公认的负责推荐放射防护标准的权威性国际机构。包括我国在内的世界各国都是根据 ICRP 的最新建议修订自己的放射防护标准。

ICRP 是一个公益性的学术团体。它与其他学术团体一样,按在有关学科中的专长选聘委员,为其义务工作,而且逐届改选制度亦可保证其连续性与防止僵化,还可以聘请一些委员以外的专家。ICRP 只承担推荐防护的基本原则与要求,并不从事具体的防护技术与措施的研究和开发以及当前防护水平的调查及管理办法的拟定。但是 ICRP 充分利用了其他机构如 UNSCEAR 等的研究成果,这样,其所推荐的基本防护要求才能不脱离实际,既有实际指导意义而又切实可行的。"ICRP 旨在为了公共的利益,主要是通过提出关于辐射防护各个方面的建议和指南而推进辐射防护科学。在准备其建议书的过程中,ICRP 考虑采取恰当的辐射防护措施所依据的基本原则和定量基础, 而把制定完全适合各国需要的专门建议、实践法规或规定的职责留给各个国家的防护机构"。所以各国主管部门应当自己决定是否采用 ICRP 的推荐及拟定如何实施的细则。ICRP 的推荐能否被普遍接受,取决于其质量。首先出发点要公正超脱,立足于全人类利益;要忠实于科学,充分反映先进的科学成果;立论要审慎,认识到现有的知识和经验可能不足而又不能等到知识完备了再来防护;要求要切实可行,考虑到社会、科学的因素,并要能按知识和经验的积累及技术的进步适时地更新,而又保持稳定性与连续性,使其进展是进化式的;表述上要明确以能防止误解。从各国际团体和各国的反应来看,ICRP 的活动是一个成功的经验。

从 1929 年开始,ICRP 就开始制定并出版发行与放射防护相关的出版物,至1959 年发行了 8 种,1959 年以后,开始为出版物编上序号,至 2009 年 7 月,出版物的序号已编至 107 号,还有 4 种正在编辑出版当中,这些出版物已成为指导各国政府制定本国放射防护相关法规与标准的依据。

ICRP 由主委员会和 5 个专门委员会组成。委员人选是以他们在医学放射学、放射防护、保健物理、生物学、遗传学、生物化学和生物物理等领域公认的成就为依据,并照顾到专业知识而不是国籍方面的平衡而确定的。为了执行其任务,ICRP 下设 5 个专门委员会:第 1 专门委员会负责辐射效应研究;第 2 专门委员会负责次级限值研究;第 3 专门委员会负责医学防护研究;第 4 专门委员会负责委员会建议书应用研究;第 5 专门委员会负责环境防护研究。ICRP 的大部分工作是由这几个专门委员会承担的。

二、国际辐射单位与测量委员会 (ICRU)

国际辐射单位与测量委员会在 1925 年于伦敦召开的第一届国际放射学大会(ICR)上,决定先于放射防护成立"国际 X 射线单位委员会",后来改名为"国际辐射单位与测量委员会"。ICRU 是国际上公认的权威学术组织,专门研究提出关于电离辐射量与单位,以及有关电离辐射量的测量和应用方面的技术报告。ICRU 技术报告是电离辐射量与单位及其测量、应用的权威文献。

ICRU 致力于收集、评价与电离辐射测量及剂量学问题有关的最新数据和技术资料,并在下述几方面推荐最可以接受供当前使用的建议:①电离辐射与放射性的量及其单位;②在临床放射学与放射生物学中测量和应用这些量的恰当方法;③应用这些方法中为保证一致性所需的物理数据。

ICRU 工作范围所涉及的主要技术领域包括:电离辐射量和单位,相关理论方面问题,有关因子,放射治疗,放射诊断,核医学,放射生物学,放射防护,放射化学,放射性,X 射线与 γ 射线和电子的放射物理,以及中子和重粒子的放射物理等。ICRU 与国际计量局(BIPM)等诸多相关国际机构有很密切的工作联系,其中在放射防护领域方面与国际放射防护委员会紧密合作。

ICRU 的技术报告顺序连续编号出版发行,内容过时的报告就由新的报告所取代。早期 ICRU 报告发表在《英国放射学杂志》、《放射学》等期刊上;第二次世界大战后一度以美国国家标准局手册发表;自 1967 年后由委员会自行出版;2001 年起委员会又以"ICRU 杂志"的形式,每年一卷,由英国牛津大学出版社出版发行。ICRU 报告还可以从英国核技术出版社购得。ICRU 的技术报告不仅提出了各种电离辐射量和单位的定义、测量以及应用方面的有关原则,而且是放射诊断、放射治疗、核医学以及各行各业放射实践中所有电离辐射剂量学问题的指南。截至 2009 年 7 月,已出版报告 81 份。

三、国际原子能机构 (IAEA)

国际原子能机构是一个同联合国建立关系,并由世界各国政府在原子能领域进行科学技术合作的机构。1954 年 12 月,第九届联合国大会通过决议,要求成立一个专门致力于和平利用原子能的国际机构。1956 年 10 月,来自世界 82 个国家的代表举行会议,通过了旨在保障监督和和平利用核能的国际原子能机构规约。1957 年 7 月,规约正式生效。同年 10 月,国际原子能机构召开首次全体会议,宣布机构正式成立,总部设在奥地利的维也纳。国际原子能机构的宗旨是加速扩大原子能对全世界和平、健康和繁荣的贡献,并确保由机构本身,或经机构请求、或在其监督管制下提供的援助不用于推进任何军事目的。

国际原子能机构规定,任何国家只要经过机构理事会推荐和大会批准,并交存对机构规约的接受书,即可成为该机构的成员国。截至 2012 年 2 月,机构共有 153 个成员国。

国际原子能机构的组织机构包括大会、理事会和秘书处。大会由全体成员国代表组成,每年召开一次,一般在 9 月,为期一周;秘书处是执行机构,由总干事领导,下设政策制定办公室、技术援助及合作司、核能和核安全司、行政管理司、研究和同位素司以及保障监督司;作为决策机构,理事会负责审查国际原子能机构预算、相关项目及成员国申请国,并向大会作出推荐。理事会的职责还包括批准相关安全协定,任命总干事等。理事会每年改选一次,由大会指定和选举产生。在每届固定的 35 名成员中,13 个成员由国际原子能机构大会指定,任期一年。这 13 个成员按地区分配,由各地区内核工业最发达的国家担任。其他 22 名成员由大会选出,任期两年。

自成立以来,国际原子能机构在保障监督和和平利用核能方面做了大量的工作,并先后主持制定了《及早通报核事故公约》、《核事故或辐射紧急情况援助约》、《核安全公约》、《乏燃料管理安全和放射性废料管理安全联合公约》、《修订〈关于核损害民事责任的维也纳公约〉议定书》和《补充基金来源公约》等一系列与核安全、辐射安全、废物管理安全标准有关的国际公约。

1984 年,中国政府向国际原子能机构递交了接受规约的接受书,成为该机构正式成员国。几十年来,中国参与了该机构一些国际公约的制定工作,并与该机构签署了一系列公约和协定。

2005 年诺贝尔和平奖授予国际原子能机构和该组织总干事穆罕默德·巴拉迪,以表彰他们在阻止核能在军事领域内的使用以及在和平利用核能等方面作出的贡献。

四、联合国原子辐射效应科学委员会 (UNSCEAR)

联合国大会在 1955 年 12 月 3 日一致通过 913(X)决议,成立联合国原子辐射效应科学委员会,委员会的任务是收集和评价电离辐射效应和水平的信息。最初的委员会由来自联合国 15 个国家的高级科学家组成。这 15 个国家分别是:阿根廷、澳大利亚、比利时、巴西、加拿大、捷克斯洛伐克、埃及、法国、印度、日本、墨西哥、瑞典、英国、美国和苏联。委员会第一次会议于 1956 年 3 月 1 日到 23 日在纽约举行。1973 年,联合国大会决定再邀请 5 个成员国参加委员会的工作,这 5 个成员国分别是德国、印度尼西亚、秘鲁、波兰和苏丹。1986 年邀请中国参加委员会。现在委员会包括 21 个成员国的代表。苏联和捷克斯洛伐克解体后,由俄罗斯和斯洛伐克参加。1974 年,委员会秘书处由纽约迁移到维也纳,在工作上与联合国环境规划署有关系。

　　UNSCEAR 是有关电离辐射水平和效应的世界性权威机构,世界各国政府和组织把委员会的评价作为评价辐射危险和采取防护措施的科学基础。评价的范围包括各种电离辐射照射,和平利用的和军用的,天然的和人工的。联合国大会每年都要对委员会的工作进行评价。在 1958 年和 1962 年委员会向联合国大会提交了两份重要的报告,这两份报告对人类所受电离辐射水平和可能的效应作出了综合性的评价;为禁止大气层核武器试验的部分禁试条约谈判提供了科学基础。委员会系统地评价了全球和区域公众照射、职业照射和医疗照射的水平和趋势;定期地对日本 1945 年原子弹爆炸幸存者和其他受照人群组的辐射健康效应进行科学的评估,这些评价为各国和各国际机构(如国际原子能机构、国际劳工组织和世界卫生组织)制定辐射防护政策提供了科学基础。在切尔诺贝利事故后,UNSCEAR 从一开始就参与了辐射照射和健康效应的评价。在 1988 年出版了第一份应急工作人员急性辐射效应和全球照射的评估报告。在 2000 年出版了更详细的事故辐射水平和效应的评价。委员会的结论是:切尔诺贝利沉降影响的地区,甚至影响最大的地区的居民不必担心辐射对健康的影响。委员会还参加了切尔诺贝利论坛,论坛的结论实质上是采纳了 UNSCEAR 2000 年报告的结论。委员会还将进一步研究辐射健康效应的科学基础。

　　在 2007 年委员会对医学、公众和职业照射;切尔诺贝利事故;免疫系统效应和非人类物种效应等主题进行了评述。委员会的职责不包括有关辐射防护问题,这是其他国际组织的职责。委员会的任务是研究有关科学的问题,而不涉及有关政策的研究。

　　UNSCEAR 是一个独立的和科学的团体。UNSCEAR 成立以来出版了十余份重要报告,历次 UNSCEAR 报告书是研究电离辐射水平与效应颇具权威性的宝贵文献。

第十四章　放射防护管理

放射防护管理是指放射性核素与射线装置的生产、制造单位,防护器材的生产单位和放射线应用单位及其主管部门根据有关放射卫生防护法规与标准进行的自主管理,属于依法和守法的问题。

当放射防护的硬件措施满足相关国家标准要求后,为了进一步预防和控制职业危害,建立相应的放射防护管理措施是非常必要的。《中华人民共和国职业病防治法》中规定,用人单位应当采取下列职业病防治管理措施:①设置或指定职业卫生管理机构或者组织,配备专职或者兼职的职业卫生管理人员,负责本单位的职业病防治工作;②制定职业病防治计划和实施方案;③建立、健全职业卫生管理制度和操作规程;④建立、健全职业卫生档案和劳动者健康监护档案;⑤建立、健全工作场所职业病危害因素监测及评价制度;⑥建立、健全职业病危害事故应急救援预案。

《放射性同位素与射线装置安全和防护条例》、《放射诊疗管理规定》、《放射工作人员职业健康管理办法》等法规和部门规章对辐射防护管理也提出了相关的要求。职业卫生技术服务机构在对医疗机构建立的放射防护管理制度进行评价时就是结合上述法律法规,针对医疗机构的具体情况,合理分析已建立规章制度的可行性以及是否能够满足实际工作的需要。

医疗机构建立的规章制度至少应包括建立的放射防护组织机构及其职责、放射防护管理制度、仪器设备操作规程、工作流程、质量控制措施、个人剂量监测、职业健康监护以及放射防护培训等内容。

第一节　放射防护管理机构

《放射诊疗管理规定》要求医疗机构应当配备专(兼)职的管理人员,负责放射诊疗工作的质量保证和安全防护。也就是说凡使用医用放射性同位素和射线装置的单位,应根据装置的数量和复杂程度,建立安全防护机构或任命专(兼)职防护安全员。

开展放射诊疗工作的医疗机构设立的放射防护管理机构负责本单位的辐射安全与防护工作的管理、监督和技术指导及日常事务的管理。放射防护管理机构要建立健全本单位的各项放射防护规章制度,定期组织召开例会,对本单位的放射源和射线装置进行定期检查,查找不足,以保证放射工作人员的身体健康。放射防护管理机构的主要职责如下:

(1)根据防护法规和标准,结合本单位实际应用情况,制定规章制度和实施细则,并监督实行。

（2）组织本单位放射工作人员接受放射防护法规、专业技术知识培训。

（3）制订放射诊断与放射治疗的质量保证程序，并协助单位负责人组织实施。

（4）定期对放射工作场所及其周围环境进行放射防护监测和检查，将必要情况通知操作人员，对异常情况及时报告本单位主管部门。

（5）向本单位主管部门定期报告监测结果，提出放射安全评价和改进意见。

（6）放射防护安全管理人员有权利由于放射安全原因，停止放射性同位素的使用和射线装置的运行。

（7）参与放射事故的调查与处理。

（8）建立放射工作管理档案。

（9）接受放射防护监督、监测部门的指导检查，提供相关材料，反映情况，配合进行防护监督监测。

放射防护安全员应当由具有一定资格的专业人员担任或兼任。如放射诊断部门由技师及其以上职称的人员担任，医用加速器部门由工程师或主管技师职称的专业人员担任；并且需要经过放射卫生防护知识的专门培训，经放射防护机构考核合格方可上岗。

第二节　放射防护管理规章制度

规章制度是用人单位制定的组织劳动过程和进行劳动管理的规则和制度的总和，也称为内部劳动规则，是单位内部的"法律"。规章制度内容广泛，包括了用人单位经营管理的各个方面。放射防护规章制度就是单位针对放射防护制定的规则和制度。

开展放射诊疗工作的医疗机构应当建立完善的放射防护规章制度。已建立的规章制度要根据国家现行有效的法律法规进行及时修订。主要的规章制度应包括但不限于以下内容：

（1）辐射防护制度；

（2）辐射监测制度；

（3）个人剂量监测及管理制度；

（4）放射工作人员职业健康监护和管理制度；

（5）放射防护知识培训制度；

（6）辐射源和射线装置操作制度；

（7）辐射源和射线装置检修、维修制度；

（8）辐射事故应急处理预案等；

（9）职业病危害警示与告知制度；

（10）放射防护用品管理制度；

（11）放射事故处置与报告制度。

第三节　工作场所放射防护检测

　　放射防护检测是执行放射防护任务，落实放射防护管理措施的先决条件和前提手段。放射防护的检测主要是控制和评价辐射危害，为放射防护目标的执行和具体措施的落实提供理论依据。

　　工作场所放射防护检测包括射线机房内、外环境辐射场的检测。其目的是为了估算和控制职业放射性工作人员和公众所受辐射剂量。检测过程主要包括：检测计划的制定、测量具体实施、测量结果的解释。

　　放射防护检测必须根据拟检测的放射工作场所的辐射类型、辐射强度、辐射场分布情况，以辐射防护原则为基础，充分考虑到辐射防护的要求制定检测计划。检测的范围和要求应依据放射工作实践和场所设施的性质和规模而定。通过检测可以得到以下几方面的信息：

　　(1)确认有关工作场所和环境的安全状况，控制工作场所和环境安全状况的措施、方法是否适当；

　　(2)确认操作工艺的改变是否已经改善了工作场所的放射工作条件；

　　(3)通过检测能够估算人员可能受到的照射剂量，以证明工作条件是否符合放射防护安全要求；

　　(4)应用收集到的个人监测数据、工作场所放射防护检测数据可以评价工作场所、操作规程或防护屏蔽设计中存在的优缺点，从而有利于进一步改进安全状况；

　　(5)正确的检测结果可使工作人员知道所处工作场所的辐射场分布情况，从而清楚会何时、何处受到多大照射剂量的信息，以促使工作人员自己设法降低受照辐射剂量；

　　(6)为估算事故性照射剂量提供依据；

　　(7)检测数据还可作为个人监测数据缺失情况下的一种补救措施，并可用于流行病学调查等用途。

　　《放射诊疗管理规定》中明确要求医疗机构应当定期对放射诊疗工作场所和防护设施进行放射防护检测，保证辐射水平符合有关规定或者标准。

　　放射诊疗工作场所内、外环境辐射场的防护检测，分为放射诊疗设备和其机房的检测。主要检测内容是放射诊疗设备泄漏辐射、机房内散射辐射及机房外泄漏辐射。通过检测可以发现潜在危险区，从而采取必要的防护措施，使之达到有关放射卫生防护规定的要求，并可以预先估算处于该场所的人员在特定时间内的受照射量，为改善防护条件，减少和控制受检者的照射剂量和改进屏蔽设计提供有价值的信息。

　　外环境是指放射诊疗设备机房门、窗户、走廊、楼上、楼下和其他相邻房间。外环境辐射检测的结果是评价放射性工作单位在使用射线装置过程中对周围公众有无影响的依据。若监测结果超过国家标准，就应该提出改进措施，使其达到标准。

　　放射诊疗工作场所的辐射检测是一种预防性测量，通过测量工作场所内、外环境的照射率或剂量率，发现潜在危险区，从而能告诫有关人员尽可能避开危险区域，指出允许工作时间,为改善防护条件提供依据。

第四节　个人剂量管理

个人剂量监测是一种控制性测量,通过测量被射线照射人员的局部或整体的累积量,从而告诉工作人员到某一时刻以前所受到的照射量或吸收剂量,注意控制以后的照射量。个人剂量监测数据是对放射工作人员进行放射损伤诊断和医学处理的重要依据,也是研究辐射损伤及制定和修改防护标准的重要依据。个人剂量监测的目的是严格执行辐射防护标准,科学控制工作人员的受照剂量,使之达到合理的最低水平,并查明防护工作中的薄弱环节,以便采取有效的改进措施。

放射诊疗工作单位应委托有资质的职业卫生技术服务机构对本单位从事放射性作业的工作人员定期进行个人剂量监测,建立个人剂量档案,并妥善保存。个人剂量监测和管理主要包括以下内容:

(1)放射工作单位应当按照国家有关法律、法规、标准、规范的要求,安排本单位的放射工作人员接受个人剂量监测,并遵守下列规定:外照射个人剂量监测周期一般为30天,最长不应超过90天;内照射个人剂量监测周期按照有关标准执行;建立并终生保存个人剂量监测档案;允许放射工作人员查阅、复印本人的个人剂量监测档案。

(2)个人剂量监测档案应当包括:常规监测的方法和结果等相关资料;应急或者事故中受到照射的剂量和调查报告等相关资料。放射工作单位应当将个人剂量监测结果及时记录在《放射工作人员证》中。

(3)放射工作人员进入放射工作场所时应当遵守下列规定:正确佩戴个人剂量计;操作结束离开非密封放射性物质工作场所时,按要求进行个人体表、衣物及防护用品的放射性表面污染监测,发现污染要及时处理,做好记录并存档;进入辐照装置、工业探伤、放射治疗等强辐射工作场所时,除佩戴常规个人剂量计外,还应当携带报警式剂量计。

(4)个人剂量监测工作应当由具备资质的个人剂量监测技术服务机构承担。

第五节　职业健康管理

开展放射诊疗工作的单位应委托有资质的医疗机构对本单位从事放射性作业的工作人员定期进行职业健康检查。建立个人职业健康档案,并妥善保存。职业健康管理主要包括以下内容:

(1)放射工作人员上岗前应当进行上岗前的职业健康检查,符合放射工作人员健康标准的,方可参加相应的放射工作。放射工作单位不得安排未经职业健康检查或者不符合放射工作人员职业健康标准的人员从事放射工作。

(2)放射工作单位应当组织上岗后的放射工作人员定期进行职业健康检查,两次检查的时间间隔不应超过2年,必要时可增加临时性检查。

（3）放射工作人员脱离放射工作岗位时，放射工作单位应当对其进行离岗前的职业健康检查。

（4）对参加应急处理或者受到事故照射的放射工作人员，放射工作单位应当及时组织健康检查或者医疗救治，按照国家有关标准进行医学随访观察。

（5）职业健康检查机构发现有可能因放射性因素导致健康损害的，应当通知放射工作单位，并及时告知放射工作人员本人。放射工作单位应当在收到职业健康检查报告的7日内，如实告知放射工作人员，并将检查结论记录在《放射工作人员证》中。放射工作单位对职业健康检查中发现的不宜继续从事放射工作的人员，应当及时调离放射工作岗位，并妥善安置；对需要复查和医学随访观察的放射工作人员，应当及时予以安排。

（6）放射工作单位不得安排怀孕的妇女参与应急处理和有可能造成职业性内照射的工作。哺乳期妇女在其哺乳期间应避免接受职业性内照射。

（7）放射工作单位应当为放射工作人员建立并终生保存职业健康监护档案。职业健康监护档案应包括以下内容：职业史、既往病史和职业照射接触史；历次职业健康检查结果及评价处理意见；职业性放射性疾病诊疗、医学随访观察等健康资料。

（8）放射工作人员有权查阅、复印本人的职业健康监护档案。放射工作单位应当如实、无偿提供。

（9）在国家统一规定的休假外，放射工作人员每年可以享受保健休假2~4周。享受寒、暑假的放射工作人员不再享受保健休假。从事放射工作满20年的在岗放射工作人员，可以由所在单位利用休假时间安排健康疗养。

第六节　放射工作人员培训管理

医学放射工作人员放射防护培训的目的是为了提高各类医学放射工作人员对放射安全重要性的认识，增强防护意识，掌握防护技术，最大限度地减少不必要的照射，避免事故发生，保障工作人员、受检者与患者以及公众的健康与安全，确保电离辐射的医学应用获取最佳效益。

防护培训的基本要求是，对电离辐射医学应用的利与害有正确的认识，防止麻痹思想和恐惧心理；了解有关放射防护法规和标准的主要内容，掌握放射防护基本原则；了解、掌握减少工作人员和受检者所受照射剂量的原理和方法，以及有关防护设施与防护用品的正确使用方法；了解可能发生的异常照射及其应急措施。

放射防护培训课程内容主要是放射诊疗设备工作原理，放射诊疗技术的发展，放射诊疗设备的防护性能及其监测方法，放射诊疗相关放射卫生防护标准及有关防护管理法规，附加防护设备与辅助防护用品，工作人员的防护，受检者的防护，放射诊疗的质量保证，事故预防及处理等。

放射工作人员培训管理主要包括以下内容：

（1）放射工作人员上岗前，放射工作单位负责向所在地县级以上地方人民政府卫生行政部门为其申请办理《放射工作人员证》。

(2)放射工作人员上岗前应当接受放射防护和有关法律知识培训,考核合格方可参加相应的工作。培训时间不少于 4 天。

(3)放射工作单位应当定期组织本单位的放射工作人员接受放射防护和有关法律知识培训。放射工作人员两次培训的时间间隔不超过 2 年,每次培训时间不少于 2 天。

(4)放射工作单位应当建立并按照规定的期限妥善保存培训档案。培训档案应当包括每次培训的课程名称、培训时间、考试或考核成绩等资料。

(5)放射防护及有关法律知识培训应当由符合省级卫生行政部门规定条件的单位承担,培训单位可会同放射工作单位共同制定培训计划,并按照培训计划和有关规范或标准实施和考核。

(6)放射工作单位应当将每次培训的情况及时记录在《放射工作人员证》中。

第十五章 放射工作人员职业健康

开展放射诊疗工作的医疗机构应当按照有关规定和标准，对放射工作人员进行上岗前、在岗期间和离岗时的健康检查，未经上岗前医学检查者，不得从事放射工作。上岗前医学检查是放射工作人员健康标准的重要组成部分，是全部医学检查的基础资料，必须全面、系统、仔细、准确地询问和检查并详细记录，为在岗期间或意外事故等检查作对比和参考。

从事放射工作人员职业健康检查的医疗机构应由省级卫生行政部门审定、批准，获得放射工作人员职业健康检查资格，并在其获批准的范围内从事相关活动。放射工作人员职业健康检查机构应当具备下列基本条件:有《医疗机构执业许可证》;有与开展职业健康检查和评价相适应的医疗卫生技术人员;有与开展职业健康检查相适应的仪器、设备和技术;有辐射细胞遗传学检验设备和用生物学方法估算受照人员剂量的能力;有健全的质量管理体系和制度。

放射工作人员职业健康检查只能由具有医疗执业资格的医师和技术人员担当。职业健康检查机构应保证配有具备下列基本条件的主检医师:具备中级以上专业技术资格;熟悉和掌握放射医学、放射生物学、辐射剂量学和辐射防护专业知识;熟悉和掌握职业病防治法规、职业性放射性疾病诊断标准和处理原则;熟悉放射工作场所的性质、操作方式、可能存在的职业健康危险和预防控制措施;评价放射工作人员的健康状况与其所从事的特定放射工作的关系、判断其是否适合从事该工作岗位的能力。

1. 上岗前检测结果的放射工作适应性意见为:

(1)可以从事放射工作;

(2)在一定限制条件下,适合从事某一特定工作(例如:不可从事需要采取呼吸防护措施的工作);

(3)不应(或不宜)从事放射工作。

2. 对于进行在岗期间健康检查的放射工作人员,由医学检查医师提出受检查者的放射工作的适应性意见,为下列意见之一:

(1)可继续原放射工作;

(2)暂时脱离放射工作;

(3)不宜再做放射工作而调整做其他非放射工作。

对于暂时脱离放射工作的人员,经复查符合放射工作人员健康标准的,主检医师应提出可返回原放射工作岗位的建议。

第一节　放射工作人员健康标准

放射工作人员健康标准的基本要求包括病史和体格检查两部分。在《放射工作人员健康标准》中明确要求放射工作人员必须具备在正常、异常和紧急情况下,都能准确无误地、安全地履行其职责的健康条件,即符合下列要求:

(1)明确的个人和家庭成员的既往史、放射线及其他理化有害物质接触史、婚姻和生育史、子女健康情况等,均应予以记录。

(2)目前健康状况良好。

(3)正常的呼吸、循环、消化、内分泌、免疫、泌尿生殖系统以及正常的皮肤黏膜毛发、物质代谢功能等。

(4)正常的造血功能,如红系、粒系、巨核细胞系等,均在正常范围内。

例如外周血:

男:血红蛋白 120~160 g/L,红细胞数$(4.0~5.5)\times10^{12}$/L;

女:血红蛋白 110~150 g/L,红细胞数$(3.5~5.0)\times10^{12}$/L;

就业前白细胞总数$(4.5~10)\times10^9$/L,血小板数$(110~300)\times10^9$/L;

就业后白细胞总数$(4.0~11.0)\times10^9$/L,血小板数$(90~300)\times10^9$/L。

高原地区应参照当地正常范围处理。

(5)正常的神经系统功能、精神状态和稳定的情绪。

(6)正常的视觉、听觉、嗅觉和触觉,以及正常的语言表达和书写能力。

(7)外周血淋巴细胞染色体畸变率和微核率正常。

(8)尿和精液常规检查正常。

就业后定期医学检查的目的是判断放射工作人员对其工作的适应性和发现就业后可能出现的某些辐射效应和其他疾病。就业后定期检查的频度根据放射工作人员的工作条件而定。放射工作人员的工作条件分为甲种、乙种 2 类,具体分类标准如下:

甲种工作条件,工作人员在此条件下连续工作一年所受的照射有可能超过年剂量当量限值的 3/10。

乙种工作条件,工作人员在此条件下连续工作一年所受的照射很少有可能超过年剂量当量限值的 3/10;但有可能超过 1/10。

甲种工作条件者,每年进行全面医学检查一次;乙种工作条件者,工作人员在岗期间职业健康检查的周期为 1~2 年,但不得超过 2 年。检查要求和上岗前相同,根据放射工作人员的职业史、医学史、症状及体征、放射工作类型、方式及靶器官的不同,在岗期间定期职业健康检查时应适当增加有针对性的检查项目,检查结果应与上岗前进行对照、比较,以便判定是否适应继续放射工作,或需调整做其他工作。如果发现异常,应根据具体情况,增加检查频度及检查项目。

从事放射诊断的放射工作人员胸部 X 线照片检查(不作透视)频度间隔时间不宜过长,不长于 2~3 年。对于放射工龄长、年龄大的工作人员,应每年拍胸片一次,并进行早期发现癌症的各项检查。

对于放射工作人员从事放射工作后的情况,应记录以下信息:

(1)从事放射线和/或放射性核素的工种、工龄及剂量;

(2)对放射工作的适应情况;

(3)从事放射工作后,患过何种疾病及治疗情况;

(4)有无受过医疗照射、过量照射、应急照射、事故照射等情况;

(5)就业后至本次检查累积受照剂量当量。

第二节 不应(或不宜)从事放射工作的
健康和其他有关条件

就业前后凡存在以下条件(或情况)之一者,不应(或不宜)从事放射工作:

(1)严重的呼吸系统疾病(例如:活动性肺结核、严重而频繁发作的气管炎和哮喘等);循环系统疾病(例如:各种失代偿的心脏病、严重高血压、动脉瘤等);消化系统疾病(例如:严重的消化道出血、反复发作的胃肠功能紊乱、肝脾疾病和溃疡病等);造血系统疾病(例如:白血病、白细胞减少症、血小板减少症、真性红细胞增多症、再生障碍性贫血等),及不符合正常的造血功能检查项目中任何一条者;神经和精神系统疾病(例如:器质性脑血管病、脑瘤、意识障碍、癫痫、癔病、精神分裂症、精神病、严重的神经衰弱等);泌尿生殖系统疾病(例如:严重肾功能异常、精子异常、梅毒及其他性病);内分泌系统疾病(例如:未能控制的糖尿病、甲亢、甲低等);免疫系统疾病(例如:明显的免疫功能低下及艾滋病等);皮肤疾病(例如:传染性的、反复发作的、严重的、大范围的皮肤疾病等)。

(2)严重的视听障碍(例如:高度近视、严重的白内障、青光眼、视网膜病变、色盲、立体感消失、视野缩小等);严重的听力障碍等。

(3)恶性肿瘤,有碍于工作的巨大的、复发性良性肿瘤。

(4)严重的、有碍于工作的残疾,先天畸形和遗传性疾病。

(5)手术后而不能恢复正常功能者。

(6)未完全恢复的放射性疾病(指就业后)或其他职业病等。

(7)其他器质性或功能性疾病、未能控制的细菌性或病毒性感染等。

授权的医疗机构和医师应根据所发现疾病的程度、性质,结合其拟从事的放射工作的具体情况,综合衡量确定。

(8)有吸毒、酗酒或其他恶习而不能改正者。

(9)未满 18 岁,不宜在甲种工作条件下工作;16~17 岁允许接受为培训而安排的乙种工作条件下的照射。

(10)已从事放射工作的孕妇、哺乳期妇女不应在甲种工作条件下工作,妊娠六个月内不应接触射线。

(11)以前已经接受过 5 倍于年剂量限值照射的放射工作人员,不应再接受事先计划的特殊照射。

(12)对放射工龄长、受过专业训练、具有专门技术、经验丰富的放射学专家或技术人员,其健康情况有不符合健康标准者,授权的医疗机构和医师,应慎重、仔细地权衡对社会和个人的利弊来决定是否继续某些限制的放射工作,或停止其放射工作。

第三节　部分职业性外照射放射性疾病

职业病在《职业病防治法》中的定义是企业、事业单位和个体经济组织的劳动者在职业活动中,因接触粉尘、放射性物质和其他有毒、有害物质等因素而引起的疾病。放射性疾病是指由电离辐射所导致的不同类型、不同程度的损伤和疾病的总称,这类疾病的病因明确、病种多样。职业性放射性疾病是指劳动者在职业活动中所患的放射性疾病。

放射工作人员受到的职业照射多为慢性低剂量的照射,只有在防护条件差的情况下,受照剂量达到或超过一定水平的时候,才可能引起局部或全身的慢性放射性疾病。

放射性疾病的分类方法较多,按照射线的作用方式和来源分为外照射放射病和内照射放射病;按照发病的缓急程度分为急性、亚急性和慢性放射病;按照发病的范围分为全身性和局部放射损伤;按照是否伴随有其他致病因素所致的损伤分为单纯放射损伤和放射性复合伤;按照发病与职业的关系分为职业性和非职业性放射性疾病。

放射性疾病大部分属于确定性效应,如各种类型的放射病、眼晶体混浊、非癌性皮肤损伤、生育障碍、造血功能减退等,其损伤的严重程度和发病概率都随着受照剂量的增加而增加,并且存在着剂量阈值,即低于阈值时一般不会造成损害。另一部分则为随机性效应,发生概率与受照剂量大小有关,这种效应主要是受照后远期可能发生的致癌效应,即所谓的放射性肿瘤。

虽然各类放射性疾病的临床特点各不相同,但是也存在有共性,即所有放射性疾病都有接触电离辐射的受照史,有一定的剂量-效应关系;放射性疾病的临床表现虽然各有特点,但是都不具备特异性,和其他非放射性因素导致的某些疾病可以有相似甚至相同的临床表现。这就是对放射性疾病的诊断除了依据各个疾病的临床特点外,还必须根据受照史,特别是受照剂量,全面分析剂量-效应关系,并排除其他致病因素才能做出正确诊断的原因。

一、放射性白内障

放射性白内障是指由 X 射线、γ 射线、中子及高能 β 射线等电离辐射所导致的晶状体混浊。

放射工作人员的放射性白内障诊断条件是,患者有电离辐射的职业接触史,其眼晶状体受到的急性或慢性外照射剂量等于或超过 1 Gy,经过从 1 年到几十年不等的潜伏期后,晶状体开始出现混浊并且不断发展,呈现放射性白内障的形态特点。在排除其他非放射性因素导致白内障的情况下,结合患者的个人职业健康档案进行综合分析,才可以将其诊断为放射性白内障。

放射性白内障分为四期,各期的分期标准如下:

放射性白内障Ⅰ期:晶状体后极部后囊下皮质内有细点状混浊,排列成比较稀疏、较薄的环状,同时可能伴有空泡(图15-1)。

放射性白内障Ⅱ期:晶状体后极部后囊下皮质内呈现盘状混浊并且伴随有空泡。病情严重的,在盘状混浊的周围出现不规则的条纹状混浊向赤道部延伸。盘状混浊也可能向皮质深层扩展,呈现宝塔形状的外观。与此同时,晶状体前极部前囊下皮质内也可能出现细点状混浊及空泡,视力可能减退(图15-2)。

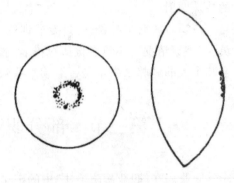

图 15-1　放射性白内障Ⅰ期

放射性白内障Ⅲ期:晶状体后极部后囊下皮质内呈现蜂窝状混浊,晶状体后极部比较致密,向赤道部位逐渐变得稀薄,同时伴随有空泡,可能有彩虹点,晶状体前囊下皮质内的混浊程度加重,有不同程度的视力障碍(图15-3)。

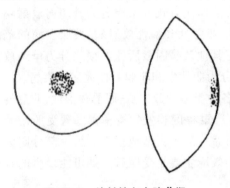

图 15-2　放射性白内障Ⅱ期

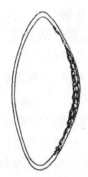

图 15-3　放射性白内障Ⅲ期

放射性白内障Ⅳ期:患者的晶状体全部混浊,出现严重视力障碍。

放射性白内障的鉴别诊断需要排除其他非放射性因素所引起的白内障,包括起始于晶状体后囊下型的老年性白内障,高度近视、色素膜炎、视网膜色素变性等的并发性白内障,与糖尿病、手足搐搦、长期服用类固醇等全身代谢有关的白内障,挫伤性白内障,化学中毒及其他物理因素所导致的白内障,先天性白内障。

放射性白内障的处理原则主要有以下两点:

1. 对明确诊断为职业性放射性白内障的患者,应当脱离接触放射线的工作岗位,定期进行检查,一般每年复查一次晶状体。

2. 当患者晶状体混浊所致的视力障碍影响正常生活或正常工作时,可以实施白内障摘除及人工晶体植入术。

二、放射性肿瘤

放射性肿瘤是恶性肿瘤的一种,是指接受电离辐射照射后发生的,并且与所受该照射具有一定程度流行病学病因联系的恶性肿瘤。包括白血病和实体瘤两大类,其中实体瘤是所有非白血病的恶性肿瘤总称。

放射性肿瘤的判断依据是：有接受一定剂量某种射线照射的历史和受照剂量的相关资料。受照经一定潜伏期后发生下列特定类型的原发性恶性肿瘤并且得到临床确诊：胃癌、结肠癌、肺癌、慢性粒细胞白血病、急性白血病、除慢性淋巴细胞白血病以外的所有类型白血病、女性乳腺癌、食管癌、膀胱癌、肝癌、甲状腺癌以及骨和关节恶性肿瘤。根据患者性别、受照时年龄、发病潜伏期和受照剂量按照国家标准计算所患恶性肿瘤起因于所受照射的病因概率(probability of causation, 简称 PC)，当计算所得的 PC 值≥50%时，就可以判断为放射性肿瘤。

为计算照射诱发恶性肿瘤病因概率，需要由患者的用人单位提供下列资料：

1. 患者的姓名、性别、年龄、癌症诊断(包括细胞学类型)、癌症诊断依据、诊断日期和诊断单位。

2. 由患者的个人剂量档案或者有关记载获得其受到有关照射时靶器官的吸收剂量、接受射线的种类、照射条件、开始受照时间和照射延续时间资料，按照相应的国家标准中所列出的剂量估算方法进行患者的受照剂量估算。在患者同时有接受化学致癌物质职业性暴露的情况下，应对致癌物的种类、暴露水平和暴露时间加以说明。

根据上述资料，利用相关国家标准中所提供的计算方法和参数，就可以计算出所患癌症起因于既往所受照射的病因概率。在诊断职业性照射复合化学致癌物职业性暴露所导致的某种职业癌时，可以按照相互作用的相加模型，利用各自的危险系数计算复合暴露的病因概率。

对于起因于职业性照射的放射性肿瘤可以诊断为职业性放射性肿瘤。在职业照射复合职业性化学致癌暴露情况下，辐射致癌在危险增加中的相对贡献大于 1/2，合计病因概率≥50%的，也可以诊断为职业性放射性肿瘤。

放射性肿瘤的处理原则是根据恶性肿瘤的种类、类型和发展阶段采取与同类一般肿瘤相同的方法进行积极治疗与处理。

三、外照射亚急性放射病

外照射亚急性放射病的诊断必须依据受照史、受照剂量、临床表现和实验室检查所见，并结合健康档案综合分析，排除其他疾病，作出正确诊断。

外照射亚急性放射病的诊断标准：

(1)在较长时间(数周至数月)内连续或间断累积接受大于全身均匀剂量 1 Gy 的外照射。

(2)全血细胞减少及其有关症状。

(3)淋巴细胞染色体畸变中既有近期受照射诱发的非稳定性畸变，同时又有早期受照残存的稳定性畸变，二者均增高。

(4)骨髓检查增生减低，如增生活跃须有巨核细胞明显减少及淋巴细胞增多。

(5)能除外其他引起全血细胞减少的疾病，如阵发性睡眠性血红蛋白尿，骨髓增生异常综合征中的难治性贫血，急性造血功能停滞，骨髓纤维化，急性白血病，恶性组织细胞病等。

(6)一般抗贫血药物治疗无效。

(7)可伴有下列检查的异常:微循环障碍、免疫功能低下、凝血机制障碍、生殖功能低下。

外照射亚急性放射病分为轻度和重度。

轻度外照射亚急性放射病发病缓慢,贫血、感染、出血较轻。血象下降较慢,骨髓有一定程度损伤。血红蛋白,男< 120 g/L,女< 100 g/L,白细胞计数< 4×10⁹/L,血小板计数< 80×10⁹/L;早期可能仅出现其中 1~2 项血象异常。骨髓粒、红、巨核系中二系或三系减少,至少有一个部位增生不良,巨核细胞明显减少。脱离射线,充分治疗后,可望恢复。

重度外照射亚急性放射病发病较急,贫血进行性加剧,常伴感染、出血。血红蛋白<80 g/L,网织红细胞<0.5%,白细胞<1.0×10⁹/L,中性粒细胞绝对值<0.5×10⁹/L,血小板<20×10⁹/L。骨髓象多部位增生减低,粒、红、巨核三系造血细胞明显减少,如增生活跃须有淋巴细胞增多。脱离射线,充分治疗后,恢复缓慢,或不能阻止病情恶化,有转化为骨髓增生异常综合征或白血病的可能,预后差。

外照射亚急性放射病的治疗原则是根据病情轻重及临床特点运用以下各项原则。脱离射线接触,禁用不利于造血的药物;保护并促进造血功能的恢复,可联合应用男性激素或蛋白同化激素与改善微循环功能的药物,如 654-2 等;纠正贫血,补充各种血液有形成分以防治造血功能障碍所引起的并发症;增强机体抵抗力,肌注丙种球蛋白,较重病例有免疫功能低下者,可静脉输注免疫球蛋白,或应用增强剂;白细胞< 1.0×10⁹/L时,实行保护性隔离;其他抗感染、抗出血等对症治疗;注意休息,加强营养,注意心理护理。

亚急性放射病的处理原则是病情稳定后进行严密医学随访观察和定期健康检查。注意可能出现的远期效应,并做相应处理,根据恢复情况,可疗养、休息或安排适当非放射性工作,恢复不全面影响生活或工作能力者,按国家有关规定评定伤残等级并依法享受国家规定的相应待遇。

四、外照射急性放射病

外照射急性放射病是指人体一次或短时间(数日)内分次受到大剂量外照射引起的全身性疾病。外照射引起的急性放射病根据其临床特点和基本病理改变,分为骨髓型、肠型和脑型三种类型,其病程一般分为初期、假愈期、极期和恢复期四个阶段。

骨髓型急性放射病又称为造血型急性放射病,是以骨髓造血组织损伤为基本病变,以白细胞数减少、感染、出血等为主要临床表现,具有典型阶段性病程的急性放射病。按其病情的严重程度,又分为轻、中、重和极重四度。

肠型急性放射病是以胃肠道损伤为基本病变,以频繁呕吐、严重腹泻以及水电解质代谢紊乱为主要临床表现,具有初期、假愈期和极期三阶段病程的严重的急性放射病。

脑型急性放射病是以脑组织损伤为基本病变,以意识障碍、定向力丧失、共济失调、肌张力增强、抽搐、震颤等中枢神经系统症状为特殊临床表现,具有初期和极期两阶段病程的极其严重的急性放射病。

外照射急性放射病的诊断原则是必须依据受照史、现场受照个人剂量调查及生物剂量的结果(有个人剂量档案)、临床表现和实验室检查所见,并结合健康档案加以综合分析,对受照个体是否造成放射损伤以及伤情的严重程度作出正确的判断。

外照射急性放射病的诊断中受照后引起的主要临床症状、病程和实验室检查所见是判断病情的主要依据,其严重程度、症状特点与剂量大小、剂量率、受照部位和范围以及个体情况有关。对多次、高度不均匀的全身照射病例,应注意其临床表现的某些特点。

1. 骨髓型急性放射病。

骨髓型急性放射病的诊断需要有一次或短时间(数日)内分次接受 1~10 Gy 的均匀或比较均匀的全身照射的受照史。病情分为轻度、中度、重度、极重度。

重度以下骨髓型急性放射病经有效积极治疗后,可不出现极期宏观临床表现,如出血、感染(包括体温升高、咽炎、腹泻、拒食、柏油便等),使极期阶段症状不明显,此时可参考白细胞数持续低于 $1×10^9$/L,或中性粒细胞数低于 $0.5×10^9$/L,血小板数低于 $10×10^9$/L,及脱发等作为极期阶段(重度)的判断指征,反之,由极期转入恢复期也可从骨髓造血功能的改善如增生低下转为活跃,出现幼稚细胞、单核细胞等,以及外周血象如网织红细胞、中性粒细胞、血小板数的恢复和出现单核样细胞增多或成群、成批出现的所谓"阵雨现象"进行综合判断。

2. 肠型急性放射病。

肠型急性放射病的诊断需要有一次或短时间(数日)内分次接受大于 10 Gy 的均匀或比较均匀的全身照射的受照史。病情分为轻度和重度。

轻度肠型急性放射病受照剂量为 10~20 Gy。除照后 1 h 内出现严重恶心、呕吐外,1~3 d 内出现腹泻稀便,血水便,并可有腮腺肿痛,经 3~6 d 假愈期后上述症状加重为极期开始,可伴有水样便或血水便,发热。

重度肠型急性放射病受照剂量 20~50 Gy。受照后 1 d 内出现频繁呕吐,难以忍受的腹痛,严重稀水便,血液浓缩,脱水,全身衰竭,低体温。继之剧烈呕吐胆汁或咖啡样物,严重者第二周在血水便或便中混有脱落的肠黏膜组织,大便失禁,高热。

受照后因严重呕吐和腹泻,如伤后 2~5 d 内血红蛋白上升至 110% 以上,应注意肠型急性放射病的发生。

3. 脑型急性放射病。

脑型急性放射病的诊断需要有一次或短时间(数日)内接受大于 50 Gy 的均匀或比较均匀的全身照射的受照史。偶尔见于特大核事故,及核战争条件下瞬时受到特大剂量照射的人员。

脑型急性放射病受照剂量为 50~100 Gy,病程 2 d 左右,受照后出现站立不稳、步态蹒跚等共济失调,定向力和判断力障碍,肢体或眼球震颤,强直抽搐,角弓反张等征象。如受照剂量>100 Gy,则受照后意识丧失,瞳孔散大,大小便失禁,血压下降,休克,昏迷,病人很快死亡,病程仅数小时。

急性放射病分型诊断的要点是肠型与极重度骨髓型及脑型放射病的鉴别。根据受照后病人的临床表现、受照剂量及病程即可区分三型放射病。

急性放射病的治疗原则是根据病情程度和各期不同特点,尽早采取中西医综合治疗措施。

(1)骨髓型急性放射病的治疗原则是：

轻度骨髓型急性放射病一般不需特殊治疗,可采取对症处理,加强营养,注意休息对症状较重或早期淋巴细胞数较低者,必须住院严密观察和给予妥善治疗。

中度和重度骨髓型急性放射病应根据病情采取不同的保护性隔离措施,并针对各期不同临床表现,制定相应的治疗方案。①初期:镇静、脱敏止吐、调节神经功能、改善微循环障碍,尽早使用抗辐射药物。②假愈期:有指征地(白细胞总数低于 $3.0×10^9$/L,皮肤黏膜出血)预防性使用抗菌药物,主要针对革兰氏阳性细菌,预防出血,保护造血功能。当白细胞总数低于 $2.0×10^9$/L、血小板数低于 $50×10^9$/L 时,及早使用造血生长因子(rhG-CSF/rhGM-CSF)也可输注经 γ 线 15~25 Gy 照射的新鲜全血或血小板悬液。③极期:根据细菌学检查或对感染源的估计,积极采取有效的抗感染措施(特别注意针对革兰氏阴性细菌)。消毒隔离措施要严密,根据需要和可能使用层流洁净病室。控制出血,减轻造血损伤,输注经 γ 线 15~25 Gy 照射的新鲜全血或血小板悬液。纠正水电解质紊乱。注意防止肺水肿。④恢复期:强壮治疗,促进恢复。

极重度骨髓型急性放射病可参考重度的治疗原则。但要特别注意尽早采取抗感染、抗出血等措施。及早使用造血生长因子。注意纠正水电解质紊乱,可保留 Hickman 导管插管,持续输液,积极缓解胃肠和神经系统症状,注意防治肠套迭。在大剂量应用抗菌药物的同时,要注意霉菌和病毒感染的防治。一般对受照 9 Gy 以上的病人,有人类白细胞抗原(HLA)相合的合适供者时,可考虑同种骨髓移植,注意抗宿主病的防治。

(2)肠型急性放射病的治疗原则是：

根据病情程度,采取积极综合对症的支持治疗,特别注意早期的妥善处理。

对轻度肠型放射病病人尽早无菌隔离,纠正水、电解质、酸碱失衡,改善微循环障碍,调节植物神经系统功能,积极抗感染、抗出血,有条件时及时进行骨髓移植。

对于重度肠型放射病病人应用对症治疗措施减轻病人痛苦,延长生命。

(3)脑型急性放射病的治疗原则是：

减轻病人痛苦,延长病人存活时间。可积极采用镇静剂制止惊厥,快速给予脱水剂保护大脑,抗休克,使用肾上腺皮质激素等综合对症治疗。

急性放射病临床治愈后的处理原则是长期脱离射线工作,病情稳定后进行严密医学随访观察和定期健康鉴定,注意可能发生的远期效应,并予以相应的处理,根据恢复情况可疗养,休息或安排适当工作。

一次受到较大或多次受到较小剂量照射后,远期发生的有害效应包括:白血病、白内障、再生障碍性贫血和其他癌症。对于外照射急性放射病病人的长期医学随访应遵循:按受照剂量大小或产生放射病的轻重区别对待;随访检查与必要的治疗(处理)相结合;必查项目与推荐项目相结合;专业单位与非专业单位相结合的原则。

外照射急性放射病人长期医学随访的检查周期是:急性放射病后头六个月,检查一次,轻、中度者每年检查一次,重度以上者每半年检查一次,三年后可每年检查一次,10 年后平均每 2~3 年检查一次。检查项目见下表。

表 15-1　检查项目

检查系统	必须检查项目	推荐检查项目
造血系统	血细胞常规、网织红细胞计数、骨髓细胞形态、细胞内外铁、白陶土部分凝血时间(APTT)、纤维蛋白原定量(Fib)	骨髓细胞组化、电镜、骨髓细胞遗传学分析、造血细胞培养、红细胞酶谱及其膜蛋白组成与功能 检测、血栓弹力图检查
免疫系统	免疫球蛋白(Ig)定量自身抗体如抗核抗体(ANA)、类风湿因子(RF)、循环免疫复合物(CIC)、植物血凝素(PHA)淋转指数、T 细胞亚群、自然杀伤细胞(NK)细胞	红细胞免疫功能（补体受体 I 型基因数量及活性）、T 淋巴细胞抗原受体
内分泌系统	甲状腺有无结节、血清 TT_3、TT_4、FT_3、FT_4、TSH、皮质醇、血钙、磷、镁、尿钙、磷、胰岛素定量、血糖、睾丸酮、雌二醇	促肾上腺皮质激素(ACTH)、促黄体生长激素(LH)、促卵、泡激素(FSH)、血催乳素(PRL)、肾素、血管紧张素(AT-1, AT-2)、醛固酮、糖耐量试验
生殖系统	男性:精液中精子数量、活动度、畸形精子	精子电镜检查
眼科检查	视力、视野、晶状体裂隙灯检查	晶状体裂隙灯检查、照相
神经精神系统	植物神经系统检查、脑电图、脑血流图	视神经诱发电位、神经传导速度、肌电图、握力测定、智商、应变能力
后代子女	常规体检、细胞遗传学检查	
循环系统	心电图、心功能测定、心肌酶谱、血流变学、甲皱微循环	有指征时超声心动图,24 h 动态心电图
呼吸系统	正、侧位胸片	有指征时血气分析
消化系统	肝功能全套、肝、脾、胆、胰腺 B 超、蛋白电泳、甲胎蛋白(AFP)、癌胚抗原(CEA)、甲肝抗原(HAV)、乙肝抗原(HCV)、血、尿淀粉酶	血清甘胆酸,有指征时纤维胃、肠镜或胃肠道钡餐检查
泌尿系统	尿常规(包括尿糖、酮体、二胆)、尿微量蛋白、尿溶菌酶、肾功能、中段尿培养(包括细菌、真菌)、肾、膀胱,前列腺 B 超(50 岁以上)	β-2 微球蛋白
五官检查	常规检查(包括电测听)	
骨科检查	常规检查(包括骨密度测定)	
其他检查		有指征时磁共振检查

　　以上检查中前七项属于必查项目,是每次复查的重点。其他检查内容为常规体检。如照后 2~3 年随访复查正常者,可酌情延长间隔时间,或停止有关项目的继续复查。

　　应在适当的营养、必要的药物、体疗和促进身心健康进一步恢复的条件下进行医学随访。

　　外照射急性放射病人在观察阶段一般给予高蛋白饮食,蛋白质的供应一般为每日 2 g/kg 体重,如创面较大,如>1% 至<5% 体表面积,有蛋白液渗出,或进行皮瓣移植手术者可加至 2.5~3.0 g/kg 体重,热量供应一般为每日 2 500 kcal。

　　有创面的受照人员可辅以维生素 B_1、C 等治疗, 白细胞偏低严重而顽固者可酌用人重组粒-巨噬细胞集落刺激因子(rhGM-CSF),或人重组粒细胞集落刺激因子(rhG-

CSF),在贫血阶段按其类型,可酌情用铁剂(缺铁性或营养性)。对局部创面除急性期后,需进行皮瓣手术或游离植皮者,可酌用表皮生长因子等,对局部骨骼骨质疏松者酌用钙剂和治疗骨质疏松的药物。为促进免疫功能的恢复可酌情应用调整免疫功能的制剂。

在外照射急性放射病人的康复治疗方面,对因创面不得不长期卧床活动受限的病人,可进行体疗,能下床活动者,根据体力情况,进行不同活动量的保健操,包括太极拳,气功锻炼。适当运动,根据季节气候变化,做好防寒、防湿、防暑;增强体质锻炼,保持良好的精神情绪。促进身心健康进一步恢复。

五、外照射慢性放射病

外照射慢性放射病是指放射工作人员在较长时间内连续或间断受到超剂量限值的外照射,达到一定累积剂量后引起的以造血组织损伤为主并伴有其他系统改变的全身性疾病。

外照射慢性放射病目前尚无特异性诊断指标,必须根据照射史、个人剂量档案、受照累积剂量、临床表现和实验室检查、结合健康档案进行综合分析,排除其他因素和疾病方能作出诊断。

外照射慢性放射病分为Ⅰ度和Ⅱ度,其诊断标准如下:

(一)Ⅰ度外照射慢性放射病的诊断标准

具备以下各项者可诊断为Ⅰ度外照射慢性放射病。

1. 有长期连续或间断超剂量限值照射史,法定个人剂量记录显示平均年剂量 0.15 Gy 以上,或最大年剂量 0.25 Gy 以上(含 0.25 Gy),累积剂量达到或超过 1.5 Gy。

2. 接触射线以前身体健康,接触数年后出现明显的无力型神经衰弱症状,其症状消长与脱离及接触射线有关。

3. 可有出血倾向。

4. 接触射线以前造血功能正常,接触数年后,血象经多次动态观察证明造血功能异常(采血部位应固定,以便自身对照)。

白细胞总数自身对照有进行性降低,并较长时间(6~12 个月)多次检查(10 次以上)持续在 $4.0×10^9$/L 以下,可伴有血小板数长期低于 $80×10^9$/L,红细胞数减少(男性低于 $3.5×10^{12}$/L,女性低于 $3.0×10^{12}$/L)和血红蛋白量降低(男性低于 110 g/L;女性低于 100 g/L)。

骨髓增生活跃或偏低下;或某一系列细胞生成不良或成熟障碍。

5. 可伴有下列一个系统客观检查异常:

(1)免疫力降低:

具备体液免疫降低;细胞免疫降低;淋巴细胞转化功能降低中一项异常。易于感染,全身抵抗力下降。

(2)生殖功能降低:

男性:具备下列三项中任何一项者。

①三次精液检查中二次精子数少于 $20×10^9$/L (2 000 万/ml);或无一次超过 $40×10^9$/L (4 000 万/ml);

② 三次精液检查中有二次活精子百分率低于 60%;

③三次精液检查中有二次正常形态的精子数低于 60%。

女性:主要检查卵巢功能,了解卵巢有无排卵和黄体功能情况。如检查基础体温、阴道脱落细胞、宫颈黏液检查等进行综合判定。

(3)肾上腺皮质功能降低:

具备下列两项异常者:

①血浆皮质醇降低。

②24 h 尿 17-羟类固醇(17-OHCS)和 17-酮类固醇(17-KS)降低。

可有皮肤,黏膜色素沉着。

(4)甲状腺功能降低:

血清 T_3、T_4 经数次检查低于正常;促甲状腺激素(TSH)高于正常。

(5)物质代谢紊乱:

主要检查蛋白质和糖代谢功能。

6.脱离射线和积极治疗后可减轻或恢复。

(二)Ⅱ度外照射慢性放射病的诊断标准

具备以下各项者可诊断为Ⅱ度外照射慢性放射病。

(1)有长期连续或间断超剂量限值照射史,法定个人剂量记录显示平均年剂量 0.15 Gy 以上,或最大年剂量 0.25 Gy 以上(含 0.25 Gy),累积剂量达到或超过 1.5 Gy。

(2)有较顽固的自觉症状,有明显的出血倾向。

(3)白细胞数持续在 3.0×10^9/L 以下;白细胞数持续在 $(3.0 \sim 4.0) \times 10^9$/L 兼有血小板数和/或血红蛋白量持续减少。

(4)骨髓增生低下。

(5)具有Ⅰ度外照射慢性放射病诊断标准第 5 项中一个系统或一个系统以上异常。

(6)脱离射线及积极治疗后恢复缓慢。

外照射慢性放射病的处理根据其分度不同采取不同方案。

Ⅰ度外照射慢性放射病:脱离射线,中西医结合对症治疗,加强营养,头两年每年检查一次,以后每两年全面检查一次,在此期间根据健康状况,可参加非放射性工作。恢复后,再继续观察一年临床确认治愈则不再按外照射慢性放射病Ⅰ度诊断。

Ⅱ度外照射慢性放射病:脱离射线,住院积极治疗,全休。必要时进行疗养,定期随访,1~2 年全面复查一次。根据恢复情况可考虑参加力所能及的非放射性工作。

六、放射性皮肤疾病

放射性皮肤疾病包括电离辐射所致的急性皮肤损伤、慢性皮肤损伤和放射性皮肤癌。

1.急性放射性皮肤损伤,是指身体局部受到一次或短时间(数日)内多次大剂量(X、γ 及 β 射线等)外照射所引起的急性放射性皮炎及放射性皮肤溃疡。

急性放射性皮肤损伤的诊断需要根据患者的职业史、皮肤受照史、法定局部剂量检测提供的受照剂量及现场受照个人剂量调查和临床表现,进行综合分析做出。皮肤受照后的主要临床表现和预后,因射线种类、照射剂量、剂量率、射线能量、受照部位、受照面积和身体情况等而异,依据表 15-2 做出分度诊断。最后诊断应以临床症状明显期皮肤表现为主,并参考照射剂量值。

表 15-2　急性放射性皮肤损伤分度诊断标准

分度	初期反应期	假愈期	临床症状明显期	参考剂量,Gy
I			毛囊丘疹、暂时脱毛	≥3~
II	红斑	2~6 周	脱毛、红斑	≥5~
III	红斑、烧灼感	1~3 周	二次红斑、水泡	≥10~
IV	红斑、麻木、瘙痒、水肿、刺痛	数小时至 10 天	二次红斑、水泡、坏死、溃疡	≥20~

急性放射性皮肤损伤的处理原则是立即脱离辐射源或防止被照区皮肤再次受到照射或刺激。疑有放射性核素沾染皮肤时应及时予以洗消去污处理。对危及生命的损害(如休克、外伤和大出血),应首先给以抢救处理。

急性放射性皮肤损伤面积较大、较深时,不论是否合并全身外照射,均应卧床休息,给予全身治疗。加强营养,给予高蛋白和富含维生素及微量元素的饮食;加强抗感染措施,应用有效的抗生素类药物;给予维生素类药物,如维生素 C、E、A 及 B 族;给予镇静止痛药物。疼痛严重时,可使用度冷丁类药物,但要防止成瘾;注意水、电解质和酸碱平衡,必要时可输入新鲜血液;根据病情需要,可使用各种蛋白水解酶抑制剂,自由基清除剂和增加机体免疫功能的药物,如超氧化物歧化酶(SOD)、甲$_2$-巨球蛋白(α_2M)、丙种球蛋白制剂等;必要时,可使用活血化瘀、改善微循环的药物,如复方丹参、低分子右旋糖酐等;如合并内污染时,应使用络合剂促排。

急性放射性皮肤损伤的局部保守治疗方法是:① I 、II 度放射性皮肤损伤或III度放射性损伤在皮肤出现水泡之前,注意保护局部皮肤。必要时可用抗组织胺类或皮质类固醇类药物。②III、IV度放射性皮肤损伤出现水泡时,可在严密消毒下抽去水泡液,可用维斯克溶液湿敷创面,加压包扎,预防感染。③泡皮有放射性核素沾污时,应先行去污,再剪去泡皮。④IV度放射性皮肤损伤,水泡破溃形成浅表溃疡,可使用维斯克溶液外敷,预防创面感染。如创面继发感染,可根据创面细菌培养的结果,采用敏感的抗生素药物湿敷。进入恢复期后适时手术。

急性放射性皮肤损伤的手术治疗应尽量避免安排在急性期,因此时病变尚在进展,难以确定手术的病变范围。必要时可进行简单的坏死组织切除及生物辅料和游离皮片覆盖术。注意保护局部功能。待恢复期后再施行完善的手术治疗。位于功能部位的IV度放射性皮肤损伤或损伤面积大于 25 cm² 的溃疡,应进行早期手术治疗。

2. 慢性放射性皮肤损伤,是指由急性放射性皮肤损伤迁延而来或由小剂量射线长期照射(职业性或医源性)后引起的慢性放射性皮炎及慢性放射性皮肤溃疡。

慢性放射性皮肤损伤的诊断标准是局部皮肤长期受到超过剂量限值的照射,累积剂量一般大于 15 Gy(有个人剂量档案),受照数年后皮肤及其附件出现慢性病变,亦可由急性放射性皮肤损伤迁延而来。应结合健康档案,排除其他皮肤疾病,进行综合分析做出诊断。慢性放射性皮肤损伤可依据表 15-3 做出分度诊断:

表 15-3　慢性放射性皮肤损伤分度诊断标准

分度	临床表现（必备条件）
Ⅰ	皮肤色素沉着或脱失、粗糙，指甲灰暗或纵嵴色条甲
Ⅱ	皮肤角化过度，皲裂或萎缩变薄，毛细血管扩张，指甲增厚变形
Ⅲ	坏死溃疡，角质突起，指端角化融合，肌腱挛缩，关节变形，功能障碍（具备其中一项即可）

慢性放射性皮肤损伤的处理原则是对职业性放射性工作人员中，Ⅰ度慢性放射性皮肤损伤患者，应妥善保护局部皮肤避免外伤及过量照射，并作长期观察；Ⅱ度损伤者，应视皮肤损伤面积的大小和轻重程度，减少射线接触或脱离放射性工作，并给予积极治疗；Ⅲ度损伤者，应脱离放射性工作，并及时给予局部和全身治疗。对经久不愈的溃疡或严重的皮肤组织增生或萎缩性病变，应尽早手术治疗。

慢性放射性皮肤损伤的局部保守治疗方法是：Ⅰ度损伤无须特殊治疗，可用润肤霜、膏，保护皮肤；Ⅱ度损伤具有角质增生、脱屑、皲裂，使用含有脲素类药物的霜或膏软化角化组织或使用刺激性小的霜膏保护皮肤；Ⅲ度损伤早期或伴有小面积溃疡，短期内局部可使用维斯克溶液或含有超氧化物歧化酶（SOD）、表皮生长因子（EGF）、Zn 的抗生素类霜、膏，并配合用甲$_2$-巨球蛋白制剂，能促使创面加速愈合。如创面出现时好时坏者，应及时手术治疗。

对严重放射性皮肤损伤的创面，应适时施行彻底的局部扩大切除手术，再用皮片或皮瓣等组织移植，作创面修复。手术治疗的指征如下：局部皮肤病损疑有恶性变时；皮肤有严重角化、增生、萎缩、皲裂、疣状突起或破溃者；皮肤疤痕畸形有碍肢体功能者；经久不愈的溃疡，其面积较大较深，周围组织纤维化，血供较差者。

3. 放射性皮肤癌，是指在电离辐射所致皮肤放射性损害的基础上发生的皮肤癌。

放射性皮肤癌的诊断标准：必须是在原放射性损伤的部位上发生的皮肤癌；癌变前表现为射线所致的角化过度或长期不愈的放射性溃疡；凡不是发生在皮肤受放射性损害部位的皮肤癌，均不能诊断为放射性皮肤癌；发生在手部的放射性皮肤癌其细胞类型多为鳞状上皮细胞癌。

放射性皮肤癌的处理原则是应尽早彻底手术切除；放射性皮肤癌局部应严格避免接触射线，一般不宜放射治疗；放射性皮肤癌，因切除肿瘤而需作截指（肢）手术时，应慎重考虑。

七、放射性性腺疾病

性腺是对电离辐射高度敏感的器官之一，在辐射事故及职业性照射条件下常常引起不孕症及月经失常。电离辐射所致的性腺疾病指放射性不孕症和放射性闭经。

1. 放射性不孕症是性腺受一定剂量照射后所致的不孕称为放射性不孕症。根据剂量大小又分为暂时性及永久性不孕症。

放射性不孕症的诊断，必须根据照射史、受照剂量（有个人剂量档案）、临床表现和实验室检查进行综合分析，排除其他因素和疾病方能做出。

不同照射条件导致放射性不孕症的剂量阈值，参照表 15-4。

表 15-4 放射性不孕症剂量阈值

受照条件	受照器官	剂量阈值/Gy	
		暂时性	永久性
急性照射	睾丸	0.15	>3.5
	卵巢	0.65	2.5~6.0
慢性照射	睾丸	0.4	2.0
	卵巢	每年>0.2,照射多年	

放射性不孕症的临床表现:夫妇同居 2 年未怀孕。男性受到大剂量的照射晚期引起睾丸萎缩、变软,第二性征及性欲无改变。女性受到照射使子宫、输卵管、阴道、乳房萎缩变小,辐射致不孕的同时引起闭经,可能影响到第二性征,出现类更年期综合征临床表现。

放射性不孕症的实验室检查包括以下项目:

(1)精液检查:急性照射后应及时检查精液作为患者精液的本底值;在照后 1 个月及 1.5~2 个月再检查精液 2~3 次。慢性照射可根据诊断需要随时检查。每次检查间隔时间不应少于 1 周,至少进行 3 次。在收集精液时,应注意:收集前的 3~5 d 避免房事,将精液直接收集于清洁、干燥的玻璃瓶内,保持和体温一致并在 1 h 内送检。①3 次精液检查中有 2 次精子数少于 20×10^9/L(2 000 万/ml)或无一次超过 40×10^9/L(4 000 万/ml);②3 次精液检查中有 2 次活精子百分率低于 60%;③3 次精液检查中有 2 次正常形态的精子数低于 60%。

(2)卵巢功能检查:性腺受照后基础体温测定为单相,阴道脱落细胞中底层细胞占 20% 以上及宫颈黏液少、黏稠、无结晶形成。

(3)内分泌激素测定:①垂体促卵泡激素(FSH),性腺受照后 FSH 水平随精子减少或卵巢功能降低而明显升高。②垂体促黄体激素(LH),受照后变化规律同 FSH,但较 FSH 对性腺激素反馈调控反应弱,敏感性差。③男性受照后睾丸酮含量可能减少;女性受照后可出现雌激素及孕激素水平降低。

(4)睾丸活组织检查:当精子计数低于 25×10^9/L(2 500 万/ml),即可作睾丸活组织检查,对与阻塞性无精子症的鉴别及不孕症预后的判断有一定参考价值。

放射性不孕症的处理原则是暂时性放射性不孕症暂时脱离射线,加强营养,每年复查,各项检查正常后可逐渐恢复射线工作;永久性放射性不孕症应脱离射线,进行中西医结合治疗,加强营养定期随访,每 1~2 年复查一次;男性受照在精子检查结果未恢复正常前应采取避孕措施。

2. 放射性闭经是指电离辐射所致卵巢功能损伤或合并子宫内膜破坏、萎缩、停经三个月以上。

放射性闭经亦分为暂时性及永久性闭经(绝经),长期闭经可合并生殖器官萎缩及第二性征改变。为了进一步判断闭经是否伴有子宫内膜病变,可做治疗性试验。采用孕激素或雌激素治疗,观察停药后 2~7 d 内是否有撤药性出血,如果试验 3 次皆无出血,说明伴有子宫内膜受损;如有出血,说明子宫内膜无明显损伤。进一步判断卵巢器官功能状态,应做相关激素测定。放射性闭经照射剂量阈值、激素检查与诊断及处理原则参照放射性不孕症进行。

第十六章　术　语

1. 国际辐射单位与测量委员会(ICRU)：其前身是 1925 年成立的"国际 X 射线单位委员会"，后来改名为"国际辐射单位与测量委员会"。ICRU 是国际上公认的权威学术组织，专门研究提出关于电离辐射量与单位，以及有关电离辐射量的测量和应用方面的技术报告。ICRU 技术报告是电离辐射量与单位及其测量、应用的权威文献。

2. 国际放射防护委员会(ICRP)：是从专家的角度研究核辐射对人体的伤害以及提出忠告和相关预防措施的非营利国际学术组织。目前世界上很多国家依据 ICRP 的建议制定与核辐射有关的法令法规。ICRP 的前身是国际 X 射线和镭防护委员会。1950 年改为现有名称。

3. 国际单位制(SI)：是国际计量大会采纳和推荐的一种一贯单位制。在国际单位制中，将单位分成三类：基本单位、导出单位和辅助单位。7 个严格定义的基本单位是：长度(米)、质量(千克)、时间(秒)、电流(安培)、热力学温度(开尔文)、物质的量(摩尔)和发光强度(坎德拉)。

4. 医用辐射：在医学上应用的电离辐射的统称。电离辐射在医学上的应用已形成 X 射线诊断学(又称放射学)、核医学、放射肿瘤学(放射治疗学)等分支学科。

5. 放射防护/辐射防护：研究保护人类(可指全人类、其中一部分或个体成员以及他们的后代)免受或尽量少受电离辐射危害的应用性学科。有时亦指用于保护人类免受或尽量少受电离辐射危害的要求、措施、手段和方法。辐射一词广义上可包括非电离辐射，而通常狭义上与放射同义仅指电离辐射。

6. 防护与安全：保护人员免受或少受电离辐射的照射和保持辐射源的安全，包括为实现这种防护与安全的措施，如使人员受照剂量与危险保持在低于规定约束值的可合理达到的尽量低水平的各种方法和设备，以及防止事故和缓解事故后果的各种措施等。

7. 实践的正当性：国际放射放护委员会(ICRP)提出的辐射防护三原则之一。即辐射照射的实践，除非对受照个人或社会带来的利益足以弥补其可能引起的辐射危害(包括健康与非健康危害)，否则就不得采取此种实践。

8. 辐射防护的最优化：国际放射放护委员会(ICRP)提出的辐射防护三原则之一。即进行辐射实践时，在考虑了经济和社会的因素之后，应保证将辐射照射保持在可合理达到的尽量低水平。

9. 个人剂量限值：国际放射放护委员会(ICRP)提出的辐射防护三原则之一。即对所有相关实践联合产生的照射，所选定的个人受照剂量限制值。规定个人剂量限值旨在防止发生确定性效应，并将随机性效应限制在可以接受的水平。个人剂量限值不适用于医疗照射。

10. 可合理达到的尽量低原则(ALARA 原则):用辐射防护最优化方法,使已判定为正当并准予进行的实践中,有关个人受照剂量的大小、受照射人数以及潜在照射的危险等,全都保持在可以合理达到的尽量低水平的原则。通常简称为 ALARA 原则。

11. 安全文化素养:组织机构和人员树立安全第一的观念所具有的种种特性和态度的总和,以确保防护与安全问题由于其重要性而得到充分的重视。

12. 职业照射:除了国家有关法规、标准所排除的照射以及按规定予以豁免的实践或源产生的照射以外,工作人员在其工作过程中所受到的所有照射。

13. 医疗照射:受检者与患者接受包含有电离辐射的医学检查或治疗而受到的照射。此外还包括知情而自愿扶持帮助受检者与患者所受到的照射,以及生物医学研究中志愿者所受的照射。

14. 公众照射:除职业性放射工作人员以外的其他社会成员所受的电离辐射照射,包括经批准的源和实践产生的照射和在干预情况下受到的照射,但不包括职业照射、医疗照射和当地正常的天然本底辐射的照射。

15. 潜在照射:可以预计其出现但不能肯定其一定发生的一类照射。此类照射可能由辐射源的事故、由具有某种偶然性质的事件或事件序列(包括设备故障和操作失误)所引起。

16. 事故照射:在事故情况下所受到的一种异常照射,专指非自愿的意外照射。

17. 外照射:体外辐射源对人体的照射。

18. 内照射:进入人体内的放射性核素作为辐射源对人体的照射。

19. 辐射防护评价:根据辐射防护基本原则和标准对辐射防护的质量与效能所作的评价。

20. 剂量约束:对源可能造成的个人剂量所规定的一种上界值,它是源相关的,被用作对所考虑的源进行防护与安全最优化时的约束。对职业照射、公众照射、医疗照射均可具体应用相应的剂量约束。

21. 医疗照射频率:每年每千人口施行各种医疗照射的人次数。联合国原子辐射效应科学委员会(UNSCEAR)以其用于调查分析和统一比较世界各国、各地区电离辐射医学应用的发展趋势,并可估算医疗照射所致集体剂量等。

22. 医疗照射指导水平:针对各种诊断性医疗照射中受检者所受照射,经有关部门洽商选定的剂量、剂量率或活度等定量水平,指导有关执业医师改善医疗照射的防护最优化。这是医疗照射防护最优化中应用剂量约束的一种具体体现,相当于调查水平。

23. 执业医师:依法取得资格并经注册而执业的专业医务人员。施行医疗照射的执业医师应满足国家规定的相应培训要求。

24. 合格专家:根据相应机构颁发的证书或所持有的职业许可证,或根据学历与工作资历,被确认为在相关专业领域(例如医学物理、辐射防护、职业保健、质量保证或有关的工程与安全专业)能胜任的专家。

25. 伦理审议:从维护人的尊严,保护人的生命与健康,遵守伦理基本原则,并促进生物医学发展出发,对涉及人体的生物医学研究工作所进行的专门审查。在医疗照射实践中,对施予自身未直接受益的生物医学研究中志愿者的医疗照射,应认真审议照射条件和程序,并按防护最优化原则提出相应的剂量约束。

26. 确定性效应:有剂量阈值的一类电离辐射生物效应,其严重程度取决于受照剂量的大小。在 ICRP 第 60 号出版物(1991 年)发表之前,此类效应称为非随机性效应。

27. 随机性效应:其发生概率(而非其严重程度)与受照剂量大小有关的一类辐射生物效应。假定此类效应发生的概率正比于剂量,且在辐射防护感兴趣的低剂量范围内不存在剂量的阈值。

28. 放射敏感性:细胞、组织、器官、机体或任何生物体对辐射作用的相对敏感程度。又称辐射敏感性。

29. 组织等效材料:对给定辐射的吸收和散射特性与某种生物组织(如软组织、肌肉、骨骼或脂肪)相近似的材料。

30. 体模:对电离辐射的吸收或散射作用与人体组织基本相同的物体,可在各种测量中用于模拟实际条件。根据不同需要,由组织等效材料构成的人体模拟物或具有约定尺寸的几何模型,既可代表整个人体,也可代表特定的人体局部。

31. 韧致辐射:原指高速电子骤然减速产生的辐射,如 X 光管中高速电子轰击金属靶骤然减速,产生高能 X 射线束;后泛指带电粒子碰撞过程中发出的辐射。

32. 特征 X 射线:原子核外的内层电子脱离原子的束缚,成为自由电子,其他的外层电子便会填补这一空位,同时以发出 X 射线的形式放出能量。由于每一种元素的原子能级结构是特定的,它被激发后跃迁时放出的 X 射线的能量也是特定的,称之为特征 X 射线。

33. 康普顿效应:较高能量的 X 射线光子与原子的外壳层电子作用,电子吸收入射光子的一部分能量离开原子成为反冲电子,入射光子能量减少并改变传播方向成为散射光子,这个作用过程叫康普顿效应。

34. 不变散射:X 射线光子与原子的内壳层电子发生弹性碰撞,在这一过程中没有能量损失,只是光子的传播方向发生了改变,这个作用过程叫不变散射。

35. 电子对效应:能量大于 1.02 MeV 的光子在接近被照射物质的原子核时,在原子核的库仑场作用下,其能量转化为一个正电子和一个负电子,而其自身消失,这一作用过程叫电子对效应。

36. 光核反应:高能光子从原子核内击出中子、质子或 α 粒子造成核反应的现象称为光核反应。

37. 初级辐射:直接由靶或辐射源发出的电离辐射。

38. 次级辐射:由初级辐射与物质相互作用而产生的电离辐射。

39. 有用辐射:从辐射源通过限束装置所限定而射出供使用的辐射束。亦称有用射束或有用射线。

40. 剩余辐射:放射学中有用射束穿过影像接受器及辐射测量装置之后的剩余部分,或者放射治疗中经人体受照部位射出的剩余部分。

41. 散射辐射:由于电离辐射与物质相互作用而发出的辐射能量减少和(或)辐射方向改变的辐射。

42. 泄漏辐射:经贯穿辐射源的防护屏蔽体以及经辐射源防护屏蔽体的缝隙逃逸出

的无用辐射。

43. 杂散辐射:泄漏辐射、散射辐射以及剩余辐射的总称。

44. 窄射束:为了测量理想的辐射量而用立体角尽可能小的辐射束,此条件下散射辐射的影响趋于最小值,并在必要时保证侧向电子平衡。

45. 宽射束:辐射量测量中的一种辐射束条件,当辐射束的立体角增大时,所测量的辐射量并无明显增加,但存在散射影响。

46. 散射:由于与别的粒子或粒子系统碰撞而引起入射粒子或入射辐射的方向或能量改变的过程。

47. 反向散射:由物质引起的使辐射或粒子的行进方向相对于原始方向的夹角大于 90° 的散射。

48. 能量吸收:入射辐射能量的全部或一部分传递给所穿过的物质的现象。伴随有能量损耗的散射(如康普顿散射和中子减速)也视为能量吸收。

49. 衰减:辐射在通过物质时与物质的各种相互作用致使辐射量减少的过程。不包括因与辐射源的距离加大而引起的辐射量几何减少。

50. 过滤:穿过物质时电离辐射特性的改变。可以是:对多能 X 射线辐射或 γ 射线辐射的某些成分选择吸收,同时发生衰减;或者在辐射束截面上辐射强度分布的改变。

51. 衰减当量:基准物质的厚度。在规定辐射质量的线束中和规定的几何条件下,以该基准物质代替所考虑的物质时,有相同衰减程度。以米的适当约量单位表示,同时给出基准物质和入射束辐射质量。

52. 铅当量:用铅作为基准物质时以铅的厚度来表示的衰减当量。

53. 铝当量:用铝作为基准物质时以铝的厚度来表示的衰减当量。

54. 半值层:当特定辐射能量或能谱的 X 射线辐射、γ 射线辐射窄束通过规定物质时,比释动能率、照射量率或吸收剂量率减小到无该物质时所测量值的一半的规定物质的厚度。以米的适当约量单位表示,同时指明所用物质。

55. 十分之一值层:当特定辐射能量或能谱的 X 射线辐射、γ 射线辐射窄束通过规定物质时,比释动能率、照射量率或吸收剂量率减小到无该物质时所测量值的十分之一的规定物质的厚度。以米的适当约量单位表示,同时指明所用物质。

56. 等效能量:与所考虑的多能量辐射有相同规定效果的单能量辐射的能量。

57. 屏蔽:用能减弱辐射的材料来降低某一区域辐射水平的一种方法。

58. 屏蔽体:为降低某一区域的辐射水平而置于辐射源和人、设备或其他物体之间的由能减弱辐射的材料构成的实体屏障。

59. 结构屏蔽:纳入建筑结构并由能减弱辐射的材料构成的屏蔽体。

60. 区域居留因子:在屏蔽计算中,当计算辐射源对所考虑的位置的照射所需的屏蔽体时,根据人员在有关区域居留的时间长短对剂量率或注量率进行修正的系数。

61. 积累因子:宽束辐射通过介质时,某一特定的辐射量在任何一点处的总值与未经任何碰撞到达该点的辐射所产生的值的比值。

62. 工作负荷:指用相应单位对产生电离辐射的设备使用程度的测定。一般由 X 射线管电流和相应接通时间的乘积在一周内总和的平均值来确定。对于 X 射线诊断设备,通常用每周库仑(C),每周毫安秒(mA·s)或每周毫安分(mA·min)表示。对于 X 射线治疗设备,一般用在距离辐射源一米处的辐射束在一周内的比释动能表示。

63. 纵深防御:针对给定的安全目标而采取的多种防护措施。这些防护措施使得即使其中一种防护措施失效仍能达到该安全目标。

64. 联锁:在某些预定的条件未得到满足时,防止设备启动或持续运行的一种保护装置。

65. 质量保证:为使物项或服务满足规定的质量要求并提供足够的置信度所必需的有计划和有系统的全部活动。

66. 质量控制:为达到规定的质量要求所采取的作业技术和活动。

67. 验收检测:设备安装完毕或重大维修之后,为鉴定其性能指标是否符合约定值而进行的质量控制检测。

68. 状态检测:对运行中的设备,为评价其性能指标是否符合要求而进行的定期质量控制检测。

69. 稳定性检测:为确定使用中的设备性能相对于一个初始状态的变化是否符合控制标准而进行的质量控制检测。

70. 基线值:设备性能参数的参考值。通常在验收检测合格后,由最初的稳定性检测得出,或者有相应的标准给定。

71. 型式检验:亦称例行检验,是对产品各项性能指标的全面检验,以评定产品质量是否全部符合标准和达到设计要求。

72. 出厂检验:产品出厂时必须进行的最终检验,以评定已通过型式检验的产品在出厂时是否达到型式检验所确认的质量。有订货方参加的出厂检验称交收检验。

73. 随机文件:随装置、设备、辅助设备或附件而带的文件,其中包括为设备的装配者、安装者和使用者所提供的重要资料,尤其是有关安全方面的资料。

74. 使用说明书:在随机文件中为使用者正确使用设备和安全操作而提供的那部分资料。

75. 安装说明书:在随机文件中为安装者按各自规定用途安装设备、设备部件或零部件时,对其安全和操作性能所采取必要预防措施提供的那一部分资料。

76. 放射性:某些核素自发地放出粒子或 γ 射线,或在发生轨道电子俘获之后放出 X 射线,或发生自发裂变的性质。

77. 放射性核素:具有放射性的核素。核素是具有特定质量数、原子序数和核能态,其平均寿命长得足以被观察到的一类原子。

78. 半衰期:在单一的放射性衰变过程中,放射性活度降至其原有值一半时所需的时间。也称物理半衰期。

79. 生物半排期:当某个生物系统中的某种指定的放射性核素的排出速率近似地服从指数规律时,由于生物过程使该核素在系统中的总量减到一半时所需的时间。

80. 有效半减期:进入人体后的某种指定的放射性核素的总量由于放射性衰变和生物排出的综合作用,在全身或某一器官内的数量按指数规律减少一半所需的时间。

81. 放射性活度:在给定时刻,处在特定能态的一定量的某种放射性核素的放射性

活度 A 是该核素从该能态发生自发核跃迁数的期望值 dN 除以该时间间隔 dt 而得的商: $A=dN/dt$,也称活度。

82. 比活度/质量活度:单位质量的某种物质的放射性活度,即某种物质的放射性活除以该物质的质量 m 而得的商(S_m),即: $S_m=A/m$。

83. 贝可勒尔:放射性活度的国际单位制单位专名,可简称贝可,符号 Bq。 $1Bq=1/s$。

84. 居里:采用国际单位制前使用的放射性活度的旧专用单位,符号 Ci。它与现行法定的国际单位制单位贝可勒尔的换算关系为: $1Ci=3.7\times10^{10}$ Bq。

85. 吸收剂量:电离辐射授予质量为 dm 的某体积元中物质的平均能量 $d\bar{\varepsilon}$ 除以该体积元物质的质量 dm 所得的商(D),即: $D=d\bar{\varepsilon}/dm$。

86. 器官剂量:人体的一个特定组织或器官 T 内的平均吸收剂量 D_T,即: $D_T=(1/m_T)\int D\,dm$,式中 m_T 为组织或器官 T 的质量; D 为质量元 dm 内的吸收剂量。 D_T 也可表示为: $D_T=\varepsilon_T/m_T$,式中 ε_T 为授予组织或器官 T 的总能量。

87. 比释动能:不带电电离粒子在质量为 dm 的某一物质内释放出来的全部带电粒子的初始动能的总和 dE_{tr} 除以该物质的质量 dm 所得的商(K),即: $K=dE_{tr}/dm$。

88. 戈瑞:吸收剂量、比释动能等的国际单位制单位专名,符号 Gy。 $1Gy=1$ J/kg=100 rad。

89. 拉德:采用国际单位制前使用的吸收剂量、比释动能等的旧专用单位,它与现行法定的国际单位制单位戈瑞的换算关系为: 1 rad=0.01 Gy。

90. 照射量:光子在质量为 dm 的空气中释放出来的全部电子(负电子和正电子)完全被空气阻止时,在空气中所产生的任一种符号的离子总电荷的绝对值 dQ,除以空气的质量 dm 所得的商(X),即: $X=dQ/dm$。照射量的国际单位制单位是库仑/千克(C/kg)。

91. 伦琴:采用国际单位制前使用的照射量的旧专用单位,符号 R。 1 R=2.58×10⁻⁴ C/kg。

92. 辐射权重因子:为辐射防护目的,考虑不同类型辐射 R 的相对危害效应而对吸收剂量乘以的因子,符号 W_R。

93. 组织权重因子:为辐射防护目的,考虑不同器官或组织 T 发生辐射随机性效应的不同敏感性而对器官或组织的当量剂量乘以的因子,符号 W_T。

94. 当量剂量:辐射 R 在器官或组织 T 中产生的当量剂量 $H_{T,R}$ 是器官或组织 T 中的平均吸收剂量 $D_{T,R}$ 与辐射权重因子 W_R 的乘积,即 $H_{T,R}=W_R\cdot D_{T,R}$。当辐射场是由具有不同 W_R 值的多种类型辐射组成时, $H_T=\sum W_R\cdot D_{T,R}$。

95. 有效剂量:当所考虑的效应是随机性效应时,在全身受到非均匀照射的情况下,人体所有组织或器官的当量剂量之加权和(E),即 $E=\sum W_T\cdot H_T$,式中 H_T 为组织或器官 T 所受的当量剂量; W_T 为组织 T 的权重因子。

96. 品质因子:表示吸收剂量的微观分布对危害的影响所用的系数(Q)。它的值是根据水中的传能线密度值而定的。对于具有能谱分布的辐射,可以计算 Q 的有效值 Q。在实际辐射防护中,可以按照初级辐射的类型使用 Q 的近似值。

97. 传能线密度(LET):带电粒子在一种物质中穿行 dl 距离时,与电子发生其能量损失小于 $\triangle$ 的碰撞所造成的能量损失 $d\varepsilon$ 除以 dl 而得的商即传能线密度 $L_\triangle=(d\varepsilon/dl)_\triangle$。LET 也称有限线碰撞阻止本领。

98. 剂量当量:组织中某点处的剂量当量 H 是该点处的吸收剂量 D、辐射的品质因

子 Q 和其他修正因子 N 的乘积，即 $H=DQN$。

99. 个人剂量当量：人体某一指定点下面适当的深度 d 处软组织内的剂量当量 $H_{p(d)}$。可适用于强贯穿辐射(推荐 d=10 mm)，也可适用于弱贯穿辐射(推荐 d=0.07 mm)。

100. 有效剂量当量：当所考虑的效应为随机性效应时，在全身受到非均匀照射的情况下，受到危险的各器官和组织的剂量当量与相应的权重因子乘积的总和(H_E)，即 $H_E=\sum W_T \cdot H_T$，式中 W_T 为组织权重因子；H_T 为器官或组织 T 所受的剂量当量。这是 ICRP 第 26 号出版物(1977 年)推荐使用的量。ICRP 第 60 号出版物(1991 年)改用有效剂量。

101. 希沃特：剂量当量、当量剂量等的国际单位制(SI)单位专名，符号 Sv。1 Sv=1 J/kg。

102. 雷姆(rem)：采用国际单位制前使用的剂量当量的旧专用单位，它与现行法定的国际单位制单位希沃特的换算关系为：1 rem=0.01 Sv。

103. 待积当量剂量：待积当量剂量 $H_T(\tau)$ 定义为：$H_T(\tau)=\int_{t_0}^{t_0+\tau} \dot{H}_T(t)dt$。式中 t_0 为摄入放射性物质的时刻；$\dot{H}_T(t)$ 为 t 时刻器官或组织 T 的当量剂量率；τ 为摄入放射性物质后过去的时间。未对 τ 加以规定时，对成年人 τ 取 50 年，对儿童的摄入要算至 70 岁。

104. 待积有效剂量：待积有效剂量 $E(\tau)$ 定义为：$E(\tau)=\int_{t_0}^{t_0+\tau} \dot{E}(t)dt$。式中 t_0 为摄入放射性物质的时刻；$\dot{E}(t)$ 为 t 时刻的有效剂量率；τ 为摄入放射性物质后过去的时间。未对 τ 加以规定时，对成年人 τ 取 50 年，对儿童的摄入要算至 70 岁。

105. 集体剂量：对于一个给定的群体，群体各成员的平均剂量与该群体的成员数的乘积，其中用以确定剂量的器官要加以规定。通常集体剂量的单位是：人·Sv。

106. 有遗传意义剂量(GSD)：用于评价医疗照射等所致群体遗传危险的量。假如群体中所有成员实际接受的性腺剂量所引起的遗传危险与每个成员都接受某一剂量时引起的遗传危险相等，则称此剂量为有遗传意义剂量。

107. X 射线透视：获得连续或断续的一系列 X 射线图像并将其连续地显示为可见影像的技术。

108. 间接 X 射线透视：影像在信息转换之后显示并间接地在辐射束之外观察的 X 射线透视。

109. 荧光透视：使用荧光屏进行的传统 X 射线透视技术。

110. X 射线摄影：直接或在转换之后摄取、记录和选择处理影像接收面上的 X 射线影像中所包含的信息的技术。

111. 直接 X 射线摄影：可在影像接收面上记录的一种 X 射线摄影。

112. 间接 X 射线摄影：将影像接受面上获得的信息转换后进行记录的 X 射线摄影。

113. 荧光摄影：借助于荧光屏进行的间接 X 射线摄影。

114. X 射线记波摄影：获得物体移动轮廓图像的直接 X 射线摄影。

115. X 射线电影摄影：在电影胶片上对移动物体进行快速连续的间接 X 射线摄影。

116. 牙科全颌 X 射线摄影：用牙科 X 射线机对部分或全部牙齿进行的直接 X 射线摄影。这种不同于普通牙科口内片的摄影亦称牙科全景摄影。

117. 体(断)层摄影：对物体内一个或几个选定层面进行的 X 射线摄影。

118. 间接体(断)层摄影:把影像接收面上获得的信号转换后,再对物体某一层面进行影像记录的体(断)层摄影。

119. X 射线造影剂:注入人体可使注入部位与周围组织在 X 射线影像上呈现明显反差的物质。

120. X 射线管:由阴极产生的电子经电场加速轰击阳极靶而产生 X 射线辐射的高真空器件。

121. X 射线管套:能防电击和防 X 射线辐射、带有辐射窗口的承装 X 射线管的容器。

122. X 射线管组件:X 射线管套内装有 X 射线管的组件。

123. X 射线源组件:X 射线管组件与限束系统构成的组件。

124. 实际焦点:X 射线管阳极靶面上阻拦截止加速粒子束的区域。

125. 有效焦点:实际焦点在基准平面上的垂直投影。

126. 焦点标称值:在规定条件下测量的与 X 射线管有效焦点尺寸有特定比例的无量纲数值。

127. 高压发生器:X 射线发生装置中,控制和产生馈供 X 射线电能的所有部件的组合,通常由高压变压器组件和控制器组件组成。

128. 恒压高压发生器:输出电压波纹率不超过规定值的高压发生器。

129. 电容放电式高压发生器:可将电能储存在高压电容器内,并在一次加载中经过放电将其能量供给 X 射线管的高压发生器。

130. 迪曼开关:一种适应防护与安全需要的开关,它是仅当操作者连续按压开关时才能保持射线装置高压电路导通,一旦松开便断路的装置。

131. 限束系统:限制辐射束几何形状的全部部件。

132. 光阑:在一平面内带有固定或可调窗口的限束部件。

133. 固有过滤:辐射束从 X 射线源组件或其部件射出之前通过不可移开的物质时,该物质产生的等效过滤。

134. 附加过滤:辐射束中在 X 射线源和患者或规定平面之间的附加滤板和其他可拆卸物质产生的等效过滤。

135. 总过滤:固有过滤和附加过滤的总和。

136. 照射野:在与辐射束正交的平面上,其辐射强度超过某一特定或指定水平的区域。

137. 光野指示器:在 X 射线设备中,通过可见光映出照射野范围的装置。

138. 焦皮距:有效焦点中心至受检者皮肤表面的最近距离。

139. 焦点至影像接收器距离:指有效焦点基准平面至基准轴线与影像接收平面相交点的距离。

140. X 射线诊断床:供施行 X 射线透视和摄影用的受检者支撑系统。又称诊视床。

141. 连续换片器:通过手动或(和)自动操作摄影胶片或暗盒的传递机构,以在单张或多张胶片上进行连续摄影的装置。

142. 点片装置:在 X 射线透视中,对受检部位选择后瞬间拍摄一张或多张 X 射线照片的装置。

143. X 射线摄影胶片:用于 X 射线摄影的单面或双面涂有辐射感光剂的透明载体材料。

144. 无屏片:直接 X 射线摄影时不必使用增感屏的 X 射线摄影胶片。

145. 有屏片:直接 X 射线摄影时,对增感屏荧光发出的辐射有相对较高灵敏度的 X 射线摄影胶片。

146. 增感屏:用于直接 X 射线摄影中,使入射的 X 射线转变为更适合于摄影胶片感光的乳剂屏。

147. 防散射滤线栅:放置于影像接收面之前,以减少射在影像接收面上的散射辐射,从而改善 X 射线影像对比度的一种装置。

148. 静止滤线栅:在使用时,相对于辐射束是不移动的防散射滤线栅。

149. 活动滤线栅:在使用中,辐射束通过时能使滤线栅移动以避免吸收栅条成像和引起信号损失的防散射滤限栅。

150. 荧光屏:在电离辐射照射下能发出荧光的某种载体层。

151. 透视荧光屏:直接用于 X 射线透视的荧光屏。

152. X 射线影像增强器:将 X 射线图像转换为相应的可见光图像并另用外供能量增强图像亮度的装置。

153. 光电 X 射线影像增强器:装有光电真空器件的 X 射线影像增强器。

154. 输入屏:光电真空器件中构成影像接收面的薄层。

155. 输出屏:光电真空器件中将电子图像转换成可见光影像的薄层。

156. 输出影像:光电真空器件中输出屏上产生的可见光影像。

157. X 射线电视系统:直接或间接地将 X 射线图像转换成电信号送入显示装置获得 X 射线图像的设备组合。

158. 加载:在 X 射线发生装置中,对 X 射线管阳极施加电能量的动作。

159. 加载时间:按规定方法测出的将阳极输入功率加于 X 射线管的时间。

160. 照射时间:按规定方法测出的照射持续时间,通常是辐射量率超过某一规定水平的时间。

161. X 射线管电压:加于 X 射线管阳极和阴极之间的电位差。通常以千伏(kV)峰值表示。

162. 标称 X 射线管电压:在规定条件下允许的最高 X 射线管电压。

163. 最大极限 X 射线管电压:在特定的 X 射线设备中对 X 射线管所限定的最大极限电压。

164. 初始 X 射线管电压:电容放电式 X 射线发生装置中,X 射线管加载开始时的电压。

165. 剩余 X 射线管电压:电容放电式 X 射线发生装置中,X 射线管加载结束时继续存在的电压。

166. X 射线管电流:入射在 X 射线管靶上的电子束电流。通常以毫安(mA)平均值表示。

167. 灯丝电流:加于 X 射线管灯丝以控制阴极热离子发射的电流。

168. 波纹率:对以百分率表示的高压发生器的电源,一个周波内整流电压波形的最高和最低值之差与最高值成正比。

169. 电流时间之积:在 X 射线诊断中,通常用毫安秒表示对 X 射线管加载产生的电量,它等于 X 射线管电流平均值的毫安数和加载持续时间的秒数之乘积。

170. 阳极热容量:加载期间累积或加载后保留在 X 射线管阳极中的热量瞬间值。

171. X 射线管组件最大热容量: 在规定的环境条件下,X 射线管组件热容量的最大允许值。

172. 摄影额定容量:在 X 射线管运行所规定的条件和在加载因素组合情况下,X 射线管达到规定负载能力的极限。

173. 连续方式:在 X 射线发生装置中电能以连续形式施加于 X 射线管的加载方式。例如 X 射线透视。

174. 间歇方式:在 X 射线发生装置中电能以单次、间歇或脉冲形式施加于 X 射线管的加载方式。例如 X 射线摄影、X 射线电影摄影。

175. 自动控制系统:在 X 射线发生装置中,供给 X 射线管组件的电能由一个或几个辐射量或相应物理量的测量进行控制或限制的系统。

176. 自动照射量控制:在 X 射线发生装置中对一个或几个加载因素自动控制以便在预选位置上获得理想照射量的操作方法。

177. 自动照射量率控制:在 X 射线发生装置中,通过一个或几个加载因素的控制来自动控制辐射输出以便在预选的位置上和预先确定的加载时间内获得理想的照射量的操作方法。

178. X 射线计算机体(断)层摄影:可让受检者置于 X 射线管和探测器之间,对其进行多方向的 X 射线扫描,并将检出的信号通过计算机处理实现重建体(断)层影像的数字化放射诊断设备。通常简称 X 射线 CT(或 CT)。

179. CT 值:用来表示与 X 射线 CT 影像每个像素对应区域相关的 X 射线衰减平均值的量。CT 值通常以 Hounsfield unit(Hu)为单位。某物质 CT 值的表达式为: $\frac{\mu_{物质}-\mu_水}{\mu_水} \times 1\,000$,式中 μ 为线性衰减系数。

180. 噪声:反映 X 射线 CT 装置性能的一种技术指标。指均匀物质影像中给定区域 CT 值对其平均值的变异,其数值可用给定区域 CT 值的标准偏差表示。

181. 层厚:X 射线 CT 扫描野中心处灵敏度分布曲线上的半高宽(FWHM)。它是灵敏度分布曲线上最大值一半处两点间平行于横坐标的距离。

182. 标称层厚:X 射线 CT 控制面板上选定并指示的层厚。

183. 高对比分辨力:在物体与背景在衰减程度上的差别同噪声相比足够大(如相应 CT 值大于 100 Hu)的情况下,X 射线 CT 成像时分辨不同物体的能力。

184. 低对比分辨力:X 射线 CT 装置分辨与均匀物质背景成低对比(如相应 CT 值小于 10 Hu)的物体的能力。

185. CT 剂量指数(CTDI):表征 X 射线 CT 单次扫描所致受检者剂量的量。将模体内垂直于断层平面方向(Z轴)上 Z 点的吸收剂量 D(z)沿 Z 轴从–1 到 +1 对剂量曲线积分,除以标称层厚 T 与扫描断层数 N 的乘积,其表达式即 $CDTI = (1/NT)\int_{-1}^{+1}D(z)dz$。积分区间的选取方法目前有–7T 到+7T,以及–50 mm 到+50 mm 等。

186. 多层扫描平均剂量(MSAD):表征 X 射线 CT 多层扫描所致受检者剂量的量。其表达式为:$MSAD = (1/I)\int_{-nI/2}^{+nI/2}D(z)dz$,式中 I 是逐层扫描之间的距离增量(即扫描断层间隔),n 是 X 射线 CT 扫描总层数,D(z)是垂直于断层面方向(Z轴)上 Z 点的吸收剂量。

187. 剂量与面积之积(DAP):X 射线束的横截面积与所致平均剂量的乘积,在 X 射线诊断中用作所授予能量的一种量度。

188. 入射体表剂量 (ESD):X 射线诊断中射入受检者体表处照射野中心的吸收剂量,用考虑反散射后空气中的吸收剂量表示。

189. 乳腺平均剂量:乳房 X 射线摄影中所致受检者的乳腺平均吸收剂量 D_g 可由下式计算:$D_g=D_{gn}\cdot X_a$,式中 X_a 是空气中的入射照射量,D_{gn} 是空气中的入射照射量为 $2.58\times 10^{-4}\ C\cdot kg^{-1}$ 时乳腺所受的平均吸收剂量。对于钼靶和装有钼过滤片的乳腺 X 射线摄影装置,工作于半值层为 0.3mmAl 条件下,若乳房组织由 50%脂肪和 50%腺体构成,则 D_{gn} 可由下表查出:

乳房厚度(cm)	3.0	3.5	4.0	4.5	5.0	5.5	6.0	6.5	7.0
D_{gn}(mGy/$2.58\times10^{-4}\ C\cdot kg^{-1}$)	2.2	1.95	1.75	1.55	1.4	1.25	1.15	1.05	0.95

190. 数字减影血管造影:利用计算机处理数字化的影像信息,以消除(减去)骨骼和软组织影像的血管造影成像技术。

191. 成像板(IP):由一些含铕离子的钡和卤族元素的化合物组成的新一代 X 射线影像接收载体。具有对 X 射线敏感程度高和宽容度大的优点。成像板吸收 X 射线后,不直接产生可见光,而形成潜像保留于成像板内。潜像需要用光致发光方法读出。

192. 计算机 X 射线摄影(CR):以成像板为 X 射线影像接收载体,利用计算机进行的数字化成像技术。

193. 图像存储与传输系统(PACS):利用计算机进行医学影像信息的获取、存储、传输和处理等的放射学操作系统。PACS 可充分利用医学图像资源以及发展远程医学,也可对传统模拟图像信息进行数字化采集和存储管理。

194. 磁共振成像(MRI):利用原子核在磁场内共振所产生的信号经计算机处理而重建成像。MRI 可实现三维成像,是影像医学重要组成部分。

195. 介入放射学:以影像诊断为基础,主要利用经血管或非经血管穿刺及导管等介入技术,在影像监视下对一些疾病施行治疗,或者采取活体标本进行细菌学、组织学、生理和生化诊断。介入放射学包括介入治疗和介入诊断。

196. 核医学:研究核素和核射线在医学上的应用及其理论的学科。

197. 临床核医学:直接利用核素和核射线来诊断和治疗人体疾病的一门学科。

198. 基础核医学：利用核素和核射线进行生物医学研究，以探索生命现象的本质及其物质基础，加深人们对正常生理、生化及病理过程的认识的一门学科。亦称实验核医学。放射性核素标记化合物：用放射性核素取代化合物分子中的一种或几种原子的化合物。

199. 放射性药物：用于诊断、治疗或医学研究的放射性核素制剂或其标记药物。亦称放射性药品。

200. 体外放射性药物：用于体外测定血液或其他体液等样品中某种活性物质以进行诊断的放射性药物。

201. 体内放射性药物：用于体内显像或治疗的放射性药物。

202. 放射性核素发生器：可以从较长半衰期核素(母体)分离出由它衰变而产生的较短半衰期核素(子体)的一种装置。俗称母牛。

203. 放射性核素显像：利用脏器和病变组织对放射性药物摄取的差别，通过显像仪器来显示出脏器或病变组织影像的诊断方法。

204. 功能显像：通过放射性药物在体内的生理和代谢过程显示器官功能参数的诊断方法。也称连续显像。

205. 动态功能测定：将某种能参与体内给定器官的生理学过程或代谢过程的放射性核素或标记物引入体内，测量放射性在该器官中随时间变化的情况，以反映器官功能的一种技术。

206. 扫描机：临床核医学中以放射性药物为示踪剂，用闪烁探头自体外扫描检查脏器或组织的放射性分布获得二维图像的核仪器。

207. γ照相机：临床核医学中以放射性药物为示踪剂，用大型闪烁探头自体外对脏器或组织照相，进行静态及动态显像检查和功能测定的核仪器。

208. 发射计算机断层显像(ECT)：一种能从不同方向拍摄体内放射性药物浓度分布图，经计算机处理，重建核素在体内各断层(截面)的分布及立体分布图的核素显像技术。分单光子发射计算机断层显像(SPECT)和正电子发射计算机断层显像(PET)。

209. 单光子发射计算机断层显像(SPECT)：以普通γ发射体为探测对象的发射计算机断层显像。

210. 正电子发射计算机断层显像(PET)：以正电子发射体的湮没辐射为探测对象的发射计算机断层显像。

211. 湮没辐射：当一种粒子与其反粒子相互作用并且终止各自的存在，同时将其能量(包括静止能量)全部转化而产生的电离辐射。

212. 准直器：放射性核素成像装置中，由辐射衰减材料制成单孔或多孔的部件，用于确定辐射视野以及限定到达辐射探测器的辐射的展开角度。

213. 放射免疫显像：通过放射性核素标记单克隆抗体与体内相关抗原物质结合产生图像达到定位病灶的诊断方法。

214. 放射性核素治疗：利用放射性核素产生的射线来抑制和破坏病变组织的一种治疗方法。

215. 特异性内照射治疗：口服、注射或吸入放射性核素制剂后，放射性药物特异地浓聚于体内某个器官或病灶组织,通过射线的直接作用以达到治疗目的的一种治疗方法。

216. 放射免疫治疗:通过放射性核素标记单克隆抗体与体内肿瘤相关抗原在病灶部位结合以杀伤肿瘤细胞的一种治疗方法。

217. 放射性核素敷贴治疗:将专门制作的放射性核素面状源作为敷贴器贴近患者病灶表面,利用其射线治疗某些疾病的一种治疗方法。

218. 放射性核素组织间插植治疗:将特制的封闭好的小棒状放射源插植到肿瘤组织中进行照射,以达到治疗目的的一种治疗方法。分永久性组织间插植治疗和可移去组织间插植治疗。

219. 热点区:放射性核素在人体较浓集的部位,在扫描显像时显示为高强度放射性的区域。

220. 源组织/源器官:内照射剂量估算中,指含有一定量放射性核素的机体组织或器官。

221. 靶组织/靶器官:内照射剂量估算中,指吸收辐射能量的机体组织或器官。

222. 医学内照射剂量:临床核医学诊断与治疗中,估算放射性核素引入体内所致受检者与患者辐射剂量的方法。由美国核医学会内照射剂量(MIRD)委员会提出的方法通常简称 MIRD 法。

223. 活度计:用于测量放射源活度并配备指示或记录仪器的装置。

224. 模拟试验:在某实验进行之前为验证某些参数、训练操作技术等目的而进行的试验。也可指辐射事故发生后为确定受照人员的剂量而进行的与事故条件相似的实验。

225. 医用放射性废物:在应用放射性核素的医学实践中产生的放射性比活度或放射性浓度超过国家有关规定值的液体、固体和气载废物。

226. 摄入:放射性核素通过吸入或食入、或经由皮肤进入人体的过程。

227. 吸收:在考虑内照射时,指放射性核素进入细胞外体液的过程。

228. 沉积:放射性物质在组织或器官中积存的过程。

229. 滞留:在摄入放射性物质后的给定时刻,放射性物质在某一器官、某一隔室或全身内的沉积。

230. 廓清:放射性核素由某一器官或组织内移出的过程。

231. 排出:放射性核素通过尿、粪便、汗水或呼出气从体内清除的过程。

232. 放射性核素的促排:采用各种药物和方法阻止放射性核素的吸收和沉积,并促使已沉积于器官或组织内的放射性核素加速排出的治疗手段。

233. 去污:去除放射性污染的过程,目的在于减少放射性残留在物体或人体表面或环境中的水平。

234. 机械手:远距离操作放射性物质的手动或手控装置。

235. 通风柜:借助合理组织气流的方法,实现有害物与人员所在的操作区相隔离,专供用于操作有害物的一种装置。

236. 手套箱:一种装有手套的封闭箱式设备,操作者借助手套可以在封闭箱内对某些有毒的或有放射性的物质进行直观操作。

237. 放射免疫分析:利用放射性核素标记的抗原与有限量的相应抗体的特异性结

合反应,以定量测定待测物质浓度的一种微量分析方法。

238. 免疫放射分析:应用过量放射标记抗体与抗原进行免疫反应,以定量测定待测物质浓度的一种微量分析方法。

239. 放射免疫分析试剂盒:按照放射免疫分析要求,将标准品、标记物、结合试剂、分离剂和缓冲溶液等组合一起并附有操作说明书的一整套组分,可供用于体外测定某一待测物的量。

240. 放射肿瘤学:原先称放射治疗学,专门研究肿瘤放射治疗的分支学科。放射肿瘤学与外科肿瘤学、内科肿瘤学一起构成肿瘤防治的主要支柱。

241. 远距治疗:辐射源至皮肤间距离大于 50cm 的体外辐射束放射治疗。

242. 近距治疗:用一个或多个密封辐射源在患者腔内、组织间隙或表浅部位进行的放射治疗。

243. 立体定向放射治疗:利用专门设备通过立体定向定位、摆位技术实现小照射野聚焦式的放射治疗。它是立体定向放射手术(SRS)和立体定向放射治疗(SRT)的统称。SRS 采用单次大剂量照射,SRT 采用分次大剂量照射,SRS 是 SRT 的一个特例。使用 ^{60}Co γ 射线进行立体定向放射治疗的设备俗称 γ–刀; 使用医用电子加速器的高能 X 射线进行立体定向放射治疗的设备俗称 X–刀。

244. 高传能线密度辐射:快中子、负 π 介子以及氦、碳、氖、氩等重离子在沿次级粒子径迹上能量沉积高,多大于 $100keV/\mu m$,统称高 LET 辐射。具有相对生物效能(RBE)高、氧增强比(OER)低、放射敏感性随细胞周期的变化小、治疗增益因子(TGF)大等优良的生物学特性。质子的 LET 并不高,但因其物理特性与负 π 介子等相似,具有很理想的剂量曲线,故也纳入高 LET 辐射之列。它们正不断被开发用于肿瘤的放射治疗。

245. 三维适形放射治疗:使治疗区剂量分布的形状在三维方向上与靶区肿瘤的实际形状一致的放射治疗技术。

246. 靶区:放射治疗中对患者体内照射一定吸收剂量的区域。

247. 治疗区:放射治疗中,患者体内受到处方吸收剂量的区域。

248. 治疗处方:对确定所要进行放射治疗照射的所有治疗参数的定量表述。

249. 治疗参数:放射治疗中,表征患者所受辐射照射的要素。例如:辐射能量、吸收剂量、治疗时间等。

250. 治疗验证:把给定的一组与放射治疗运行条件有关的数据提出到外围设备中,校核放射治疗计划的正确性,只有条件相符或人为操作时,治疗才能进行。

251. 正常治疗距离:对电子束照射, 指从电子束的虚源沿辐射束至限束筒末端所测量的距离。对 X 射线束照射,指从 X 射线束的虚源沿辐射束轴至等中心的距离;对非等中心设备,则为至规定平面的距离。

252. 等中心:放射学设备中,各种运动的基准轴线围绕一个公共中心点运动,辐射束以此为中心的最小球体内通过,此点即为等中心。

253. 辐射束:将辐射源可看作点源时,辐射源发出的电离辐射通量所通过的一个立体角内的空间范围。泄漏辐射和散射辐射不能构成辐射束。

254. 辐射野:亦称照射野。指与辐射束相交的平面内,其中辐射强度超过某一比例或规定水平的区域。

255. 放射治疗模拟机:利用 X 射线设备从物理上模拟治疗用的辐射束,使得放射治疗所施行的照射都能集中在治疗体积内,并能确定治疗时照射野的位置和尺寸。

256. 治疗计划系统:现代放射治疗中设计和计算剂量分布的重要的放射治疗辅助设备。TPS 使用专用的计算机,可将 X 射线 CT 或 MRI 上采集的患者身体截面图,连同放射治疗物理参数(如能量、照射野大小、照射距离、各种校正、楔形板、组织补偿等)一起输入,经处理后显示出等剂量分布曲线,然后调整物理条件,直到获得最优化的剂量分布。

257. 后装技术:用手动或遥控的传动方式将一个或多个密封放射源从储源器传送到预先定好位置的施源器后进行腔内治疗的技术。

258. 储源器:可容纳一个或多个放射源的容器,当这些源不用时它可提供电离辐射的防护。

259. 载源器:放射治疗设备中位于辐射头上固定密封辐射源的部件。

260. 施源器:近距离放射治疗设备中将一个或多个放射源送入预定位置的部件,也可带有防护屏蔽。

261. 通道:遥控后装设备中,专供密封放射源或其组件在其中运动的管道。

262. 医用电子加速器:用于放射治疗的电子加速器。其有用射束是由加速的电子束组成或由加速的电子束产生的高能 X 射线。

263. 定时开关:预置照射时间的一种装置。当照射到达预置时间时给出停止照射的信号并终止照射。

264. 初级准直器:对从源射出的辐射束进行第一次准直的装置。

265. 剂量监测系统:测量和显示直接与吸收剂量有关的辐射量的装置系统,它可以具有当到达预选值时终止辐射照射的功能。

266. 主–次剂量监测系统:一种两道剂量监测系统的组合,在这种组合中,一道作为主剂量监测系统,另一道作为次级剂量监测系统。

267. 终止照射:当剂量监测达到预选值时,或者照射时间到达预选值时,或者有意的人为操作时,或者由于联锁的作用,或者旋转治疗中由于机架角位到达预选值时,设备停止照射的一种状态,如果不重新选择所有的运行条件,照射不可能重新开始。

268. 中断照射:设备停止运行和照射的一种状态,但无须重新选择工作条件就可以继续运行进行照射。

269. 模拟灯:提供光束用于射到人体表面以模拟实际照射野的光源。

270. 过滤器:放射治疗设备中用来对有用射束进行预期过滤的材料或装置。

271. 补偿过滤器:能根据受照患者具体特点酌情改变剂量分布的过滤器。

272. 楔形过滤器:能把有用射束的全部或一部分连续衰减的附加过滤器。

273. 均整度:量度某一规定照射野内各点吸收剂量率是否均匀的性能指标。

274. 半影:在照射野边缘附近 20%~80% 等剂量线之间的距离。

275. 半影调节器:用来减少半影的宽度,且平行于主准直器边缘的限束装置。

276. 散射箔:为了加宽电子束的宽度而使用的金属箔片,它使得垂直辐射束轴平面的剂量分布变得更加均匀。

277. 射野挡块:阻挡有用射束的防护块,可用于调整形成任意形状的照射野。

278. 射野挡块托架,可固定射野挡块以形成任意形状照射野的装置。

279. 辐射束轴:对于一个对称辐射束,通过辐射源中心以及限束装置两对有效边缘中分线交点的直线。一般辐射束轴在所要求的容差范围内与辐射源参考(基准)轴重合。

280. 基准深度:体模内包含辐射束轴上最大吸收剂量90%点的平面所在的深度。

281. 剂量建成:吸收剂量随深度增加而增加,到某一深度达到最大峰值的现象。

282. 建成因子:在高能 X 射线或 γ 射线束中,表面吸收剂量与峰值吸收剂量的比值。

283. 深度剂量:在辐射束轴上,被照射物体表面下某一特定深度处的吸收剂量。

284. 深度剂量曲线:在源表距和辐射野面积一定时,辐射束轴上的吸收剂量随深度而变化的关系曲线。

285. 等剂量曲线:放射治疗中,体模内指定平面上,百分吸收剂量相等的点的连线。

286. 品质指数:对 10 cm×10 cm 的 X 射线辐射野,辐射探测器位于正常治疗距离处,在体模内沿辐射束轴于 20 cm 深度处和 10 cm 深度处所测量的吸收剂量之比值。

287. 实际射程:对电子束辐射,体模表面位于正常治疗距离,辐射束轴上吸收剂量分布下降最陡段(斜率最大处)切线的外推与深度吸收剂量分布曲线末端的外推线相交点处所对应的深度。

288. 参考平面:在吸收剂量最大值处或与辐射类型相对应的某一特定深度下垂直辐射束轴且平行于体模表面的平面。

289. 参考点:参考平面与辐射束轴相交处的点。

290. 相对表面剂量:体模表面处于一特定距离时,在体模中辐射束轴上 0.5 mm 深度处的吸收剂量与最大吸收剂量的比值。

291. 源轴距(SAD):沿着辐射束轴测量的辐射源与机架旋转轴之间的距离。

292. 源表距(SSD):沿着辐射束轴测量的辐射源与受照体表之间的距离。

293. 感生放射性:由辐射照射而产生的放射性。

294. 中子污染:用X 射线或电子束进行放射治疗时,由于中子引起的吸收剂量增加的现象。

295. 电子污染:用 X 射线进行放射治疗时,由于各种因素产生的电子辐射而引起的吸收剂量增加的现象。

296. X 射线污染:用电子束治疗时,由 X 射线引起的电子束最大射程以外吸收剂量增加的现象。

附录　放射防护法律法规

中华人民共和国职业病防治法

第九届全国人民代表大会常务委员会第二十四次会议于 2001 年 10 月 27 日通过；根据 2011 年 12 月 31 日第十一届全国人民代表大会常务委员会第二十四次会议《关于修改〈中华人民共和国职业病防治法〉的决定》第一次修正；根据 2016 年 7 月 2 日第十二届全国人民代表大会常务委员会第二十一次会议《关于修改〈中华人民共和国节约能源法〉等六部法律的决定》第二次修正。

第一章　总　则

第一条　为了预防、控制和消除职业病危害，防治职业病，保护劳动者健康及其相关权益，促进经济社会发展，根据宪法，制定本法。

第二条　本法适用于中华人民共和国领域内的职业病防治活动。

本法所称职业病，是指企业、事业单位和个体经济组织等用人单位的劳动者在职业活动中，因接触粉尘、放射性物质和其他有毒、有害因素而引起的疾病。

职业病的分类和目录由国务院卫生行政部门会同国务院安全生产监督管理部门、劳动保障行政部门制定、调整并公布。

第三条　职业病防治工作坚持预防为主、防治结合的方针，建立用人单位负责、行政机关监管、行业自律、职工参与和社会监督的机制，实行分类管理、综合治理。

第四条　劳动者依法享有职业卫生保护的权利。

用人单位应当为劳动者创造符合国家职业卫生标准和卫生要求的工作环境和条件，并采取措施保障劳动者获得职业卫生保护。

工会组织依法对职业病防治工作进行监督，维护劳动者的合法权益。用人单位制定或者修改有关职业病防治的规章制度，应当听取工会组织的意见。

第五条　用人单位应当建立、健全职业病防治责任制，加强对职业病防治的管理，提高职业病防治水平，对本单位产生的职业病危害承担责任。

第六条　用人单位的主要负责人对本单位的职业病防治工作全面负责。

第七条　用人单位必须依法参加工伤保险。

国务院和县级以上地方人民政府劳动保障行政部门应当加强对工伤保险的监督管理，确保劳动者依法享受工伤保险待遇。

第八条　国家鼓励和支持研制、开发、推广、应用有利于职业病防治和保护劳动者健康的新技术、新工艺、新设备、新材料,加强对职业病的机理和发生规律的基础研究,提高职业病防治科学技术水平;积极采用有效的职业病防治技术、工艺、设备、材料;限制使用或者淘汰职业病危害严重的技术、工艺、设备、材料。

国家鼓励和支持职业病医疗康复机构的建设。

第九条 国家实行职业卫生监督制度。

国务院安全生产监督管理部门、卫生行政部门、劳动保障行政部门依照本法和国务院确定的职责,负责全国职业病防治的监督管理工作。国务院有关部门在各自的职责范围内负责职业病防治的有关监督管理工作。

县级以上地方人民政府安全生产监督管理部门、卫生行政部门、劳动保障行政部门依据各自职责,负责本行政区域内职业病防治的监督管理工作。县级以上地方人民政府有关部门在各自的职责范围内负责职业病防治的有关监督管理工作。

县级以上人民政府安全生产监督管理部门、卫生行政部门、劳动保障行政部门(以下统称职业卫生监督管理部门)应当加强沟通,密切配合,按照各自职责分工,依法行使职权,承担责任。

第十条 国务院和县级以上地方人民政府应当制定职业病防治规划,将其纳入国民经济和社会发展计划,并组织实施。

县级以上地方人民政府统一负责、领导、组织、协调本行政区域的职业病防治工作,建立健全职业病防治工作体制、机制,统一领导、指挥职业卫生突发事件应对工作;加强职业病防治能力建设和服务体系建设,完善、落实职业病防治工作责任制。

乡、民族乡、镇的人民政府应当认真执行本法,支持职业卫生监督管理部门依法履行职责。

第十一条 县级以上人民政府职业卫生监督管理部门应当加强对职业病防治的宣传教育,普及职业病防治的知识,增强用人单位的职业病防治观念,提高劳动者的职业健康意识、自我保护意识和行使职业卫生保护权利的能力。

第十二条 有关防治职业病的国家职业卫生标准,由国务院卫生行政部门组织制定并公布。

国务院卫生行政部门应当组织开展重点职业病监测和专项调查,对职业健康风险进行评估,为制定职业卫生标准和职业病防治政策提供科学依据。

县级以上地方人民政府卫生行政部门应当定期对本行政区域的职业病防治情况进行统计和调查分析。

第十三条 任何单位和个人有权对违反本法的行为进行检举和控告。有关部门收到相关的检举和控告后,应当及时处理。

对防治职业病成绩显著的单位和个人,给予奖励。

第二章 前期预防

第十四条 用人单位应当依照法律、法规要求,严格遵守国家职业卫生标准,落实职业病预防措施,从源头上控制和消除职业病危害。

第十五条 产生职业病危害的用人单位的设立除应当符合法律、行政法规规定的设

立条件外,其工作场所还应当符合下列职业卫生要求:

(一)职业病危害因素的强度或者浓度符合国家职业卫生标准;

(二)有与职业病危害防护相适应的设施;

(三)生产布局合理,符合有害与无害作业分开的原则;

(四)有配套的更衣间、洗浴间、孕妇休息间等卫生设施;

(五)设备、工具、用具等设施符合保护劳动者生理、心理健康的要求;

(六)法律、行政法规和国务院卫生行政部门、安全生产监督管理部门关于保护劳动者健康的其他要求。

第十六条　国家建立职业病危害项目申报制度。

用人单位工作场所存在职业病目录所列职业病的危害因素的,应当及时、如实向所在地安全生产监督管理部门申报危害项目,接受监督。

职业病危害因素分类目录由国务院卫生行政部门会同国务院安全生产监督管理部门制定、调整并公布。职业病危害项目申报的具体办法由国务院安全生产监督管理部门制定。

第十七条　新建、扩建、改建建设项目和技术改造、技术引进项目(以下统称建设项目)可能产生职业病危害的,建设单位在可行性论证阶段应当进行职业病危害预评价。

医疗机构建设项目可能产生放射性职业病危害的,建设单位应当向卫生行政部门提交放射性职业病危害预评价报告。卫生行政部门应当自收到预评价报告之日起三十日内,作出审核决定并书面通知建设单位。未提交预评价报告或者预评价报告未经卫生行政部门审核同意的,不得开工建设。

职业病危害预评价报告应当对建设项目可能产生的职业病危害因素及其对工作场所和劳动者健康的影响作出评价,确定危害类别和职业病防护措施。

建设项目职业病危害分类管理办法由国务院安全生产监督管理部门制定。

第十八条　建设项目的职业病防护设施所需费用应当纳入建设项目工程预算,并与主体工程同时设计,同时施工,同时投入生产和使用。

建设项目的职业病防护设施设计应当符合国家职业卫生标准和卫生要求;其中,医疗机构放射性职业病危害严重的建设项目的防护设施设计,应当经卫生行政部门审查同意后,方可施工。

建设项目在竣工验收前,建设单位应当进行职业病危害控制效果评价。

医疗机构可能产生放射性职业病危害的建设项目竣工验收时,其放射性职业病防护设施经卫生行政部门验收合格后,方可投入使用;其他建设项目的职业病防护设施应当由建设单位负责依法组织验收,验收合格后,方可投入生产和使用。安全生产监督管理部门应当加强对建设单位组织的验收活动和验收结果的监督核查。

第十九条　国家对从事放射性、高毒、高危粉尘等作业实行特殊管理。具体管理办法由国务院制定。

第三章　劳动过程中的防护与管理

第二十条　用人单位应当采取下列职业病防治管理措施:

（一）设置或者指定职业卫生管理机构或者组织,配备专职或者兼职的职业卫生管理人员,负责本单位的职业病防治工作;

（二）制定职业病防治计划和实施方案;

（三）建立、健全职业卫生管理制度和操作规程;

（四）建立、健全职业卫生档案和劳动者健康监护档案;

（五）建立、健全工作场所职业病危害因素监测及评价制度;

（六）建立、健全职业病危害事故应急救援预案。

第二十一条 用人单位应当保障职业病防治所需的资金投入,不得挤占、挪用,并对因资金投入不足导致的后果承担责任。

第二十二条 用人单位必须采用有效的职业病防护设施,并为劳动者提供个人使用的职业病防护用品。

用人单位为劳动者个人提供的职业病防护用品必须符合防治职业病的要求；不符合要求的,不得使用。

第二十三条 用人单位应当优先采用有利于防治职业病和保护劳动者健康的新技术、新工艺、新设备、新材料,逐步替代职业病危害严重的技术、工艺、设备、材料。

第二十四条 产生职业病危害的用人单位,应当在醒目位置设置公告栏,公布有关职业病防治的规章制度、操作规程、职业病危害事故应急救援措施和工作场所职业病危害因素检测结果。

对产生严重职业病危害的作业岗位,应当在其醒目位置,设置警示标识和中文警示说明。警示说明应当载明产生职业病危害的种类、后果、预防以及应急救治措施等内容。

第二十五条 对可能发生急性职业损伤的有毒、有害工作场所,用人单位应当设置报警装置,配置现场急救用品、冲洗设备、应急撤离通道和必要的泄险区。

对放射工作场所和放射性同位素的运输、贮存,用人单位必须配置防护设备和报警装置,保证接触放射线的工作人员佩戴个人剂量计。

对职业病防护设备、应急救援设施和个人使用的职业病防护用品,用人单位应当进行经常性的维护、检修,定期检测其性能和效果,确保其处于正常状态,不得擅自拆除或者停止使用。

第二十六条 用人单位应当实施由专人负责的职业病危害因素日常监测,并确保监测系统处于正常运行状态。

用人单位应当按照国务院安全生产监督管理部门的规定,定期对工作场所进行职业病危害因素检测、评价。检测、评价结果存入用人单位职业卫生档案,定期向所在地安全生产监督管理部门报告并向劳动者公布。

职业病危害因素检测、评价由依法设立的取得国务院安全生产监督管理部门或者设区的市级以上地方人民政府安全生产监督管理部门按照职责分工给予资质认可的职业卫生技术服务机构进行。职业卫生技术服务机构所作检测、评价应当客观、真实。

发现工作场所职业病危害因素不符合国家职业卫生标准和卫生要求时,用人单位应当立即采取相应治理措施,仍然达不到国家职业卫生标准和卫生要求的,必须停止存在职业病危害因素的作业;职业病危害因素经治理后,符合国家职业卫生标准和卫生要求的,方可重新作业。

第二十七条 职业卫生技术服务机构依法从事职业病危害因素检测、评价工作,接受安全生产监督管理部门的监督检查。安全生产监督管理部门应当依法履行监督职责。

第二十八条 向用人单位提供可能产生职业病危害的设备的,应当提供中文说明书,并在设备的醒目位置设置警示标识和中文警示说明。警示说明应当载明设备性能、可能产生的职业病危害、安全操作和维护注意事项、职业病防护以及应急救治措施等内容。

第二十九条 向用人单位提供可能产生职业病危害的化学品、放射性同位素和含有放射性物质的材料的,应当提供中文说明书。说明书应当载明产品特性、主要成分、存在的有害因素、可能产生的危害后果、安全使用注意事项、职业病防护以及应急救治措施等内容。产品包装应当有醒目的警示标识和中文警示说明。贮存上述材料的场所应当在规定的部位设置危险物品标识或者放射性警示标识。

国内首次使用或者首次进口与职业病危害有关的化学材料,使用单位或者进口单位按照国家规定经国务院有关部门批准后,应当向国务院卫生行政部门、安全生产监督管理部门报送该化学材料的毒性鉴定以及经有关部门登记注册或者批准进口的文件等资料。

进口放射性同位素、射线装置和含有放射性物质的物品的,按照国家有关规定办理。

第三十条 任何单位和个人不得生产、经营、进口和使用国家明令禁止使用的可能产生职业病危害的设备或者材料。

第三十一条 任何单位和个人不得将产生职业病危害的作业转移给不具备职业病防护条件的单位和个人。不具备职业病防护条件的单位和个人不得接受产生职业病危害的作业。

第三十二条 用人单位对采用的技术、工艺、设备、材料,应当知悉其产生的职业病危害,对有职业病危害的技术、工艺、设备、材料隐瞒其危害而采用的,对所造成的职业病危害后果承担责任。

第三十三条 用人单位与劳动者订立劳动合同(含聘用合同,下同)时,应当将工作过程中可能产生的职业病危害及其后果、职业病防护措施和待遇等如实告知劳动者,并在劳动合同中写明,不得隐瞒或者欺骗。

劳动者在已订立劳动合同期间因工作岗位或者工作内容变更,从事与所订立劳动合同中未告知的存在职业病危害的作业时,用人单位应当依照前款规定,向劳动者履行如实告知的义务,并协商变更原劳动合同相关条款。

用人单位违反前两款规定的,劳动者有权拒绝从事存在职业病危害的作业,用人单位不得因此解除与劳动者所订立的劳动合同。

第三十四条 用人单位的主要负责人和职业卫生管理人员应当接受职业卫生培训,遵守职业病防治法律、法规,依法组织本单位的职业病防治工作。

用人单位应当对劳动者进行上岗前的职业卫生培训和在岗期间的定期职业卫生培训,普及职业卫生知识,督促劳动者遵守职业病防治法律、法规、规章和操作规程,指导劳动者正确使用职业病防护设备和个人使用的职业病防护用品。

劳动者应当学习和掌握相关的职业卫生知识,增强职业病防范意识,遵守职业病防治法律、法规、规章和操作规程,正确使用、维护职业病防护设备和个人使用的职业病防护用品,发现职业病危害事故隐患应当及时报告。

劳动者不履行前款规定义务的,用人单位应当对其进行教育。

第三十五条 对从事接触职业病危害的作业的劳动者,用人单位应当按照国务院安全生产监督管理部门、卫生行政部门的规定组织上岗前、在岗期间和离岗时的职业健康检查,并将检查结果书面告知劳动者。职业健康检查费用由用人单位承担。

用人单位不得安排未经上岗前职业健康检查的劳动者从事接触职业病危害的作业;不得安排有职业禁忌的劳动者从事其所禁忌的作业;对在职业健康检查中发现有与所从事的职业相关的健康损害的劳动者,应当调离原工作岗位,并妥善安置;对未进行离岗前职业健康检查的劳动者不得解除或者终止与其订立的劳动合同。

职业健康检查应当由省级以上人民政府卫生行政部门批准的医疗卫生机构承担。

第三十六条 用人单位应当为劳动者建立职业健康监护档案,并按照规定的期限妥善保存。

职业健康监护档案应当包括劳动者的职业史、职业病危害接触史、职业健康检查结果和职业病诊疗等有关个人健康资料。

劳动者离开用人单位时,有权索取本人职业健康监护档案复印件,用人单位应当如实、无偿提供,并在所提供的复印件上签章。

第三十七条 发生或者可能发生急性职业病危害事故时,用人单位应当立即采取应急救援和控制措施,并及时报告所在地安全生产监督管理部门和有关部门。安全生产监督管理部门接到报告后,应当及时会同有关部门组织调查处理;必要时,可以采取临时控制措施。卫生行政部门应当组织做好医疗救治工作。

对遭受或者可能遭受急性职业病危害的劳动者,用人单位应当及时组织救治、进行健康检查和医学观察,所需费用由用人单位承担。

第三十八条 用人单位不得安排未成年工从事接触职业病危害的作业;不得安排孕期、哺乳期的女职工从事对本人和胎儿、婴儿有危害的作业。

第三十九条 劳动者享有下列职业卫生保护权利:

(一)获得职业卫生教育、培训;

(二)获得职业健康检查、职业病诊疗、康复等职业病防治服务;

(三)了解工作场所产生或者可能产生的职业病危害因素、危害后果和应当采取的职业病防护措施;

(四)要求用人单位提供符合防治职业病要求的职业病防护设施和个人使用的职业病防护用品,改善工作条件;

(五)对违反职业病防治法律、法规以及危及生命健康的行为提出批评、检举和控告;

(六)拒绝违章指挥和强令进行没有职业病防护措施的作业;

(七)参与用人单位职业卫生工作的民主管理,对职业病防治工作提出意见和建议。

用人单位应当保障劳动者行使前款所列权利。因劳动者依法行使正当权利而降低其工资、福利等待遇或者解除、终止与其订立的劳动合同的,其行为无效。

第四十条　工会组织应当督促并协助用人单位开展职业卫生宣传教育和培训,有权对用人单位的职业病防治工作提出意见和建议,依法代表劳动者与用人单位签订劳动安全卫生专项集体合同,与用人单位就劳动者反映的有关职业病防治的问题进行协调并督促解决。

工会组织对用人单位违反职业病防治法律、法规,侵犯劳动者合法权益的行为,有权要求纠正;产生严重职业病危害时,有权要求采取防护措施,或者向政府有关部门建议采取强制性措施;发生职业病危害事故时,有权参与事故调查处理;发现危及劳动者生命健康的情形时,有权向用人单位建议组织劳动者撤离危险现场,用人单位应当立即作出处理。

第四十一条　用人单位按照职业病防治要求,用于预防和治理职业病危害、工作场所卫生检测、健康监护和职业卫生培训等费用,按照国家有关规定,在生产成本中据实列支。

第四十二条　职业卫生监督管理部门应当按照职责分工,加强对用人单位落实职业病防护管理措施情况的监督检查,依法行使职权,承担责任。

第四章　职业病诊断与职业病病人保障

第四十三条　医疗卫生机构承担职业病诊断,应当经省、自治区、直辖市人民政府卫生行政部门批准。省、自治区、直辖市人民政府卫生行政部门应当向社会公布本行政区域内承担职业病诊断的医疗卫生机构的名单。

承担职业病诊断的医疗卫生机构应当具备下列条件:

(一)持有《医疗机构执业许可证》;

(二)具有与开展职业病诊断相适应的医疗卫生技术人员;

(三)具有与开展职业病诊断相适应的仪器、设备;

(四)具有健全的职业病诊断质量管理制度。

承担职业病诊断的医疗卫生机构不得拒绝劳动者进行职业病诊断的要求。

第四十四条　劳动者可以在用人单位所在地、本人户籍所在地或者经常居住地依法承担职业病诊断的医疗卫生机构进行职业病诊断。

第四十五条　职业病诊断标准和职业病诊断、鉴定办法由国务院卫生行政部门制定。职业病伤残等级的鉴定办法由国务院劳动保障行政部门会同国务院卫生行政部门制定。

第四十六条　职业病诊断,应当综合分析下列因素:

(一)病人的职业史;

(二)职业病危害接触史和工作场所职业病危害因素情况;

(三)临床表现以及辅助检查结果等。

没有证据否定职业病危害因素与病人临床表现之间的必然联系的,应当诊断为职业病。

承担职业病诊断的医疗卫生机构在进行职业病诊断时,应当组织三名以上取得职业病诊断资格的执业医师集体诊断。

职业病诊断证明书应当由参与诊断的医师共同签署，并经承担职业病诊断的医疗卫生机构审核盖章。

第四十七条 用人单位应当如实提供职业病诊断、鉴定所需的劳动者职业史和职业病危害接触史、工作场所职业病危害因素检测结果等资料；安全生产监督管理部门应当监督检查和督促用人单位提供上述资料；劳动者和有关机构也应当提供与职业病诊断、鉴定有关的资料。

职业病诊断、鉴定机构需要了解工作场所职业病危害因素情况时，可以对工作场所进行现场调查，也可以向安全生产监督管理部门提出，安全生产监督管理部门应当在十日内组织现场调查。用人单位不得拒绝、阻挠。

第四十八条 职业病诊断、鉴定过程中，用人单位不提供工作场所职业病危害因素检测结果等资料的，诊断、鉴定机构应当结合劳动者的临床表现、辅助检查结果和劳动者的职业史、职业病危害接触史，并参考劳动者的自述、安全生产监督管理部门提供的日常监督检查信息等，作出职业病诊断、鉴定结论。

劳动者对用人单位提供的工作场所职业病危害因素检测结果等资料有异议，或者因劳动者的用人单位解散、破产，无用人单位提供上述资料的，诊断、鉴定机构应当提请安全生产监督管理部门进行调查，安全生产监督管理部门应当自接到申请之日起三十日内对存在异议的资料或者工作场所职业病危害因素情况作出判定；有关部门应当配合。

第四十九条 职业病诊断、鉴定过程中，在确认劳动者职业史、职业病危害接触史时，当事人对劳动关系、工种、工作岗位或者在岗时间有争议的，可以向当地的劳动人事争议仲裁委员会申请仲裁；接到申请的劳动人事争议仲裁委员会应当受理，并在三十日内作出裁决。

当事人在仲裁过程中对自己提出的主张，有责任提供证据。劳动者无法提供由用人单位掌握管理的与仲裁主张有关的证据的，仲裁庭应当要求用人单位在指定期限内提供；用人单位在指定期限内不提供的，应当承担不利后果。

劳动者对仲裁裁决不服的，可以依法向人民法院提起诉讼。

用人单位对仲裁裁决不服的，可以在职业病诊断、鉴定程序结束之日起十五日内依法向人民法院提起诉讼；诉讼期间，劳动者的治疗费用按照职业病待遇规定的途径支付。

第五十条 用人单位和医疗卫生机构发现职业病病人或者疑似职业病病人时，应当及时向所在地卫生行政部门和安全生产监督管理部门报告。确诊为职业病的，用人单位还应当向所在地劳动保障行政部门报告。接到报告的部门应当依法作出处理。

第五十一条 县级以上地方人民政府卫生行政部门负责本行政区域内的职业病统计报告的管理工作，并按照规定上报。

第五十二条 当事人对职业病诊断有异议的，可以向作出诊断的医疗卫生机构所在地地方人民政府卫生行政部门申请鉴定。

职业病诊断争议由设区的市级以上地方人民政府卫生行政部门根据当事人的申请，组织职业病诊断鉴定委员会进行鉴定。

当事人对设区的市级职业病诊断鉴定委员会的鉴定结论不服的,可以向省、自治区、直辖市人民政府卫生行政部门申请再鉴定。

第五十三条 职业病诊断鉴定委员会由相关专业的专家组成。

省、自治区、直辖市人民政府卫生行政部门应当设立相关的专家库,需要对职业病争议作出诊断鉴定时,由当事人或者当事人委托有关卫生行政部门从专家库中以随机抽取的方式确定参加诊断鉴定委员会的专家。

职业病诊断鉴定委员会应当按照国务院卫生行政部门颁布的职业病诊断标准和职业病诊断、鉴定办法进行职业病诊断鉴定,向当事人出具职业病诊断鉴定书。职业病诊断、鉴定费用由用人单位承担。

第五十四条 职业病诊断鉴定委员会组成人员应当遵守职业道德,客观、公正地进行诊断鉴定,并承担相应的责任。职业病诊断鉴定委员会组成人员不得私下接触当事人,不得收受当事人的财物或者其他好处,与当事人有利害关系的,应当回避。

人民法院受理有关案件需要进行职业病鉴定时,应当从省、自治区、直辖市人民政府卫生行政部门依法设立的相关的专家库中选取参加鉴定的专家。

第五十五条 医疗卫生机构发现疑似职业病病人时,应当告知劳动者本人并及时通知用人单位。

用人单位应当及时安排对疑似职业病病人进行诊断;在疑似职业病病人诊断或者医学观察期间,不得解除或者终止与其订立的劳动合同。

疑似职业病病人在诊断、医学观察期间的费用,由用人单位承担。

第五十六条 用人单位应当保障职业病病人依法享受国家规定的职业病待遇。

用人单位应当按照国家有关规定,安排职业病病人进行治疗、康复和定期检查。

用人单位对不适宜继续从事原工作的职业病病人,应当调离原岗位,并妥善安置。

用人单位对从事接触职业病危害的作业的劳动者,应当给予适当岗位津贴。

第五十七条 职业病病人的诊疗、康复费用,伤残以及丧失劳动能力的职业病病人的社会保障,按照国家有关工伤保险的规定执行。

第五十八条 职业病病人除依法享有工伤保险外,依照有关民事法律,尚有获得赔偿的权利的,有权向用人单位提出赔偿要求。

第五十九条 劳动者被诊断患有职业病,但用人单位没有依法参加工伤保险的,其医疗和生活保障由该用人单位承担。

第六十条 职业病病人变动工作单位,其依法享有的待遇不变。

用人单位在发生分立、合并、解散、破产等情形时,应当对从事接触职业病危害的作业的劳动者进行健康检查,并按照国家有关规定妥善安置职业病病人。

第六十一条 用人单位已经不存在或者无法确认劳动关系的职业病病人,可以向地方人民政府民政部门申请医疗救助和生活等方面的救助。

地方各级人民政府应当根据本地区的实际情况,采取其他措施,使前款规定的职业病病人获得医疗救治。

第五章 监 督 检 查

第六十二条 县级以上人民政府职业卫生监督管理部门依照职业病防治法律、法规、国家职业卫生标准和卫生要求,依据职责划分,对职业病防治工作进行监督检查。

第六十三条 安全生产监督管理部门履行监督检查职责时,有权采取下列措施:

(一)进入被检查单位和职业病危害现场,了解情况,调查取证;

(二)查阅或者复制与违反职业病防治法律、法规的行为有关的资料和采集样品;

(三)责令违反职业病防治法律、法规的单位和个人停止违法行为。

第六十四条 发生职业病危害事故或者有证据证明危害状态可能导致职业病危害事故发生时,安全生产监督管理部门可以采取下列临时控制措施:

(一)责令暂停导致职业病危害事故的作业;

(二)封存造成职业病危害事故或者可能导致职业病危害事故发生的材料和设备;

(三)组织控制职业病危害事故现场。

在职业病危害事故或者危害状态得到有效控制后, 安全生产监督管理部门应当及时解除控制措施。

第六十五条 职业卫生监督执法人员依法执行职务时,应当出示监督执法证件。

职业卫生监督执法人员应当忠于职守,秉公执法,严格遵守执法规范;涉及用人单位的秘密的,应当为其保密。

第六十六条 职业卫生监督执法人员依法执行职务时,被检查单位应当接受检查并予以支持配合,不得拒绝和阻碍。

第六十七条 卫生行政部门、安全生产监督管理部门及其职业卫生监督执法人员履行职责时,不得有下列行为:

(一)对不符合法定条件的,发给建设项目有关证明文件、资质证明文件或者予以批准;

(二)对已经取得有关证明文件的,不履行监督检查职责;

(三)发现用人单位存在职业病危害的,可能造成职业病危害事故,不及时依法采取控制措施;

(四)其他违反本法的行为。

第六十八条 职业卫生监督执法人员应当依法经过资格认定。

职业卫生监督管理部门应当加强队伍建设,提高职业卫生监督执法人员的政治、业务素质,依照本法和其他有关法律、法规的规定,建立、健全内部监督制度,对其工作人员执行法律、法规和遵守纪律的情况,进行监督检查。

第六章 法 律 责 任

第六十九条 建设单位违反本法规定,有下列行为之一的,由安全生产监督管理部门给予警告,责令限期改正;逾期不改正的,处十万元以上五十万元以下的罚款;情节严重的,责令停止产生职业病危害的作业,或者提请有关人民政府按照国务院规定的权限责令停建、关闭:

(一)未按照规定进行职业病危害预评价的;

(二)医疗机构可能产生放射性职业病危害的建设项目未按照规定提交放射性职业病危害预评价报告,或者放射性职业病危害预评价报告未经卫生行政部门审核同意,开工建设的;

(三)建设项目的职业病防护设施未按照规定与主体工程同时设计、同时施工、同时投入生产和使用的;

(四)建设项目的职业病防护设施设计不符合国家职业卫生标准和卫生要求,或者医疗机构放射性职业病危害严重的建设项目的防护设施设计未经卫生行政部门审查同意擅自施工的;

(五)未按照规定对职业病防护设施进行职业病危害控制效果评价的;

(六)建设项目竣工投入生产和使用前,职业病防护设施未按照规定验收合格的。

第七十条　违反本法规定,有下列行为之一的,由安全生产监督管理部门给予警告,责令限期改正;逾期不改正的,处十万元以下的罚款:

(一)工作场所职业病危害因素检测、评价结果没有存档、上报、公布的;

(二)未采取本法第二十一条规定的职业病防治管理措施的;

(三)未按照规定公布有关职业病防治的规章制度、操作规程、职业病危害事故应急救援措施的;

(四)未按照规定组织劳动者进行职业卫生培训,或者未对劳动者个人职业病防护采取指导、督促措施的;

(五)国内首次使用或者首次进口与职业病危害有关的化学材料,未按照规定报送毒性鉴定资料以及经有关部门登记注册或者批准进口的文件的。

第七十一条　用人单位违反本法规定,有下列行为之一的,由安全生产监督管理部门责令限期改正,给予警告,可以并处五万元以上十万元以下的罚款:

(一)未按照规定及时、如实向安全生产监督管理部门申报产生职业病危害的项目的;

(二)未实施由专人负责的职业病危害因素日常监测,或者监测系统不能正常监测的;

(三)订立或者变更劳动合同时,未告知劳动者职业病危害真实情况的;

(四)未按照规定组织职业健康检查、建立职业健康监护档案或者未将检查结果书面告知劳动者的;

(五)未依照本法规定在劳动者离开用人单位时提供职业健康监护档案复印件的。

第七十二条　用人单位违反本法规定,有下列行为之一的,由安全生产监督管理部门给予警告,责令限期改正,逾期不改正的,处五万元以上二十万元以下的罚款;情节严重的,责令停止产生职业病危害的作业,或者提请有关人民政府按照国务院规定的权限责令关闭:

(一)工作场所职业病危害因素的强度或者浓度超过国家职业卫生标准的;

(二)未提供职业病防护设施和个人使用的职业病防护用品,或者提供的职业病防护设施和个人使用的职业病防护用品不符合国家职业卫生标准和卫生要求的;

(三)对职业病防护设备、应急救援设施和个人使用的职业病防护用品未按照规定进行维护、检修、检测,或者不能保持正常运行、使用状态的;

(四)未按照规定对工作场所职业病危害因素进行检测、评价的;

(五)工作场所职业病危害因素经治理仍然达不到国家职业卫生标准和卫生要求时,未停止存在职业病危害因素的作业的;

(六)未按照规定安排职业病病人、疑似职业病病人进行诊治的;

(七)发生或者可能发生急性职业病危害事故时,未立即采取应急救援和控制措施或者未按照规定及时报告的;

(八)未按照规定在产生严重职业病危害的作业岗位醒目位置设置警示标识和中文警示说明的;

(九)拒绝职业卫生监督管理部门监督检查的;

(十)隐瞒、伪造、篡改、毁损职业健康监护档案、工作场所职业病危害因素检测评价结果等相关资料,或者拒不提供职业病诊断、鉴定所需资料的;

(十一)未按照规定承担职业病诊断、鉴定费用和职业病病人的医疗、生活保障费用的。

第七十三条 向用人单位提供可能产生职业病危害的设备、材料,未按照规定提供中文说明书或者设置警示标识和中文警示说明的, 由安全生产监督管理部门责令限期改正,给予警告,并处五万元以上二十万元以下的罚款。

第七十四条 用人单位和医疗卫生机构未按照规定报告职业病、疑似职业病的,由有关主管部门依据职责分工责令限期改正,给予警告,可以并处一万元以下的罚款;弄虚作假的,并处二万元以上五万元以下的罚款;对直接负责的主管人员和其他直接责任人员,可以依法给予降级或者撤职的处分。

第七十五条 违反本法规定,有下列情形之一的,由安全生产监督管理部门责令限期治理,并处五万元以上三十万元以下的罚款;情节严重的,责令停止产生职业病危害的作业,或者提请有关人民政府按照国务院规定的权限责令关闭:

(一)隐瞒技术、工艺、设备、材料所产生的职业病危害而采用的;

(二)隐瞒本单位职业卫生真实情况的;

(三)可能发生急性职业损伤的有毒、有害工作场所、放射工作场所或者放射性同位素的运输、贮存不符合本法第二十六条规定的;

(四)使用国家明令禁止使用的可能产生职业病危害的设备或者材料的;

(五)将产生职业病危害的作业转移给没有职业病防护条件的单位和个人,或者没有职业病防护条件的单位和个人接受产生职业病危害的作业的;

(六)擅自拆除、停止使用职业病防护设备或者应急救援设施的;

(七)安排未经职业健康检查的劳动者、有职业禁忌的劳动者、未成年工或者孕期、哺乳期女职工从事接触职业病危害的作业或者禁忌作业的;

(八)违章指挥和强令劳动者进行没有职业病防护措施的作业的。

第七十六条 生产、经营或者进口国家明令禁止使用的可能产生职业病危害的设备或者材料的,依照有关法律、行政法规的规定给予处罚。

第七十七条 用人单位违反本法规定,已经对劳动者生命健康造成严重损害的,由安全生产监督管理部门责令停止产生职业病危害的作业, 或者提请有关人民政府按照国务院规定的权限责令关闭,并处十万元以上五十万元以下的罚款。

第七十八条 用人单位违反本法规定,造成重大职业病危害事故或者其他严重后果,构成犯罪的,对直接负责的主管人员和其他直接责任人员,依法追究刑事责任。

第七十九条 未取得职业卫生技术服务资质认可擅自从事职业卫生技术服务的,或者医疗卫生机构未经批准擅自从事职业健康检查、职业病诊断的,由安全生产监督管理部门和卫生行政部门依据职责分工责令立即停止违法行为,没收违法所得;违法所得五千元以上的,并处违法所得二倍以上十倍以下的罚款;没有违法所得或者违法所得不足五千元的,并处五千元以上五万元以下的罚款;情节严重的,对直接负责的主管人员和其他直接责任人员,依法给予降级、撤职或者开除的处分。

第八十条 从事职业卫生技术服务的机构和承担职业健康检查、职业病诊断的医疗卫生机构违反本法规定,有下列行为之一的,由安全生产监督管理部门和卫生行政部门依据职责分工责令立即停止违法行为,给予警告,没收违法所得;违法所得五千元以上的,并处违法所得二倍以上五倍以下的罚款;没有违法所得或者违法所得不足五千元的,并处五千元以上二万元以下的罚款;情节严重的,由原认可或者批准机关取消其相应的资格;对直接负责的主管人员和其他直接责任人员,依法给予降级、撤职或者开除的处分;构成犯罪的,依法追究刑事责任:

(一)超出资质认可或者批准范围从事职业卫生技术服务或者职业健康检查、职业病诊断的;

(二)不按照本法规定履行法定职责的;

(三)出具虚假证明文件的。

第八十一条 职业病诊断鉴定委员会组成人员收受职业病诊断争议当事人的财物或者其他好处的,给予警告,没收收受的财物,可以并处三千元以上五万元以下的罚款,取消其担任职业病诊断鉴定委员会组成人员的资格,并从省、自治区、直辖市人民政府卫生行政部门设立的专家库中予以除名。

第八十二条 卫生行政部门、安全生产监督管理部门不按照规定报告职业病和职业病危害事故的,由上一级行政部门责令改正,通报批评,给予警告;虚报、瞒报的,对单位负责人、直接负责的主管人员和其他直接责任人员依法给予降级、撤职或者开除的处分。

第八十三条 县级以上地方人民政府在职业病防治工作中未依照本法履行职责,本行政区域出现重大职业病危害事故、造成严重社会影响的,依法对直接负责的主管人员和其他直接责任人员给予记大过直至开除的处分。

县级以上人民政府职业卫生监督管理部门不履行本法规定的职责,滥用职权、玩忽职守、徇私舞弊,依法对直接负责的主管人员和其他直接责任人员给予记大过或者降级的处分;造成职业病危害事故或者其他严重后果的,依法给予撤职或者开除的处分。

第八十四条 违反本法规定,构成犯罪的,依法追究刑事责任。

第七章 附 则

第八十五条 本法下列用语的含义:

职业病危害,是指对从事职业活动的劳动者可能导致职业病的各种危害。职业病危害因素包括:职业活动中存在的各种有害的化学、物理、生物因素以及在作业过程中产生的其他职业有害因素。

职业禁忌,是指劳动者从事特定职业或者接触特定职业病危害因素时,比一般职业人群更易于遭受职业病危害和罹患职业病或者可能导致原有自身疾病病情加重,或者在从事作业过程中诱发可能导致对他人生命健康构成危险的疾病的个人特殊生理或者病理状态。

第八十六条 本法第二条规定的用人单位以外的单位,产生职业病危害的,其职业病防治活动可以参照本法执行。

劳务派遣用工单位应当履行本法规定的用人单位的义务。

中国人民解放军参照执行本法的办法,由国务院、中央军事委员会制定。

第八十七条 对医疗机构放射性职业病危害控制的监督管理,由卫生行政部门依照本法的规定实施。

第八十八条 本法自 2002 年 5 月 1 日起施行。

中华人民共和国放射性污染防治法

第十届全国人民代表大会常务委员会第三次会议于 2003 年 6 月 28 日通过,自 2003 年 10 月 1 日起施行。

第一章 总 则

第一条 为了防治放射性污染,保护环境,保障人体健康,促进核能、核技术的开发与和平利用,制定本法。

第二条 本法适用于中华人民共和国领域和管辖的其他海域在核设施选址、建造、运行、退役和核技术、铀(钍)矿、伴生放射性矿开发利用过程中发生的放射性污染的防治活动。

第三条 国家对放射性污染的防治,实行预防为主、防治结合、严格管理、安全第一的方针。

第四条 国家鼓励、支持放射性污染防治的科学研究和技术开发利用,推广先进的放射性污染防治技术。

国家支持开展放射性污染防治的国际交流与合作。

第五条 县级以上人民政府应当将放射性污染防治工作纳入环境保护规划。

县级以上人民政府应当组织开展有针对性的放射性污染防治宣传教育,使公众了解放射性污染防治的有关情况和科学知识。

第六条 任何单位和个人有权对造成放射性污染的行为提出检举和控告。

第七条 在放射性污染防治工作中作出显著成绩的单位和个人,由县级以上人民政府给予奖励。

第八条 国务院环境保护行政主管部门对全国放射性污染防治工作依法实施统一监督管理。

国务院卫生行政部门和其他有关部门依据国务院规定的职责,对有关的放射性污染防治工作依法实施监督管理。

第二章 放射性污染防治的监督管理

第九条 国家放射性污染防治标准由国务院环境保护行政主管部门根据环境安全要求、国家经济技术条件制定。国家放射性污染防治标准由国务院环境保护行政主管部门和国务院标准化行政主管部门联合发布。

第十条 国家建立放射性污染监测制度。国务院环境保护行政主管部门会同国务院其他有关部门组织环境监测网络,对放射性污染实施监测管理。

第十一条 国务院环境保护行政主管部门和国务院其他有关部门,按照职责分工,各负其责,互通信息,密切配合,对核设施、铀(钍)矿开发利用中的放射性污染防治进行监督检查。

县级以上地方人民政府环境保护行政主管部门和同级其他有关部门,按照职责分工,各负其责,互通信息,密切配合,对本行政区域内核技术利用、伴生放射性矿开发利用中的放射性污染防治进行监督检查。

监督检查人员进行现场检查时,应当出示证件。被检查的单位必须如实反映情况,提供必要的资料。监督检查人员应当为被检查单位保守技术秘密和业务秘密。对涉及国家秘密的单位和部位进行检查时,应当遵守国家有关保守国家秘密的规定,依法办理有关审批手续。

第十二条 核设施营运单位、核技术利用单位、铀(钍)矿和伴生放射性矿开发利用单位,负责本单位放射性污染的防治,接受环境保护行政主管部门和其他有关部门的监督管理,并依法对其造成的放射性污染承担责任。

第十三条 核设施营运单位、核技术利用单位、铀(钍)矿和伴生放射性矿开发利用单位,必须采取安全与防护措施,预防发生可能导致放射性污染的各类事故,避免放射性污染危害。

核设施营运单位、核技术利用单位、铀(钍)矿和伴生放射性矿开发利用单位,应当对其工作人员进行放射性安全教育、培训,采取有效的防护安全措施。

第十四条 国家对从事放射性污染防治的专业人员实行资格管理制度;对从事放射性污染监测工作的机构实行资质管理制度。

第十五条 运输放射性物质和含放射源的射线装置,应当采取有效措施,防止放射性污染。具体办法由国务院规定。

第十六条 放射性物质和射线装置应当设置明显的放射性标识和中文警示说明。生产、销售、使用、贮存、处置放射性物质和射线装置的场所,以及运输放射性物质和含放射源的射线装置的工具,应当设置明显的放射性标志。

第十七条 含有放射性物质的产品,应当符合国家放射性污染防治标准;不符合国家放射性污染防治标准的,不得出厂和销售。

使用伴生放射性矿渣和含有天然放射性物质的石材做建筑和装修材料,应当符合国家建筑材料放射性核素控制标准。

第三章 核设施的放射性污染防治

第十八条 核设施选址,应当进行科学论证,并按照国家有关规定办理审批手续。在办理核设施选址审批手续前,应当编制环境影响报告书,报国务院环境保护行政主管部门审查批准;未经批准,有关部门不得办理核设施选址批准文件。

第十九条 核设施营运单位在进行核设施建造、装料、运行、退役等活动前,必须按照国务院有关核设施安全监督管理的规定,申请领取核设施建造、运行许可证和办理装料、退役等审批手续。

核设施营运单位领取有关许可证或者批准文件后,方可进行相应的建造、装料、运行、退役等活动。

第二十条 核设施营运单位应当在申请领取核设施建造、运行许可证和办理退役审批手续前编制环境影响报告书,报国务院环境保护行政主管部门审查批准;未经批准,有关部门不得颁发许可证和办理批准文件。

第二十一条 与核设施相配套的放射性污染防治设施,应当与主体工程同时设计、同时施工、同时投入使用。

放射性污染防治设施应当与主体工程同时验收;验收合格的,主体工程方可投入生产或者使用。

第二十二条 进口核设施,应当符合国家放射性污染防治标准;没有相应的国家放射性污染防治标准的,采用国务院环境保护行政主管部门指定的国外有关标准。

第二十三条 核动力厂等重要核设施外围地区应当划定规划限制区。规划限制区的划定和管理办法,由国务院规定。

第二十四条 核设施营运单位应当对核设施周围环境中所含的放射性核素的种类、浓度以及核设施流出物中的放射性核素总量实施监测,并定期向国务院环境保护行政主管部门和所在地省、自治区、直辖市人民政府环境保护行政主管部门报告监测结果。

国务院环境保护行政主管部门负责对核动力厂等重要核设施实施监督性监测,并根据需要对其他核设施的流出物实施监测。监督性监测系统的建设、运行和维护费用由财政预算安排。

第二十五条 核设施营运单位应当建立健全安全保卫制度,加强安全保卫工作,并接受公安部门的监督指导。

核设施营运单位应当按照核设施的规模和性质制定核事故场内应急计划,做好应急准备。

出现核事故应急状态时,核设施营运单位必须立即采取有效的应急措施控制事故,并向核设施主管部门和环境保护行政主管部门、卫生行政部门、公安部门以及其他有关部门报告。

第二十六条 国家建立健全核事故应急制度。

核设施主管部门、环境保护行政主管部门、卫生行政部门、公安部门以及其他有关部门,在本级人民政府的组织领导下,按照各自的职责依法做好核事故应急工作。

中国人民解放军和中国人民武装警察部队按照国务院、中央军事委员会的有关规定在核事故应急中实施有效的支援。

第二十七条　核设施营运单位应当制定核设施退役计划。

核设施的退役费用和放射性废物处置费用应当预提,列入投资概算或者生产成本。核设施的退役费用和放射性废物处置费用的提取和管理办法,由国务院财政部门、价格主管部门会同国务院环境保护行政主管部门、核设施主管部门规定。

第四章　核技术利用的放射性污染防治

第二十八条　生产、销售、使用放射性同位素和射线装置的单位,应当按照国务院有关放射性同位素与射线装置放射防护的规定申请领取许可证,办理登记手续。

转让、进口放射性同位素和射线装置的单位以及装备有放射性同位素的仪表的单位,应当按照国务院有关放射性同位素与射线装置放射防护的规定办理有关手续。

第二十九条　生产、销售、使用放射性同位素和加速器、中子发生器以及含放射源的射线装置的单位,应当在申请领取许可证前编制环境影响评价文件,报省、自治区、直辖市人民政府环境保护行政主管部门审查批准;未经批准,有关部门不得颁发许可证。

国家建立放射性同位素备案制度。具体办法由国务院规定。

第三十条　新建、改建、扩建放射工作场所的放射防护设施,应当与主体工程同时设计、同时施工、同时投入使用。

放射防护设施应当与主体工程同时验收;验收合格的,主体工程方可投入生产或者使用。

第三十一条　放射性同位素应当单独存放,不得与易燃、易爆、腐蚀性物品等一起存放,其贮存场所应当采取有效的防火、防盗、防射线泄漏的安全防护措施,并指定专人负责保管。贮存、领取、使用、归还放射性同位素时,应当进行登记、检查,做到账物相符。

第三十二条　生产、使用放射性同位素和射线装置的单位,应当按照国务院环境保护行政主管部门的规定对其产生的放射性废物进行收集、包装、贮存。

生产放射源的单位,应当按照国务院环境保护行政主管部门的规定回收和利用废旧放射源;使用放射源的单位,应当按照国务院环境保护行政主管部门的规定将废旧放射源交回生产放射源的单位或者送交专门从事放射性固体废物贮存、处置的单位。

第三十三条　生产、销售、使用、贮存放射源的单位,应当建立健全安全保卫制度,指定专人负责,落实安全责任制,制定必要的事故应急措施。发生放射源丢失、被盗和放射性污染事故时,有关单位和个人必须立即采取应急措施,并向公安部门、卫生行政部门和环境保护行政主管部门报告。

公安部门、卫生行政部门和环境保护行政主管部门接到放射源丢失、被盗和放射性污染事故报告后,应当报告本级人民政府,并按照各自的职责立即组织采取有效措施,防止放射性污染蔓延,减少事故损失。当地人民政府应当及时将有关情况告知公众,并做好事故的调查、处理工作。

第五章 铀(钍)矿和伴生放射性矿开发利用的放射性污染防治

第三十四条 开发利用或者关闭铀(钍)矿的单位,应当在申请领取采矿许可证或者办理退役审批手续前编制环境影响报告书,报国务院环境保护行政主管部门审查批准。

开发利用伴生放射性矿的单位,应当在申请领取采矿许可证前编制环境影响报告书,报省级以上人民政府环境保护行政主管部门审查批准。

第三十五条 与铀(钍)矿和伴生放射性矿开发利用建设项目相配套的放射性污染防治设施,应当与主体工程同时设计、同时施工、同时投入使用。

放射性污染防治设施应当与主体工程同时验收;验收合格的,主体工程方可投入生产或者使用。

第三十六条 铀(钍)矿开发利用单位应当对铀(钍)矿的流出物和周围的环境实施监测,并定期向国务院环境保护行政主管部门和所在地省、自治区、直辖市人民政府环境保护行政主管部门报告监测结果。

第三十七条 对铀(钍)矿和伴生放射性矿开发利用过程中产生的尾矿,应当建造尾矿库进行贮存、处置;建造的尾矿库应当符合放射性污染防治的要求。

第三十八条 铀(钍)矿开发利用单位应当制定铀(钍)矿退役计划。铀矿退役费用由国家财政预算安排。

第六章 放射性废物管理

第三十九条 核设施营运单位、核技术利用单位、铀(钍)矿和伴生放射性矿开发利用单位,应当合理选择和利用原材料,采用先进的生产工艺和设备,尽量减少放射性废物的产生量。

第四十条 向环境排放放射性废气、废液,必须符合国家放射性污染防治标准。

第四十一条 产生放射性废气、废液的单位向环境排放符合国家放射性污染防治标准的放射性废气、废液,应当向审批环境影响评价文件的环境保护行政主管部门申请放射性核素排放量,并定期报告排放计量结果。

第四十二条 产生放射性废液的单位,必须按照国家放射性污染防治标准的要求,对不得向环境排放的放射性废液进行处理或者贮存。

产生放射性废液的单位,向环境排放符合国家放射性污染防治标准的放射性废液,必须采用符合国务院环境保护行政主管部门规定的排放方式。

禁止利用渗井、渗坑、天然裂隙、溶洞或者国家禁止的其他方式排放放射性废液。

第四十三条 低、中水平放射性固体废物在符合国家规定的区域实行近地表处置。

高水平放射性固体废物实行集中的深地质处置。

α放射性固体废物依照前款规定处置。

禁止在内河水域和海洋上处置放射性固体废物。

第四十四条 国务院核设施主管部门会同国务院环境保护行政主管部门根据地质条件和放射性固体废物处置的需要,在环境影响评价的基础上编制放射性固体废物处置场所选址规划,报国务院批准后实施。

有关地方人民政府应当根据放射性固体废物处置场所选址规划，提供放射性固体废物处置场所的建设用地，并采取有效措施支持放射性固体废物的处置。

第四十五条　产生放射性固体废物的单位，应当按照国务院环境保护行政主管部门的规定，对其产生的放射性固体废物进行处理后，送交放射性固体废物处置单位处置，并承担处置费用。

放射性固体废物处置费用收取和使用管理办法，由国务院财政部门、价格主管部门会同国务院环境保护行政主管部门规定。

第四十六条　设立专门从事放射性固体废物贮存、处置的单位，必须经国务院环境保护行政主管部门审查批准，取得许可证。具体办法由国务院规定。

禁止未经许可或者不按照许可的有关规定从事贮存和处置放射性固体废物的活动。

禁止将放射性固体废物提供或者委托给无许可证的单位贮存和处置。

第四十七条　禁止将放射性废物和被放射性污染的物品输入中华人民共和国境内或者经中华人民共和国境内转移。

第七章　法　律　责　任

第四十八条　放射性污染防治监督管理人员违反法律规定，利用职务上的便利收受他人财物、谋取其他利益，或者玩忽职守，有下列行为之一的，依法给予行政处分；构成犯罪的，依法追究刑事责任：

(一)对不符合法定条件的单位颁发许可证和办理批准文件的；

(二)不依法履行监督管理职责的；

(三)发现违法行为不予查处的。

第四十九条　违反本法规定，有下列行为之一的，由县级以上人民政府环境保护行政主管部门或者其他有关部门依据职权责令限期改正，可以处二万元以下罚款：

(一)不按照规定报告有关环境监测结果的；

(二)拒绝环境保护行政主管部门和其他有关部门进行现场检查，或者被检查时不如实反映情况和提供必要资料的。

第五十条　违反本法规定，未编制环境影响评价文件，或者环境影响评价文件未经环境保护行政主管部门批准，擅自进行建造、运行、生产和使用等活动的，由审批环境影响评价文件的环境保护行政主管部门责令停止违法行为，限期补办手续或者恢复原状，并处一万元以上二十万元以下罚款。

第五十一条　违反本法规定，未建造放射性污染防治设施、放射防护设施，或者防治防护设施未经验收合格，主体工程即投入生产或者使用的，由审批环境影响评价文件的环境保护行政主管部门责令停止违法行为，限期改正，并处五万元以上二十万元以下罚款。

第五十二条　违反本法规定，未经许可或者批准，核设施营运单位擅自进行核设施的建造、装料、运行、退役等活动的，由国务院环境保护行政主管部门责令停止违法行为，限期改正，并处二十万元以上五十万元以下罚款；构成犯罪的，依法追究刑事责任。

第五十三条　违反本法规定，生产、销售、使用、转让、进口、贮存放射性同位素和射线装置以及装备有放射性同位素的仪表的，由县级以上人民政府环境保护行政主管部门或者其他有关部门依据职权责令停止违法行为，限期改正；逾期不改正的，责令停产停业或者吊销许可证；有违法所得的，没收违法所得；违法所得十万元以上的，并处违法所得一倍以上五倍以下罚款；没有违法所得或者违法所得不足十万元的，并处一万元以上十万元以下罚款；构成犯罪的，依法追究刑事责任。

第五十四条 违反本法规定，有下列行为之一的，由县级以上人民政府环境保护行政主管部门责令停止违法行为，限期改正，处以罚款；构成犯罪的，依法追究刑事责任：

（一）未建造尾矿库或者不按照放射性污染防治的要求建造尾矿库，贮存、处置铀（钍）矿和伴生放射性矿的尾矿的；

（二）向环境排放不得排放的放射性废气、废液的；

（三）不按照规定的方式排放放射性废液，利用渗井、渗坑、天然裂隙、溶洞或者国家禁止的其他方式排放放射性废液的；

（四）不按照规定处理或者贮存不得向环境排放的放射性废液的；

（五）将放射性固体废物提供或者委托给无许可证的单位贮存和处置的。

有前款第（一）项、第（二）项、第（三）项、第（五）项行为之一的，处十万元以上二十万元以下罚款；有前款第（四）项行为的，处一万元以上十万元以下罚款。

第五十五条 违反本法规定，有下列行为之一的，由县级以上人民政府环境保护行政主管部门或者其他有关部门依据职权责令限期改正；逾期不改正的，责令停产停业，并处二万元以上十万元以下罚款；构成犯罪的，依法追究刑事责任：

（一）不按照规定设置放射性标识、标志、中文警示说明的；

（二）不按照规定建立健全安全保卫制度和制定事故应急计划或者应急措施的；

（三）不按照规定报告放射源丢失、被盗情况或者放射性污染事故的。

第五十六条 产生放射性固体废物的单位，不按照本法第四十五条的规定对其产生的放射性固体废物进行处置的，由审批该单位立项环境影响评价文件的环境保护行政主管部门责令停止违法行为，限期改正；逾期不改正的，指定有处置能力的单位代为处置，所需费用由产生放射性固体废物的单位承担，可以并处二十万元以下罚款；构成犯罪的，依法追究刑事责任。

第五十七条 违反本法规定，有下列行为之一的，由省级以上人民政府环境保护行政主管部门责令停产停业或者吊销许可证；有违法所得的，没收违法所得；违法所得十万元以上的，并处违法所得一倍以上五倍以下罚款；没有违法所得或者违法所得不足十万元的，并处五万元以上十万元以下罚款；构成犯罪的，依法追究刑事责任：

（一）未经许可，擅自从事贮存和处置放射性固体废物活动的；

（二）不按照许可的有关规定从事贮存和处置放射性固体废物活动的。

第五十八条 向中华人民共和国境内输入放射性废物和被放射性污染的物品，或者经中华人民共和国境内转移放射性废物和被放射性污染的物品的，由海关责令退运该放射性废物和被放射性污染的物品，并处五十万元以上一百万元以下罚款；构成犯罪的，依法追究刑事责任。

第五十九条 因放射性污染造成他人损害的，应当依法承担民事责任。

第八章　附　则

第六十条　军用设施、装备的放射性污染防治,由国务院和军队的有关主管部门依照本法规定的原则和国务院、中央军事委员会规定的职责实施监督管理。

第六十一条　劳动者在职业活动中接触放射性物质造成的职业病的防治,依照《中华人民共和国职业病防治法》的规定执行。

第六十二条　本法中下列用语的含义:

(一)放射性污染,是指由于人类活动造成物料、人体、场所、环境介质表面或者内部出现超过国家标准的放射性物质或者射线。

(二)核设施,是指核动力厂(核电厂、核热电厂、核供汽供热厂等)和其他反应堆(研究堆、实验堆、临界装置等);核燃料生产、加工、贮存和后处理设施;放射性废物的处理和处置设施等。

(三)核技术利用,是指密封放射源、非密封放射源和射线装置在医疗、工业、农业、地质调查、科学研究和教学等领域中的使用。

(四)放射性同位素,是指某种发生放射性衰变的元素中具有相同原子序数但质量不同的核素。

(五)放射源,是指除研究堆和动力堆核燃料循环范畴的材料以外,永久密封在容器中或者有严密包层并呈固态的放射性材料。

(六)射线装置,是指 X 线机、加速器、中子发生器以及含放射源的装置。

(七)伴生放射性矿,是指含有较高水平天然放射性核素浓度的非铀矿(如稀土矿和磷酸盐矿等)。

(八)放射性废物,是指含有放射性核素或者被放射性核素污染,其浓度或者比活度大于国家确定的清洁解控水平,预期不再使用的废弃物。

第六十三条　本法自 2003 年 10 月 1 日起施行。

放射性同位素与射线装置安全和防护条例

中华人民共和国国务院令　第 449 号

第一章　总　则

第一条　为了加强对放射性同位素、射线装置安全和防护的监督管理,促进放射性同位素、射线装置的安全应用,保障人体健康,保护环境,制定本条例。

第二条　在中华人民共和国境内生产、销售、使用放射性同位素和射线装置,以及转让、进出口放射性同位素的,应当遵守本条例。

本条例所称放射性同位素包括放射源和非密封放射性物质。

第三条　国务院环境保护主管部门对全国放射性同位素、射线装置的安全和防护工作实施统一监督管理。

国务院公安、卫生等部门按照职责分工和本条例的规定,对有关放射性同位素、射线装置的安全和防护工作实施监督管理。

县级以上地方人民政府环境保护主管部门和其他有关部门,按照职责分工和本条例的规定,对本行政区域内放射性同位素、射线装置的安全和防护工作实施监督管理。

第四条 国家对放射源和射线装置实行分类管理。根据放射源、射线装置对人体健康和环境的潜在危害程度,从高到低将放射源分为Ⅰ类、Ⅱ类、Ⅲ类、Ⅳ类、Ⅴ类,具体分类办法由国务院环境保护主管部门制定;将射线装置分为Ⅰ类、Ⅱ类、Ⅲ类,具体分类办法由国务院环境保护主管部门商国务院卫生主管部门制定。

第二章 许可和备案

第五条 生产、销售、使用放射性同位素和射线装置的单位,应当依照本章规定取得许可证。

第六条 生产放射性同位素、销售和使用Ⅰ类放射源、销售和使用Ⅰ类射线装置的单位的许可证,由国务院环境保护主管部门审批颁发。

前款规定之外的单位的许可证,由省、自治区、直辖市人民政府环境保护主管部门审批颁发。

国务院环境保护主管部门向生产放射性同位素的单位颁发许可证前,应当将申请材料印送其行业主管部门征求意见。

环境保护主管部门应当将审批颁发许可证的情况通报同级公安部门、卫生主管部门。

第七条 生产、销售、使用放射性同位素和射线装置的单位申请领取许可证,应当具备下列条件:

(一)有与所从事的生产、销售、使用活动规模相适应的,具备相应专业知识和防护知识及健康条件的专业技术人员;

(二)有符合国家环境保护标准、职业卫生标准和安全防护要求的场所、设施和设备;

(三)有专门的安全和防护管理机构或者专职、兼职安全和防护管理人员,并配备必要的防护用品和监测仪器;

(四)有健全的安全和防护管理规章制度、辐射事故应急措施;

(五)产生放射性废气、废液、固体废物的,具有确保放射性废气、废液、固体废物达标排放的处理能力或者可行的处理方案。

第八条 生产、销售、使用放射性同位素和射线装置的单位,应当事先向有审批权的环境保护主管部门提出许可申请,并提交符合本条例第七条规定条件的证明材料。

使用放射性同位素和射线装置进行放射诊疗的医疗卫生机构,还应当获得放射源诊疗技术和医用辐射机构许可。

第九条 环境保护主管部门应当自受理申请之日起20个工作日内完成审查,符合条件的,颁发许可证,并予以公告;不符合条件的,书面通知申请单位并说明理由。

第十条 许可证包括下列主要内容:

(一)单位的名称、地址、法定代表人;

(二)所从事活动的种类和范围；

(三)有效期限；

(四)发证日期和证书编号。

第十一条 持证单位变更单位名称、地址、法定代表人的，应当自变更登记之日起20日内，向原发证机关申请办理许可证变更手续。

第十二条 有下列情形之一的，持证单位应当按照原申请程序，重新申请领取许可证：

(一)改变所从事活动的种类或者范围的；

(二)新建或者改建、扩建生产、销售、使用设施或者场所的。

第十三条 许可证有效期为5年。有效期届满，需要延续的，持证单位应当于许可证有效期届满30日前，向原发证机关提出延续申请。原发证机关应当自受理延续申请之日起，在许可证有效期届满前完成审查，符合条件的，予以延续；不符合条件的，书面通知申请单位并说明理由。

第十四条 持证单位部分终止或者全部终止生产、销售、使用放射性同位素和射线装置活动的，应当向原发证机关提出部分变更或者注销许可证申请，由原发证机关核查合格后，予以变更或者注销许可证。

第十五条 禁止无许可证或者不按照许可证规定的种类和范围从事放射性同位素和射线装置的生产、销售、使用活动。

禁止伪造、变造、转让许可证。

第十六条 国务院对外贸易主管部门会同国务院环境保护主管部门、海关总署、国务院质量监督检验检疫部门和生产放射性同位素的单位的行业主管部门制定并公布限制进出口放射性同位素目录和禁止进出口放射性同位素目录。

进口列入限制进出口目录的放射性同位素，应当在国务院环境保护主管部门审查批准后，由国务院对外贸易主管部门依据国家对外贸易的有关规定签发进口许可证。进口限制进出口目录和禁止进出口目录之外的放射性同位素，依据国家对外贸易的有关规定办理进口手续。

第十七条 申请进口列入限制进出口目录的放射性同位素，应当符合下列要求：

(一)进口单位已经取得与所从事活动相符的许可证；

(二)进口单位具有进口放射性同位素使用期满后的处理方案，其中，进口Ⅰ类、Ⅱ类、Ⅲ类放射源的，应当具有原出口方负责回收的承诺文件；

(三)进口的放射源应当有明确标号和必要说明文件，其中，Ⅰ类、Ⅱ类、Ⅲ类放射源的标号应当刻制在放射源本体或者密封包壳体上，Ⅳ类、Ⅴ类放射源的标号应当记录在相应说明文件中；

(四)将进口的放射性同位素销售给其他单位使用的，还应当具有与使用单位签订的书面协议以及使用单位取得的许可证复印件。

第十八条 进口列入限制进出口目录的放射性同位素的单位，应当向国务院环境保护主管部门提出进口申请，并提交符合本条例第十七条规定要求的证明材料。

国务院环境保护主管部门应当自受理申请之日起10个工作日内完成审查，符合条件的,予以批准;不符合条件的,书面通知申请单位并说明理由。

海关验凭放射性同位素进口许可证办理有关进口手续。进口放射性同位素的包装材料依法需要实施检疫的,依照国家有关检疫法律、法规的规定执行。

对进口的放射源,国务院环境保护主管部门还应当同时确定与其标号相对应的放射源编码。

第十九条 申请转让放射性同位素,应当符合下列要求:

(一)转出、转入单位持有与所从事活动相符的许可证;

(二)转入单位具有放射性同位素使用期满后的处理方案;

(三)转让双方已经签订书面转让协议。

第二十条 转让放射性同位素,由转入单位向其所在地省、自治区、直辖市人民政府环境保护主管部门提出申请,并提交符合本条例第十九条规定要求的证明材料。

省、自治区、直辖市人民政府环境保护主管部门应当自受理申请之日起 15 个工作日内完成审查,符合条件的,予以批准;不符合条件的,书面通知申请单位并说明理由。

第二十一条 放射性同位素的转出、转入单位应当在转让活动完成之日起 20 日内,分别向其所在地省、自治区、直辖市人民政府环境保护主管部门备案。

第二十二条 生产放射性同位素的单位,应当建立放射性同位素产品台账,并按照国务院环境保护主管部门制定的编码规则,对生产的放射源统一编码。放射性同位素产品台账和放射源编码清单应当报国务院环境保护主管部门备案。

生产的放射源应当有明确标号和必要说明文件。其中,Ⅰ类、Ⅱ类、Ⅲ类放射源的标号应当刻制在放射源本体或者密封包壳体上,Ⅳ类、Ⅴ类放射源的标号应当记录在相应说明文件中。

国务院环境保护主管部门负责建立放射性同位素备案信息管理系统,与有关部门实行信息共享。

未列入产品台账的放射性同位素和未编码的放射源,不得出厂和销售。

第二十三条 持有放射源的单位将废旧放射源交回生产单位、返回原出口方或者送交放射性废物集中贮存单位贮存的,应当在该活动完成之日起 20 日内向其所在地省、自治区、直辖市人民政府环境保护主管部门备案。

第二十四条 本条例施行前生产和进口的放射性同位素,由放射性同位素持有单位在本条例施行之日起 6 个月内,到其所在地省、自治区、直辖市人民政府环境保护主管部门办理备案手续,省、自治区、直辖市人民政府环境保护主管部门应当对放射源进行统一编码。

第二十五条 使用放射性同位素的单位需要将放射性同位素转移到外省、自治区、直辖市使用的,应当持许可证复印件向使用地省、自治区、直辖市人民政府环境保护主管部门备案,并接受当地环境保护主管部门的监督管理。

第二十六条 出口列入限制进出口目录的放射性同位素,应当提供进口方可以合法持有放射性同位素的证明材料,并由国务院环境保护主管部门依照有关法律和我国缔结或者参加的国际条约、协定的规定,办理有关手续。

出口放射性同位素应当遵守国家对外贸易的有关规定。

第三章 安全和防护

第二十七条 生产、销售、使用放射性同位素和射线装置的单位,应当对本单位的放射性同位素、射线装置的安全和防护工作负责,并依法对其造成的放射性危害承担责任。

生产放射性同位素的单位的行业主管部门,应当加强对生产单位安全和防护工作的管理,并定期对其执行法律、法规和国家标准的情况进行监督检查。

第二十八条 生产、销售、使用放射性同位素和射线装置的单位,应当对直接从事生产、销售、使用活动的工作人员进行安全和防护知识教育培训,并进行考核;考核不合格的,不得上岗。

辐射安全关键岗位应当由注册核安全工程师担任。辐射安全关键岗位名录由国务院环境保护主管部门商国务院有关部门制定并公布。

第二十九条 生产、销售、使用放射性同位素和射线装置的单位,应当严格按照国家关于个人剂量监测和健康管理的规定,对直接从事生产、销售、使用活动的工作人员进行个人剂量监测和职业健康检查,建立个人剂量档案和职业健康监护档案。

第三十条 生产、销售、使用放射性同位素和射线装置的单位,应当对本单位的放射性同位素、射线装置的安全和防护状况进行年度评估。发现安全隐患的,应当立即进行整改。

第三十一条 生产、销售、使用放射性同位素和射线装置的单位需要终止的,应当事先对本单位的放射性同位素和放射性废物进行清理登记,作出妥善处理,不得留有安全隐患。生产、销售、使用放射性同位素和射线装置的单位发生变更的,由变更后的单位承担处理责任。变更前当事人对此另有约定的,从其约定;但是,约定中不得免除当事人的处理义务。

在本条例施行前已经终止的生产、销售、使用放射性同位素和射线装置的单位,其未安全处理的废旧放射源和放射性废物,由所在地省、自治区、直辖市人民政府环境保护主管部门提出处理方案,及时进行处理。所需经费由省级以上人民政府承担。

第三十二条 生产、进口放射源的单位销售Ⅰ类、Ⅱ类、Ⅲ类放射源给其他单位使用的,应当与使用放射源的单位签订废旧放射源返回协议;使用放射源的单位应当按照废旧放射源返回协议规定将废旧放射源交回生产单位或者返回原出口方。确实无法交回生产单位或者返回原出口方的,送交有相应资质的放射性废物集中贮存单位贮存。

使用放射源的单位应当按照国务院环境保护主管部门的规定,将Ⅳ类、Ⅴ类废旧放射源进行包装整备后送交有相应资质的放射性废物集中贮存单位贮存。

第三十三条 使用Ⅰ类、Ⅱ类、Ⅲ类放射源的场所和生产放射性同位素的场所,以及终结运行后产生放射性污染的射线装置,应当依法实施退役。

第三十四条 生产、销售、使用、贮存放射性同位素和射线装置的场所,应当按照国家有关规定设置明显的放射性标志,其入口处应当按照国家有关安全和防护标准的要求,设置安全和防护设施以及必要的防护安全联锁、报警装置或者工作信号。射线装置的生产调试和使用场所,应当具有防止误操作、防止工作人员和公众受到意外照射的安全措施。

放射性同位素的包装容器、含放射性同位素的设备和射线装置,应当设置明显的放射性标识和中文警示说明;放射源上能够设置放射性标识的,应当一并设置。运输放射性同位素和含放射源的射线装置的工具,应当按照国家有关规定设置明显的放射性标志或者显示危险信号。

第三十五条 放射性同位素应当单独存放,不得与易燃、易爆、腐蚀性物品等一起存放,并指定专人负责保管。贮存、领取、使用、归还放射性同位素时,应当进行登记、检查,做到账物相符。对放射性同位素贮存场所应当采取防火、防水、防盗、防丢失、防破坏、防射线泄漏的安全措施。

对放射源还应当根据其潜在危害的大小,建立相应的多层防护和安全措施,并对可移动的放射源定期进行盘存,确保其处于指定位置,具有可靠的安全保障。

第三十六条 在室外、野外使用放射性同位素和射线装置的,应当按照国家安全和防护标准的要求划出安全防护区域,设置明显的放射性标志,必要时设专人警戒。

在野外进行放射性同位素示踪试验的,应当经省级以上人民政府环境保护主管部门商同级有关部门批准方可进行。

第三十七条 辐射防护器材、含放射性同位素的设备和射线装置,以及含有放射性物质的产品和伴有产生 X 射线的电器产品,应当符合辐射防护要求。不合格的产品不得出厂和销售。

第三十八条 使用放射性同位素和射线装置进行放射诊疗的医疗卫生机构,应当依据国务院卫生主管部门有关规定和国家标准,制定与本单位从事的诊疗项目相适应的质量保证方案,遵守质量保证监测规范,按照医疗照射正当化和辐射防护最优化的原则,避免一切不必要的照射,并事先告知患者和受检者辐射对健康的潜在影响。

第三十九条 金属冶炼厂回收冶炼废旧金属时,应当采取必要的监测措施,防止放射性物质熔入产品中。监测中发现问题的,应当及时通知所在地设区的市级以上人民政府环境保护主管部门。

第四章 辐射事故应急处理

第四十条 根据辐射事故的性质、严重程度、可控性和影响范围等因素,从重到轻将辐射事故分为特别重大辐射事故、重大辐射事故、较大辐射事故和一般辐射事故四个等级。

特别重大辐射事故,是指Ⅰ类、Ⅱ类放射源丢失、被盗、失控造成大范围严重辐射污染后果,或者放射性同位素和射线装置失控导致 3 人以上(含 3 人)急性死亡。

重大辐射事故,是指Ⅰ类、Ⅱ类放射源丢失、被盗、失控,或者放射性同位素和射线装置失控导致 2 人以下(含 2 人)急性死亡或者 10 人以上(含 10 人)急性重度放射病、局部器官残疾。

较大辐射事故,是指Ⅲ类放射源丢失、被盗、失控,或者放射性同位素和射线装置失控导致 9 人以下(含 9 人)急性重度放射病、局部器官残疾。

一般辐射事故,是指Ⅳ类、Ⅴ类放射源丢失、被盗、失控,或者放射性同位素和射线装置失控导致人员受到超过年剂量限值的照射。

第四十一条 县级以上人民政府环境保护主管部门应当会同同级公安、卫生、财政等部门编制辐射事故应急预案,报本级人民政府批准。辐射事故应急预案应当包括下列内容:

(一)应急机构和职责分工;

(二)应急人员的组织、培训以及应急和救助的装备、资金、物资准备;

(三)辐射事故分级与应急响应措施;

(四)辐射事故调查、报告和处理程序。

生产、销售、使用放射性同位素和射线装置的单位,应当根据可能发生的辐射事故的风险,制定本单位的应急方案,做好应急准备。

第四十二条 发生辐射事故时,生产、销售、使用放射性同位素和射线装置的单位应当立即启动本单位的应急方案,采取应急措施,并立即向当地环境保护主管部门、公安部门、卫生主管部门报告。

环境保护主管部门、公安部门、卫生主管部门接到辐射事故报告后,应当立即派人赶赴现场,进行现场调查,采取有效措施,控制并消除事故影响,同时将辐射事故信息报告本级人民政府和上级人民政府环境保护主管部门、公安部门、卫生主管部门。

县级以上地方人民政府及其有关部门接到辐射事故报告后,应当按照事故分级报告的规定及时将辐射事故信息报告上级人民政府及其有关部门。发生特别重大辐射事故和重大辐射事故后,事故发生地省、自治区、直辖市人民政府和国务院有关部门应当在 4 小时内报告国务院;特殊情况下,事故发生地人民政府及其有关部门可以直接向国务院报告,并同时报告上级人民政府及其有关部门。

禁止缓报、瞒报、谎报或者漏报辐射事故。

第四十三条 在发生辐射事故或者有证据证明辐射事故可能发生时,县级以上人民政府环境保护主管部门有权采取下列临时控制措施:

(一)责令停止导致或者可能导致辐射事故的作业;

(二)组织控制事故现场。

第四十四条 辐射事故发生后,有关县级以上人民政府应当按照辐射事故的等级,启动并组织实施相应的应急预案。

县级以上人民政府环境保护主管部门、公安部门、卫生主管部门,按照职责分工做好相应的辐射事故应急工作:

(一)环境保护主管部门负责辐射事故的应急响应、调查处理和定性定级工作,协助公安部门监控追缴丢失、被盗的放射源;

(二)公安部门负责丢失、被盗放射源的立案侦查和追缴;

(三)卫生主管部门负责辐射事故的医疗应急。

环境保护主管部门、公安部门、卫生主管部门应当及时相互通报辐射事故应急响应、调查处理、定性定级、立案侦查和医疗应急情况。国务院指定的部门根据环境保护主管部门确定的辐射事故的性质和级别,负责有关国际信息通报工作。

第四十五条 发生辐射事故的单位应当立即将可能受到辐射伤害的人员送至当地

卫生主管部门指定的医院或者有条件救治辐射损伤病人的医院,进行检查和治疗,或者请求医院立即派人赶赴事故现场,采取救治措施。

第五章　监　督　检　查

第四十六条　县级以上人民政府环境保护主管部门和其他有关部门应当按照各自职责对生产、销售、使用放射性同位素和射线装置的单位进行监督检查。

被检查单位应当予以配合,如实反映情况,提供必要的资料,不得拒绝和阻碍。

第四十七条　县级以上人民政府环境保护主管部门应当配备辐射防护安全监督员。辐射防护安全监督员由从事辐射防护工作,具有辐射防护安全知识并经省级以上人民政府环境保护主管部门认可的专业人员担任。辐射防护安全监督员应当定期接受专业知识培训和考核。

第四十八条　县级以上人民政府环境保护主管部门在监督检查中发现生产、销售、使用放射性同位素和射线装置的单位有不符合原发证条件的情形的,应当责令其限期整改。

监督检查人员依法进行监督检查时,应当出示证件,并为被检查单位保守技术秘密和业务秘密。

第四十九条　任何单位和个人对违反本条例的行为,有权向环境保护主管部门和其他有关部门检举;对环境保护主管部门和其他有关部门未依法履行监督管理职责的行为,有权向本级人民政府、上级人民政府有关部门检举。接到举报的有关人民政府、环境保护主管部门和其他有关部门对有关举报应当及时核实、处理。

第六章　法　律　责　任

第五十条　违反本条例规定,县级以上人民政府环境保护主管部门有下列行为之一的,对直接负责的主管人员和其他直接责任人员,依法给予行政处分;构成犯罪的,依法追究刑事责任:

(一)向不符合本条例规定条件的单位颁发许可证或者批准不符合本条例规定条件的单位进口、转让放射性同位素的;

(二)发现未依法取得许可证的单位擅自生产、销售、使用放射性同位素和射线装置,不予查处或者接到举报后不依法处理的;

(三)发现未经依法批准擅自进口、转让放射性同位素,不予查处或者接到举报后不依法处理的;

(四)对依法取得许可证的单位不履行监督管理职责或者发现违反本条例规定的行为不予查处的;

(五)在放射性同位素、射线装置安全和防护监督管理工作中有其他渎职行为的。

第五十一条　违反本条例规定,县级以上人民政府环境保护主管部门和其他有关部门有下列行为之一的,对直接负责的主管人员和其他直接责任人员,依法给予行政处分;构成犯罪的,依法追究刑事责任:

（一）缓报、瞒报、谎报或者漏报辐射事故的；

（二）未按照规定编制辐射事故应急预案或者不依法履行辐射事故应急职责的。

第五十二条 违反本条例规定，生产、销售、使用放射性同位素和射线装置的单位有下列行为之一的，由县级以上人民政府环境保护主管部门责令停止违法行为，限期改正；逾期不改正的，责令停产停业或者由原发证机关吊销许可证；有违法所得的，没收违法所得；违法所得 10 万元以上的，并处违法所得 1 倍以上 5 倍以下的罚款；没有违法所得或者违法所得不足 10 万元的，并处 1 万元以上 10 万元以下的罚款：

（一）无许可证从事放射性同位素和射线装置生产、销售、使用活动的；

（二）未按照许可证的规定从事放射性同位素和射线装置生产、销售、使用活动的；

（三）改变所从事活动的种类或者范围以及新建、改建或者扩建生产、销售、使用设施或者场所，未按照规定重新申请领取许可证的；

（四）许可证有效期届满，需要延续而未按照规定办理延续手续的；

（五）未经批准，擅自进口或者转让放射性同位素的。

第五十三条 违反本条例规定，生产、销售、使用放射性同位素和射线装置的单位变更单位名称、地址、法定代表人，未依法办理许可证变更手续的，由县级以上人民政府环境保护主管部门责令限期改正，给予警告；逾期不改正的，由原发证机关暂扣或者吊销许可证。

第五十四条 违反本条例规定，生产、销售、使用放射性同位素和射线装置的单位部分终止或者全部终止生产、销售、使用活动，未按照规定办理许可证变更或者注销手续的，由县级以上人民政府环境保护主管部门责令停止违法行为，限期改正；逾期不改正的，处 1 万元以上 10 万元以下的罚款；造成辐射事故，构成犯罪的，依法追究刑事责任。

第五十五条 违反本条例规定，伪造、变造、转让许可证的，由县级以上人民政府环境保护主管部门收缴伪造、变造的许可证或者由原发证机关吊销许可证，并处 5 万元以上 10 万元以下的罚款；构成犯罪的，依法追究刑事责任。

违反本条例规定，伪造、变造、转让放射性同位素进口和转让批准文件的，由县级以上人民政府环境保护主管部门收缴伪造、变造的批准文件或者由原批准机关撤销批准文件，并处 5 万元以上 10 万元以下的罚款；情节严重的，可以由原发证机关吊销许可证；构成犯罪的，依法追究刑事责任。

第五十六条 违反本条例规定，生产、销售、使用放射性同位素的单位有下列行为之一的，由县级以上人民政府环境保护主管部门责令限期改正，给予警告；逾期不改正的，由原发证机关暂扣或者吊销许可证：

（一）转入、转出放射性同位素未按照规定备案的；

（二）将放射性同位素转移到外省、自治区、直辖市使用，未按照规定备案的；

（三）将废旧放射源交回生产单位、返回原出口方或者送交放射性废物集中贮存单位贮存，未按照规定备案的。

第五十七条 违反本条例规定，生产、销售、使用放射性同位素和射线装置的单位有下列行为之一的，由县级以上人民政府环境保护主管部门责令停止违法行为，限期改正；逾期不改正的，处 1 万元以上 10 万元以下的罚款：

(一)在室外、野外使用放射性同位素和射线装置,未按照国家有关安全和防护标准的要求划出安全防护区域和设置明显的放射性标志的;

(二)未经批准擅自在野外进行放射性同位素示踪试验的。

第五十八条 违反本条例规定,生产放射性同位素的单位有下列行为之一的,由县级以上人民政府环境保护主管部门责令限期改正,给予警告;逾期不改正的,依法收缴其未备案的放射性同位素和未编码的放射源,处 5 万元以上 10 万元以下的罚款,并可以由原发证机关暂扣或者吊销许可证:

(一)未建立放射性同位素产品台账的;

(二)未按照国务院环境保护主管部门制定的编码规则,对生产的放射源进行统一编码的;

(三)未将放射性同位素产品台账和放射源编码清单报国务院环境保护主管部门备案的;

(四)出厂或者销售未列入产品台账的放射性同位素和未编码的放射源的。

第五十九条 违反本条例规定,生产、销售、使用放射性同位素和射线装置的单位有下列行为之一的, 由县级以上人民政府环境保护主管部门责令停止违法行为, 限期改正;逾期不改正的,由原发证机关指定有处理能力的单位代为处理或者实施退役,费用由生产、销售、使用放射性同位素和射线装置的单位承担,并处 1 万元以上 10 万元以下的罚款:

(一)未按照规定对废旧放射源进行处理的;

(二)未按照规定对使用Ⅰ类、Ⅱ类、Ⅲ类放射源的场所和生产放射性同位素的场所,以及终结运行后产生放射性污染的射线装置实施退役的。

第六十条 违反本条例规定,生产、销售、使用放射性同位素和射线装置的单位有下列行为之一的,由县级以上人民政府环境保护主管部门责令停止违法行为,限期改正;逾期不改正的,责令停产停业,并处 2 万元以上 20 万元以下的罚款;构成犯罪的,依法追究刑事责任:

(一)未按照规定对本单位的放射性同位素、射线装置安全和防护状况进行评估或者发现安全隐患不及时整改的;

(二)生产、销售、使用、贮存放射性同位素和射线装置的场所未按照规定设置安全和防护设施以及放射性标志的。

第六十一条 违反本条例规定,造成辐射事故的,由原发证机关责令限期改正,并处 5 万元以上 20 万元以下的罚款;情节严重的,由原发证机关吊销许可证;构成违反治安管理行为的,由公安机关依法予以治安处罚;构成犯罪的,依法追究刑事责任。

因辐射事故造成他人损害的,依法承担民事责任。

第六十二条 生产、销售、使用放射性同位素和射线装置的单位被责令限期整改,逾期不整改或者经整改仍不符合原发证条件的,由原发证机关暂扣或者吊销许可证。

第六十三条 违反本条例规定,被依法吊销许可证的单位或者伪造、变造许可证的单位,5 年内不得申请领取许可证。

第六十四条 县级以上地方人民政府环境保护主管部门的行政处罚权限的划分,由省、自治区、直辖市人民政府确定。

第七章 附 则

第六十五条 军用放射性同位素、射线装置安全和防护的监督管理,依照《中华人民共和国放射性污染防治法》第六十条的规定执行。

第六十六条 劳动者在职业活动中接触放射性同位素和射线装置造成的职业病的防治,依照《中华人民共和国职业病防治法》和国务院有关规定执行。

第六十七条 放射性同位素的运输,放射性同位素和射线装置生产、销售、使用过程中产生的放射性废物的处置,依照国务院有关规定执行。

第六十八条 本条例中下列用语的含义:

放射性同位素,是指某种发生放射性衰变的元素中具有相同原子序数但质量不同的核素。

放射源,是指除研究堆和动力堆核燃料循环范畴的材料以外,永久密封在容器中或者有严密包层并呈固态的放射性材料。

射线装置,是指 X 线机、加速器、中子发生器以及含放射源的装置。

非密封放射性物质,是指非永久密封在包壳里或者紧密地固结在覆盖层里的放射性物质。

转让,是指除进出口、回收活动之外,放射性同位素所有权或者使用权在不同持有者之间的转移。

伴有产生 X 射线的电器产品,是指不以产生 X 射线为目的,但在生产或者使用过程中产生 X 射线的电器产品。

辐射事故,是指放射源丢失、被盗、失控,或者放射性同位素和射线装置失控导致人员受到意外的异常照射。

第六十九条 本条例自 2005 年 12 月 1 日起施行。1989 年 10 月 24 日国务院发布的《放射性同位素与射线装置放射防护条例》同时废止。

国家环境保护总局公告

2006 年第 26 号

关于发布射线装置分类办法的公告

根据《放射性同位素与射线装置安全和防护条例》(国务院令第 449 号)关于射线装置实行分类管理的规定,国家环境保护总局和卫生部组织制定了《射线装置分类办法》,现予发布。

(此公告业经卫生部陈啸宏会签)

附件：射线装置分类办法

二〇〇六年五月三十日

附件：

射线装置分类办法

根据《放射性同位素与射线装置安全和防护条例》（国务院令第 449 号）规定，制定本射线装置分类办法。

一、射线装置分类原则

根据射线装置对人体健康和环境可能造成危害的程度，从高到低将射线装置分为Ⅰ类、Ⅱ类、Ⅲ类。按照使用用途分医用射线装置和非医用射线装置。

（一）Ⅰ类为高危险射线装置，事故时可以使短时间受照射人员产生严重放射损伤，甚至死亡，或对环境造成严重影响；

（二）Ⅱ类为中危险射线装置，事故时可以使受照人员产生较严重放射损伤，大剂量照射甚至导致死亡；

（三）Ⅲ类为低危险射线装置，事故时一般不会造成受照人员的放射损伤。

二、射线装置分类表

常用的射线装置按下列表进行分类。

射 线 装 置 分 类 表

装置类别	医用射线装置	非医用射线装置
Ⅰ类射线装置	能量大于 100 兆电子伏的医用加速器	生产放射性同位素的加速器（不含制备 PET 用放射性药物的加速器） 能量大于 100 兆电子伏的加速器
Ⅱ类射线装置	放射治疗用 X 射线、电子束加速器	工业探伤加速器
	重离子治疗加速器	安全检查用加速器
	质子治疗装置	辐照装置用加速器
	制备正电子发射计算机断层显像装置（PET）用放射性药物的加速器	其他非医用加速器
	其他医用加速器	中子发生器
	数字减影血管造影装置	X 射线探伤机
Ⅲ类射线装置	医用 X 射线 CT 机	X 射线行李包检查装置
	放射诊断用普通 X 射线机	X 射线衍射仪
	X 射线摄影装置	兽医用 X 射线机
	牙科 X 射线机	
	乳腺 X 射线机	
	放射治疗模拟定位机	
	其他高于豁免水平的 X 射线机	

放射诊疗管理规定

中华人民共和国卫生部令 第 46 号

第一章 总 则

第一条 为加强放射诊疗工作的管理,保证医疗质量和医疗安全,保障放射诊疗工作人员、患者和公众的健康权益,依据《中华人民共和国职业病防治法》、《放射性同位素与射线装置安全和防护条例》和《医疗机构管理条例》等法律、行政法规的规定,制定本规定。

第二条 本规定适用于开展放射诊疗工作的医疗机构。

本规定所称放射诊疗工作,是指使用放射性同位素、射线装置进行临床医学诊断、治疗和健康检查的活动。

第三条 卫生部负责全国放射诊疗工作的监督管理。

县级以上地方人民政府卫生行政部门负责本行政区域内放射诊疗工作的监督管理。

第四条 放射诊疗工作按照诊疗风险和技术难易程度分为四类管理:

(一)放射治疗;

(二)核医学;

(三)介入放射学;

(四)X 射线影像诊断。

医疗机构开展放射诊疗工作,应当具备与其开展的放射诊疗工作相适应的条件,经所在地县级以上地方卫生行政部门的放射诊疗技术和医用辐射机构许可 (以下简称放射诊疗许可)。

第五条 医疗机构应当采取有效措施,保证放射防护、安全与放射诊疗质量符合有关规定、标准和规范的要求。

第二章 执 业 条 件

第六条 医疗机构开展放射诊疗工作,应当具备以下基本条件:

(一)具有经核准登记的医学影像科诊疗科目;

(二)具有符合国家相关标准和规定的放射诊疗场所和配套设施;

(三)具有质量控制与安全防护专(兼)职管理人员和管理制度,并配备必要的防护用品和监测仪器;

(四)产生放射性废气、废液、固体废物的,具有确保放射性废气、废液、固体废物达标排放的处理能力或者可行的处理方案;

(五)具有放射事件应急处理预案。

第七条 医疗机构开展不同类别放射诊疗工作,应当分别具有下列人员:

（一）开展放射治疗工作的，应当具有：

1. 中级以上专业技术职务任职资格的放射肿瘤医师；

2. 病理学、医学影像学专业技术人员；

3. 大学本科以上学历或中级以上专业技术职务任职资格的医学物理人员；

4. 放射治疗技师和维修人员。

（二）开展核医学工作的，应当具有：

1. 中级以上专业技术职务任职资格的核医学医师；

2. 病理学、医学影像学专业技术人员；

3. 大学本科以上学历或中级以上专业技术职务任职资格的技术人员或核医学技师。

（三）开展介入放射学工作的，应当具有：

1. 大学本科以上学历或中级以上专业技术职务任职资格的放射影像医师；

2. 放射影像技师；

3. 相关内、外科的专业技术人员。

（四）开展 X 射线影像诊断工作的，应当具有专业的放射影像医师。

第八条 医疗机构开展不同类别放射诊疗工作，应当分别具有下列设备：

（一）开展放射治疗工作的，至少有一台远距离放射治疗装置，并具有模拟定位设备和相应的治疗计划系统等设备；

（二）开展核医学工作的，具有核医学设备及其他相关设备；

（三）开展介入放射学工作的，具有带影像增强器的医用诊断 X 射线机、数字减影装置等设备；

（四）开展 X 射线影像诊断工作的，有医用诊断 X 射线机或 CT 机等设备。

第九条 医疗机构应当按照下列要求配备并使用安全防护装置、辐射检测仪器和个人防护用品：

（一）放射治疗场所应当按照相应标准设置多重安全联锁系统、剂量监测系统、影像监控、对讲装置和固定式剂量监测报警装置；配备放疗剂量仪、剂量扫描装置和个人剂量报警仪；

（二）开展核医学工作的，设有专门的放射性同位素分装、注射、储存场所，放射性废物屏蔽设备和存放场所；配备活度计、放射性表面污染监测仪；

（三）介入放射学与其他 X 射线影像诊断工作场所应当配备工作人员防护用品和受检者个人防护用品。

第十条 医疗机构应当对下列设备和场所设置醒目的警示标志：

（一）装有放射性同位素和放射性废物的设备、容器，设有电离辐射标志；

（二）放射性同位素和放射性废物储存场所，设有电离辐射警告标志及必要的文字说明；

（三）放射诊疗工作场所的入口处，设有电离辐射警告标志；

（四）放射诊疗工作场所应当按照有关标准的要求分为控制区、监督区，在控制区进出口及其他适当位置，设有电离辐射警告标志和工作指示灯。

第三章　放射诊疗的设置与批准

第十一条　医疗机构设置放射诊疗项目，应当按照其开展的放射诊疗工作的类别，分别向相应的卫生行政部门提出建设项目卫生审查、竣工验收和设置放射诊疗项目申请：

（一）开展放射治疗、核医学工作的,向省级卫生行政部门申请办理；

（二）开展介入放射学工作的,向设区的市级卫生行政部门申请办理；

（三）开展 X 射线影像诊断工作的,向县级卫生行政部门申请办理。

同时开展不同类别放射诊疗工作的，向具有高类别审批权的卫生行政部门申请办理。

第十二条　新建、扩建、改建放射诊疗建设项目,医疗机构应当在建设项目施工前向相应的卫生行政部门提交职业病危害放射防护预评价报告,申请进行建设项目卫生审查。立体定向放射治疗、质子治疗、重离子治疗、带回旋加速器的正电子发射断层扫描诊断等放射诊疗建设项目，还应当提交卫生部指定的放射卫生技术机构出具的预评价报告技术审查意见。

卫生行政部门应当自收到预评价报告之日起三十日内,作出审核决定。经审核符合国家相关卫生标准和要求的,方可施工。

第十三条　医疗机构在放射诊疗建设项目竣工验收前,应当进行职业病危害控制效果评价;并向相应的卫生行政部门提交下列资料,申请进行卫生验收：

（一）建设项目竣工卫生验收申请；

（二）建设项目卫生审查资料；

（三）职业病危害控制效果放射防护评价报告；

（四）放射诊疗建设项目验收报告。

立体定向放射治疗、质子治疗、重离子治疗、带回旋加速器的正电子发射断层扫描诊断等放射诊疗建设项目，应当提交卫生部指定的放射卫生技术机构出具的职业病危害控制效果评价报告技术审查意见和设备性能检测报告。

第十四条　医疗机构在开展放射诊疗工作前,应当提交下列资料,向相应的卫生行政部门提出放射诊疗许可申请：

（一）放射诊疗许可申请表；

（二）《医疗机构执业许可证》或《设置医疗机构批准书》(复印件)；

（三）放射诊疗专业技术人员的任职资格证书(复印件)；

（四）放射诊疗设备清单；

（五）放射诊疗建设项目竣工验收合格证明文件。

第十五条　卫生行政部门对符合受理条件的申请应当即时受理;不符合要求的,应当在五日内一次性告知申请人需要补正的资料或者不予受理的理由。卫生行政部门应当自受理之日起二十日内作出审查决定,对合格的予以批准,发给《放射诊疗许可证》;不予批准的,应当书面说明理由。

《放射诊疗许可证》的格式由卫生部统一规定(见附件)。

第十六条 医疗机构取得《放射诊疗许可证》后,到核发《医疗机构执业许可证》的卫生行政执业登记部门办理相应诊疗科目登记手续。执业登记部门应根据许可情况,将医学影像科核准到二级诊疗科目。

未取得《放射诊疗许可证》或未进行诊疗科目登记的,不得开展放射诊疗工作。

第十七条 《放射诊疗许可证》与《医疗机构执业许可证》同时校验,申请校验时应当提交本周期有关放射诊疗设备性能与辐射工作场所的检测报告、放射诊疗工作人员健康监护资料和工作开展情况报告。

医疗机构变更放射诊疗项目的,应当向放射诊疗许可批准机关提出许可变更申请,并提交变更许可项目名称、放射防护评价报告等资料;同时向卫生行政执业登记部门提出诊疗科目变更申请,提交变更登记项目及变更理由等资料。

卫生行政部门应当自收到变更申请之日起二十日内做出审查决定。未经批准不得变更。

第十八条 有下列情况之一的,由原批准部门注销放射诊疗许可,并登记存档,予以公告:

(一)医疗机构申请注销的;

(二)逾期不申请校验或者擅自变更放射诊疗科目的;

(三)校验或者办理变更时不符合相关要求,且逾期不改进或者改进后仍不符合要求的;

(四)歇业或者停止诊疗科目连续一年以上的;

(五)被卫生行政部门吊销《医疗机构执业许可证》的。

第四章 安全防护与质量保证

第十九条 医疗机构应当配备专(兼)职的管理人员,负责放射诊疗工作的质量保证和安全防护。其主要职责是:

(一)组织制定并落实放射诊疗和放射防护管理制度;

(二)定期组织对放射诊疗工作场所、设备和人员进行放射防护检测、监测和检查;

(三)组织本机构放射诊疗工作人员接受专业技术、放射防护知识及有关规定的培训和健康检查;

(四)制定放射事件应急预案并组织演练;

(五)记录本机构发生的放射事件并及时报告卫生行政部门。

第二十条 医疗机构的放射诊疗设备和检测仪表,应当符合下列要求:

(一)新安装、维修或更换重要部件后的设备,应当经省级以上卫生行政部门资质认证的检测机构对其进行检测,合格后方可启用;

(二)定期进行稳定性检测、校正和维护保养,由省级以上卫生行政部门资质认证的检测机构每年至少进行一次状态检测;

(三)按照国家有关规定检验或者校准用于放射防护和质量控制的检测仪表;

(四)放射诊疗设备及其相关设备的技术指标和安全、防护性能,应当符合有关标准与要求。

不合格或国家有关部门规定淘汰的放射诊疗设备不得购置、使用、转让和出租。

第二十一条　医疗机构应当定期对放射诊疗工作场所、放射性同位素储存场所和防护设施进行放射防护检测,保证辐射水平符合有关规定或者标准。

放射性同位素不得与易燃、易爆、腐蚀性物品同库储存;储存场所应当采取有效的防泄漏等措施,并安装必要的报警装置。

放射性同位素储存场所应当有专人负责,有完善的存入、领取、归还登记和检查的制度,做到交接严格,检查及时,账目清楚,账物相符,记录资料完整。

第二十二条　放射诊疗工作人员应当按照有关规定佩戴个人剂量计。

第二十三条　医疗机构应当按照有关规定和标准,对放射诊疗工作人员进行上岗前、在岗期间和离岗时的健康检查,定期进行专业及防护知识培训,并分别建立个人剂量、职业健康管理和教育培训档案。

第二十四条　医疗机构应当制定与本单位从事的放射诊疗项目相适应的质量保证方案,遵守质量保证监测规范。

第二十五条　放射诊疗工作人员对患者和受检者进行医疗照射时,应当遵守医疗照射正当化和放射防护最优化的原则,有明确的医疗目的,严格控制受照剂量;对邻近照射野的敏感器官和组织进行屏蔽防护,并事先告知患者和受检者辐射对健康的影响。

第二十六条　医疗机构在实施放射诊断检查前应当对不同检查方法进行利弊分析,在保证诊断效果的前提下,优先采用对人体健康影响较小的诊断技术。

实施检查应当遵守下列规定:

(一)严格执行检查资料的登记、保存、提取和借阅制度,不得因资料管理、受检者转诊等原因使受检者接受不必要的重复照射;

(二)不得将核素显像检查和X射线胸部检查列入对婴幼儿及少年儿童体检的常规检查项目;

(三)对育龄妇女腹部或骨盆进行核素显像检查或X射线检查前,应问明是否怀孕;非特殊需要,对受孕后八至十五周的育龄妇女,不得进行下腹部放射影像检查;

(四)应当尽量以胸部X射线摄影代替胸部荧光透视检查;

(五)实施放射性药物给药和X射线照射操作时,应当禁止非受检者进入操作现场;因患者病情需要其他人员陪检时,应当对陪检者采取防护措施。

第二十七条　医疗机构使用放射影像技术进行健康普查的,应当经过充分论证,制定周密的普查方案,采取严格的质量控制措施。

使用便携式X射线机进行群体透视检查,应当报县级卫生行政部门批准。

在省、自治区、直辖市范围内进行放射影像健康普查,应当报省级卫生行政部门批准。

跨省、自治区、直辖市或者在全国范围内进行放射影像健康普查,应当报卫生部批准。

第二十八条　开展放射治疗的医疗机构,在对患者实施放射治疗前,应当进行影像学、病理学及其他相关检查,严格掌握放射治疗的适应证。对确需进行放射治疗的,应当制定科学的治疗计划,并按照下列要求实施:

（一）对体外远距离放射治疗，放射诊疗工作人员在进入治疗室前，应首先检查操作控制台的源位显示，确认放射线束或放射源处于关闭位时，方可进入；

（二）对近距离放射治疗，放射诊疗工作人员应当使用专用工具拿取放射源，不得徒手操作；对接受敷贴治疗的患者采取安全护理，防止放射源被患者带走或丢失；

（三）在实施永久性籽粒插植治疗时，放射诊疗工作人员应随时清点所使用的放射性籽粒，防止在操作过程中遗失；放射性籽粒植入后，必须进行医学影像学检查，确认植入部位和放射性籽粒的数量；

（四）治疗过程中，治疗现场至少应有 2 名放射诊疗工作人员，并密切注视治疗装置的显示及病人情况，及时解决治疗中出现的问题；严禁其他无关人员进入治疗场所；

（五）放射诊疗工作人员应当严格按照放射治疗操作规范、规程实施照射；不得擅自修改治疗计划；

（六）放射诊疗工作人员应当验证治疗计划的执行情况，发现偏离计划现象时，应当及时采取补救措施并向本科室负责人或者本机构负责医疗质量控制的部门报告。

第二十九条 开展核医学诊疗的医疗机构，应当遵守相应的操作规范、规程，防止放射性同位素污染人体、设备、工作场所和环境；按照有关标准的规定对接受体内放射性药物诊治的患者进行控制，避免其他患者和公众受到超过允许水平的照射。

第三十条 核医学诊疗产生的放射性固体废物、废液及患者的放射性排出物应当单独收集，与其他废物、废液分开存放，按照国家有关规定处理。

第三十一条 医疗机构应当制定防范和处置放射事件的应急预案；发生放射事件后应当立即采取有效应急救援和控制措施，防止事件的扩大和蔓延。

第三十二条 医疗机构发生下列放射事件情形之一的，应当及时进行调查处理，如实记录，并按照有关规定及时报告卫生行政部门和有关部门：

（一）诊断放射性药物实际用量偏离处方剂量 50%以上的；

（二）放射治疗实际照射剂量偏离处方剂量 25%以上的；

（三）人员误照或误用放射性药物的；

（四）放射性同位素丢失、被盗和污染的；

（五）设备故障或人为失误引起的其他放射事件。

第五章 监 督 管 理

第三十三条 医疗机构应当加强对本机构放射诊疗工作的管理，定期检查放射诊疗管理法律、法规、规章等制度的落实情况，保证放射诊疗的医疗质量和医疗安全。

第三十四条 县级以上地方人民政府卫生行政部门应当定期对本行政区域内开展放射诊疗活动的医疗机构进行监督检查。检查内容包括：

（一）执行法律、法规、规章、标准和规范等情况；

（二）放射诊疗规章制度和工作人员岗位责任制等制度的落实情况；

（三）健康监护制度和防护措施的落实情况；

（四）放射事件调查处理和报告情况。

第三十五条 卫生行政部门的执法人员依法进行监督检查时，应当出示证件；被检查的单位应当予以配合,如实反映情况,提供必要的资料,不得拒绝、阻碍、隐瞒。

第三十六条　卫生行政部门的执法人员或者卫生行政部门授权实施检查、检测的机构及其工作人员依法检查时,应当保守被检查单位的技术秘密和业务秘密。

第三十七条　卫生行政部门应当加强监督执法队伍建设,提高执法人员的业务素质和执法水平,建立健全对执法人员的监督管理制度。

第六章　法　律　责　任

第三十八条　医疗机构有下列情形之一的,由县级以上卫生行政部门给予警告、责令限期改正,并可以根据情节处以 3000 元以下的罚款;情节严重的,吊销其《医疗机构执业许可证》。

(一)未取得放射诊疗许可从事放射诊疗工作的;

(二)未办理诊疗科目登记或者未按照规定进行校验的;

(三)未经批准擅自变更放射诊疗项目或者超出批准范围从事放射诊疗工作的。

第三十九条　医疗机构使用不具备相应资质的人员从事放射诊疗工作的,由县级以上卫生行政部门责令限期改正,并可以处以 5000 元以下的罚款;情节严重的,吊销其《医疗机构执业许可证》。

第四十条　医疗机构违反建设项目卫生审查、竣工验收有关规定的,按照《中华人民共和国职业病防治法》的规定进行处罚。

第四十一条　医疗机构违反本规定,有下列行为之一的,由县级以上卫生行政部门给予警告,责令限期改正;并可处一万元以下的罚款:

(一)购置、使用不合格或国家有关部门规定淘汰的放射诊疗设备的;

(二)未按照规定使用安全防护装置和个人防护用品的;

(三)未按照规定对放射诊疗设备、工作场所及防护设施进行检测和检查的;

(四)未按照规定对放射诊疗工作人员进行个人剂量监测、健康检查、建立个人剂量和健康档案的;

(五)发生放射事件并造成人员健康严重损害的;

(六)发生放射事件未立即采取应急救援和控制措施或者未按照规定及时报告的;

(七)违反本规定的其他情形。

第四十二条　卫生行政部门及其工作人员违反本规定,对不符合条件的医疗机构发放《放射诊疗许可证》的,或者不履行法定职责,造成放射事故的,对直接负责的主管人员和其他直接责任人员,依法给予行政处分;情节严重,构成犯罪的,依法追究刑事责任。

第七章　附　　则

第四十三条　本规定中下列用语的含义:

放射治疗:是指利用电离辐射的生物效应治疗肿瘤等疾病的技术。

核医学:是指利用放射性同位素诊断或治疗疾病或进行医学研究的技术。

介入放射学:是指在医学影像系统监视引导下,经皮针穿刺或引入导管做抽吸注射、引流或对管腔、血管等做成型、灌注、栓塞等,以诊断与治疗疾病的技术。

X 射线影像诊断:是指利用 X 射线的穿透等性质取得人体内器官与组织的影像信息以诊断疾病的技术。

第四十四条 已开展放射诊疗项目的医疗机构应当于 2006 年 9 月 1 日前按照本办法规定,向卫生行政部门申请放射诊疗技术和医用辐射机构许可,并重新核定医学影像科诊疗科目。

第四十五条 本规定由卫生部负责解释。

第四十六条 本规定自 2006 年 3 月 1 日起施行。2001 年 10 月 23 日发布的《放射工作卫生防护管理办法》同时废止。

附件: 1. 放射诊疗许可证正本及副本(略)
2. 放射诊疗许可申请表(略)

放射工作人员职业健康管理办法

中华人民共和国卫生部令 第 55 号

第一章 总 则

第一条 为了保障放射工作人员的职业健康与安全,根据《中华人民共和国职业病防治法》(以下简称《职业病防治法》)和《放射性同位素与射线装置安全和防护条例》,制定本办法。

第二条 中华人民共和国境内的放射工作单位及其放射工作人员,应当遵守本办法。

本办法所称放射工作单位,是指开展下列活动的企业、事业单位和个体经济组织:

(一)放射性同位素(非密封放射性物质和放射源)的生产、使用、运输、贮存和废弃处理;

(二)射线装置的生产、使用和维修;

(三)核燃料循环中的铀矿开采、铀矿水冶、铀的浓缩和转化、燃料制造、反应堆运行、燃料后处理和核燃料循环中的研究活动;

(四)放射性同位素、射线装置和放射工作场所的辐射监测;

(五)卫生部规定的与电离辐射有关的其他活动。

本办法所称放射工作人员,是指在放射工作单位从事放射职业活动中受到电离辐射照射的人员。

第三条 卫生部主管全国放射工作人员职业健康的监督管理工作。

县级以上地方人民政府卫生行政部门负责本行政区域内放射工作人员职业健康的监督管理。

第四条　放射工作单位应当采取有效措施,使本单位放射工作人员职业健康的管理符合本办法和有关标准及规范的要求。

第二章　从业条件与培训

第五条　放射工作人员应当具备下列基本条件:

(一)年满 18 周岁;

(二)经职业健康检查,符合放射工作人员的职业健康要求;

(三)放射防护和有关法律知识培训考核合格;

(四)遵守放射防护法规和规章制度,接受职业健康监护和个人剂量监测管理;

(五)持有《放射工作人员证》。

第六条　放射工作人员上岗前,放射工作单位负责向所在地县级以上地方人民政府卫生行政部门为其申请办理《放射工作人员证》。

开展放射诊疗工作的医疗机构,向为其发放《放射诊疗许可证》的卫生行政部门申请办理《放射工作人员证》。

开展本办法第二条第二款第(三)项所列活动以及非医用加速器运行、辐照加工、射线探伤和油田测井等活动的放射工作单位,向所在地省级卫生行政部门申请办理《放射工作人员证》。

其他放射工作单位办理《放射工作人员证》的规定,由所在地省级卫生行政部门结合本地区实际情况确定。

《放射工作人员证》的格式由卫生部统一制定。

第七条　放射工作人员上岗前应当接受放射防护和有关法律知识培训,考核合格方可参加相应的工作。培训时间不少于 4 天。

第八条　放射工作单位应当定期组织本单位的放射工作人员接受放射防护和有关法律知识培训。放射工作人员两次培训的时间间隔不超过 2 年,每次培训时间不少于 2 天。

第九条　放射工作单位应当建立并按照规定的期限妥善保存培训档案。培训档案应当包括每次培训的课程名称、培训时间、考试或考核成绩等资料。

第十条　放射防护及有关法律知识培训应当由符合省级卫生行政部门规定条件的单位承担,培训单位可会同放射工作单位共同制定培训计划,并按照培训计划和有关规范、标准实施和考核。

放射工作单位应当将每次培训的情况及时记录在《放射工作人员证》中。

第三章　个人剂量监测管理

第十一条　放射工作单位应当按照本办法和国家有关标准、规范的要求,安排本单位的放射工作人员接受个人剂量监测,并遵守下列规定:

(一)外照射个人剂量监测周期一般为 30 天,最长不应超过 90 天;内照射个人剂量监测周期按照有关标准执行;

(二)建立并终生保存个人剂量监测档案;

(三)允许放射工作人员查阅、复印本人的个人剂量监测档案。

第十二条 个人剂量监测档案应当包括:

(一)常规监测的方法和结果等相关资料;

(二)应急或者事故中受到照射的剂量和调查报告等相关资料。

放射工作单位应当将个人剂量监测结果及时记录在《放射工作人员证》中。

第十三条 放射工作人员进入放射工作场所,应当遵守下列规定:

(一)正确佩戴个人剂量计;

(二)操作结束离开非密封放射性物质工作场所时,按要求进行个人体表、衣物及防护用品的放射性表面污染监测,发现污染要及时处理,做好记录并存档;

(三)进入辐照装置、工业探伤、放射治疗等强辐射工作场所时,除佩戴常规个人剂量计外,还应当携带报警式剂量计。

第十四条 个人剂量监测工作应当由具备资质的个人剂量监测技术服务机构承担。个人剂量监测技术服务机构的资质审定由中国疾病预防控制中心协助卫生部组织实施。

个人剂量监测技术服务机构的资质审定按照《职业病防治法》、《职业卫生技术服务机构管理办法》和卫生部有关规定执行。

第十五条 个人剂量监测技术服务机构应当严格按照国家职业卫生标准、技术规范开展监测工作,参加质量控制和技术培训。

个人剂量监测报告应当在每个监测周期结束后1个月内送达放射工作单位,同时报告当地卫生行政部门。

第十六条 县级以上地方卫生行政部门按规定时间和格式,将本行政区域内的放射工作人员个人剂量监测数据逐级上报到卫生部。

第十七条 中国疾病预防控制中心协助卫生部拟定个人剂量监测技术服务机构的资质审定程序和标准,组织实施全国个人剂量监测的质量控制和技术培训,汇总分析全国个人剂量监测数据。

第四章　职业健康管理

第十八条 放射工作人员上岗前,应当进行上岗前的职业健康检查,符合放射工作人员健康标准的,方可参加相应的放射工作。

放射工作单位不得安排未经职业健康检查或者不符合放射工作人员职业健康标准的人员从事放射工作。

第十九条 放射工作单位应当组织上岗后的放射工作人员定期进行职业健康检查,两次检查的时间间隔不应超过2年,必要时可增加临时性检查。

第二十条 放射工作人员脱离放射工作岗位时,放射工作单位应当对其进行离岗前的职业健康检查。

第二十一条 对参加应急处理或者受到事故照射的放射工作人员,放射工作单位应当及时组织健康检查或者医疗救治,按照国家有关标准进行医学随访观察。

第二十二条 从事放射工作人员职业健康检查的医疗机构(以下简称职业健康检查

机构)应当经省级卫生行政部门批准。

第二十三条 职业健康检查机构应当自体检工作结束之日起 1 个月内,将职业健康检查报告送达放射工作单位。

职业健康检查机构出具的职业健康检查报告应当客观、真实,并对职业健康检查报告负责。

第二十四条 职业健康检查机构发现有可能因放射性因素导致健康损害的,应当通知放射工作单位,并及时告知放射工作人员本人。

职业健康检查机构发现疑似职业性放射性疾病病人应当通知放射工作人员及其所在放射工作单位,并按规定向放射工作单位所在地卫生行政部门报告。

第二十五条 放射工作单位应当在收到职业健康检查报告的 7 日内,如实告知放射工作人员,并将检查结论记录在《放射工作人员证》中。

放射工作单位对职业健康检查中发现不宜继续从事放射工作的人员,应当及时调离放射工作岗位,并妥善安置;对需要复查和医学随访观察的放射工作人员,应当及时予以安排。

第二十六条 放射工作单位不得安排怀孕的妇女参与应急处理和有可能造成职业性内照射的工作。哺乳期妇女在其哺乳期间应当避免接受职业性内照射。

第二十七条 放射工作单位应当为放射工作人员建立并终生保存职业健康监护档案。职业健康监护档案应包括以下内容:

(一)职业史、既往病史和职业照射接触史;

(二)历次职业健康检查结果及评价处理意见;

(三)职业性放射性疾病诊疗、医学随访观察等健康资料。

第二十八条 放射工作人员有权查阅、复印本人的职业健康监护档案。放射工作单位应当如实、无偿提供。

第二十九条 放射工作人员职业健康检查、职业性放射性疾病的诊断、鉴定、医疗救治和医学随访观察的费用,由其所在单位承担。

第三十条 职业性放射性疾病的诊断鉴定工作按照《职业病诊断与鉴定管理办法》和国家有关标准执行。

第三十一条 放射工作人员的保健津贴按照国家有关规定执行。

第三十二条 在国家统一规定的休假外,放射工作人员每年可以享受保健休假 2~4 周。享受寒假、暑假的放射工作人员不再享受保健休假。从事放射工作满 20 年的在岗放射工作人员,可以由所在单位利用休假时间安排健康疗养。

第五章 监 督 检 查

第三十三条 县级以上地方人民政府卫生行政部门应当定期对本行政区域内放射工作单位的放射工作人员职业健康管理进行监督检查。检查内容包括:

(一)有关法规和标准执行情况;

(二)放射防护措施落实情况;

(三)人员培训、职业健康检查、个人剂量监测及其档案管理情况;

(四)《放射工作人员证》持证及相关信息记录情况；

(五)放射工作人员其他职业健康权益保障情况。

第三十四条 卫生行政执法人员依法进行监督检查时，应当出示证件。被检查的单位应当予以配合，如实反映情况，提供必要的资料，不得拒绝、阻碍、隐瞒。

第三十五条 卫生行政执法人员依法检查时，应当保守被检查单位的技术秘密和业务秘密。

第三十六条 卫生行政部门接到对违反本办法行为的举报后应当及时核实、处理。

第六章　法律责任

第三十七条 放射工作单位违反本办法，有下列行为之一的，按照《职业病防治法》第六十三条处罚：

(一)未按照规定组织放射工作人员培训的；

(二)未建立个人剂量监测档案的；

(三)拒绝放射工作人员查阅、复印其个人剂量监测档案和职业健康监护档案的。

第三十八条 放射工作单位违反本办法，未按照规定组织职业健康检查、未建立职业健康监护档案或者未将检查结果如实告知劳动者的，按照《职业病防治法》第六十四条处罚。

第三十九条 放射工作单位违反本办法，未给从事放射工作的人员办理《放射工作人员证》的，由卫生行政部门责令限期改正，给予警告，并可处3万元以下的罚款。

第四十条 放射工作单位违反本办法，有下列行为之一的，按照《职业病防治法》第六十五条处罚：

(一)未按照规定进行个人剂量监测的；

(二)个人剂量监测或者职业健康检查发现异常，未采取相应措施的。

第四十一条 放射工作单位违反本办法，有下列行为之一的，按照《职业病防治法》第六十八条处罚：

(一)安排未经职业健康检查的劳动者从事放射工作的；

(二)安排未满18周岁的人员从事放射工作的；

(三)安排怀孕的妇女参加应急处理或者有可能造成内照射工作的，或者安排哺乳期的妇女接受职业性内照射的；

(四)安排不符合职业健康标准要求的人员从事放射工作的。

第四十二条 技术服务机构未取得资质擅自从事个人剂量监测技术服务的，或者医疗机构未经批准擅自从事放射工作人员职业健康检查的，按照《职业病防治法》第七十二条处罚。

第四十三条 开展个人剂量监测的职业卫生技术服务机构和承担放射工作人员职业健康检查的医疗机构违反本办法，有下列行为之一的，按照《职业病防治法》第七十三条处罚：

(一)超出资质范围从事个人剂量监测技术服务的，或者超出批准范围从事放射工作人员职业健康检查的；

(二)未按《职业病防治法》和本办法规定履行法定职责的;

(三)出具虚假证明文件的。

第四十四条 卫生行政部门及其工作人员违反本办法,不履行法定职责,造成严重后果的,对直接负责的主管人员和其他直接责任人员,依法给予行政处分;情节严重,构成犯罪的,依法追究刑事责任。

第七章 附 则

第四十五条 放射工作人员职业健康检查项目及职业健康检查表由卫生部制定。

第四十六条 本办法自 2007 年 11 月 1 日起施行。1997 年 6 月 5 日卫生部发布的《放射工作人员健康管理规定》同时废止。

参 考 文 献

1. GB 18871—2002.电离辐射防护与辐射源安全基本标准

2. GB 16348—2010.医用 X 线诊断受检者放射卫生防护标准

3. GB16361—2012.临床核医学的患者防护与质量控制规范

4. GB17589—2011.X 射线计算机断层摄影装置质量保证检测规范

5. GBZ 95—2014.职业性放射性白内障的诊断

6. GBZ 96—2011.内照射放射病诊断标准

7. GBZ 97—2009.放射性肿瘤病因判断标准

8. GBZ 98—2002.放射工作人员健康标准

9. GBZ 105—2002.外照射慢性放射病诊断标准

10. GBZ 106—2002.放射性皮肤疾病诊断标准

11. GBZ 107—2002.放射性性腺疾病诊断标准

12. GBZ 112—2002.职业性放射性疾病诊断标准(总则)

13. GBZ 120—2006.临床核医学放射卫生防护标准

14. GBZ 126—2011.电子加速器放射治疗放射防护要求

15. GBZ 128—2016.职业性外照射个人监测规范

16. GBZ 130—2013.医用 X 射线诊断放射防护要求

17. GBZ 131—2002.医用 X 射线治疗卫生防护标准

18. GBZ133—2009.医用放射性废物的卫生防护管理

19. GBZ/T 146—2002.医疗照射放射防护名词术语

20. GBZ/T 149—2015.医学放射工作人员放射防护培训规范

21. GBZ 158—2003.工作场所职业病危害警示标识

22. GBZ 161—2004.医用 γ 射束远距治疗防护与安全标准

23. GBZ/T 163—2004.外照射急性放射病的远期效应医学随访规范

24. GBZ 165—2012.X 射线计算机断层摄影放射防护要求

25. GBZ 179—2006.医疗照射防护基本要求

26. GBZ/T 181—2006.建设项目职业病危害放射防护评价报告编制规范

27. GBZ186—2007.乳腺 X 射线摄影质量控制检测规范

28. GBZ 187—2007.计算机 X 射线摄影(CR)质量控制检测规范

29. WS 76—2011.医用常规 X 射线诊断设备影像质量控制检测规范

30. WS 262—2006.后装 γ 源治疗的患者防护与质量控制检测规范

31. 卫生部令第 46 号.放射诊疗管理规定

32. 卫生部令第 55 号.放射工作人员职业健康管理办法

33. 强永刚.医学辐射防护学,2 版.北京:高等教育出版社,2013

34. 洪洋,谢晋东.医用放射防护学.北京:人民卫生出版社,2011

35. 刘长安,苏旭,孙全富.放射工作人员职业健康监护.北京:原子能出版社,2007

36. 涂彧,周菊英.医学放射防护学.北京:原子能出版社,2010

37. 胡逸民.肿瘤放射物理学.北京:原子能出版社,1999

38. 卫生部卫生标准委员会.放射卫生防护标准应用指南.北京:中国质检出版社,中国标准出版社,2011